DR. MED. PETRA BRACHT

ABNEHMEN GARANTIERT

*In 5 Schritten zum
gesunden dauerhaften
Wunschgewicht*

THEORIE

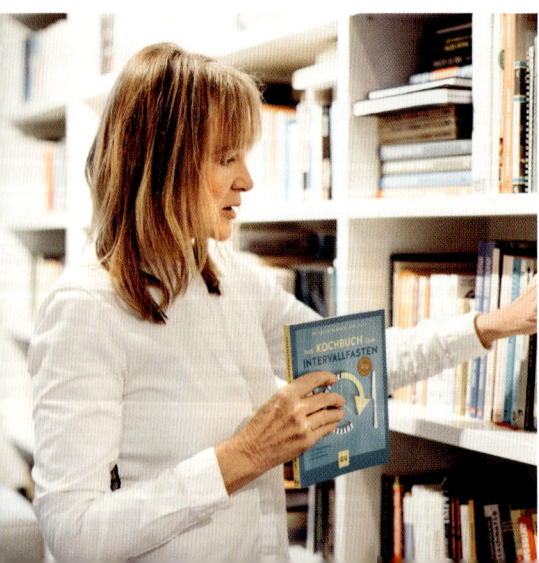

PRAXIS

STARTEN SIE JETZT!

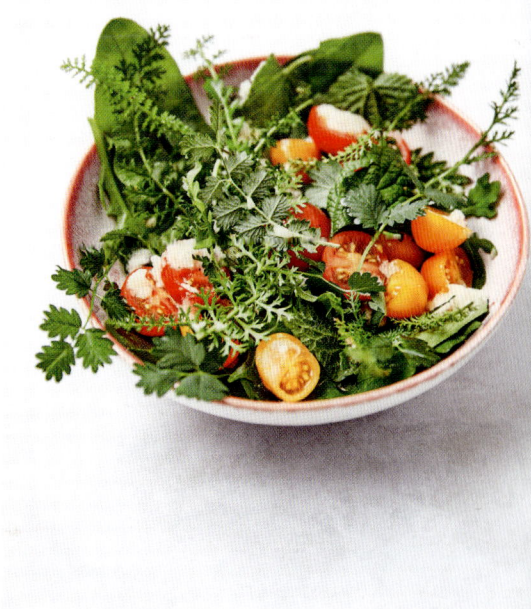

SERVICE

*Wenn Sie abnehmen wollen, müssen Sie Schluss
machen mit einseitiger ungesunder Ernährung.*

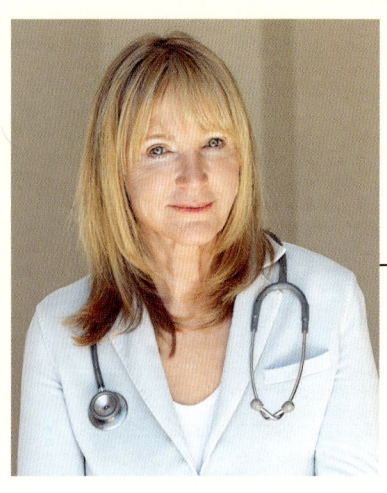

Dr. med. Petra Bracht

ist Ärztin für Allgemeinmedizin und Na-
turheilverfahren, Schmerzspezialistin und
Bestsellerautorin. In ihrer Praxis erlebt sie
immer wieder, dass Menschen durch eine
Ernährungsumstellung auf hochwertige
pflanzliche Kost dauerhaft abnehmen
können und wieder gesund werden. Zahlreiche der sogenannten Zivilisationskrankheiten lassen sich so verhindern und
heilen! Ihr Ziel ist es, dass jeder Mensch
sein Körpergewicht und seine Gesundheit in die eigenen Hände nehmen kann.

GESUND ABNEHMEN

Sie wollen wirklich abnehmen? Nachhaltig, gesund und so, wie es Ihrem Körper entspricht? Dann haben Sie sich für das richtige Buch entschieden. Es erwartet Sie keine neue »Wunderdiät«, sondern ehrliches, über viele Jahre mit meinen Patienten praktiziertes und wissenschaftlich fundiertes Wissen darüber, wie gesundes Abnehmen tatsächlich funktioniert. Denn eins steht fest: Jeder Mensch kann abnehmen.

Es ist zwar gerade am Anfang nicht immer ganz einfach, weil einiges im Ernährungs- und Bewegungsleben verändert, genauer gesagt verbessert werden muss. Doch die Anstrengung lohnt sich! Schon nach wenigen Tagen wird sich ein Gefühl von gesunder Zufriedenheit in Ihnen breitmachen. Weil Sie sich immer satt essen können und die Kilos trotzdem purzeln – und zwar genau die, die Ihnen nicht guttun: die fettigen. Die wertvollen Muskelkilos dagegen kommen wieder mehr und mehr zum Vorschein.

Egal ob Sie drei, zehn oder 50 Kilo abnehmen möchten: Die Vorgehensweise, die ich Ihnen in diesem Buch beschreibe, ist der biologisch klügste, gesündeste und nachhaltigste Weg zum Wunschgewicht.

Ich wünsche mir, dass Sie durch dieses Buchs verstehen, wie Ihr Körper und Ihre Psyche beschaffen sind. Denn erst mit diesem Wissen haben Sie die Macht, gegen Ihre Gene und die geschickten Verlockungen der Lebensmittelindustrie zu bestehen und sich dauerhaft von Ihren ungeliebten Kilos zu befreien. Bitte verschließen Sie daher nicht Ihre Augen, sondern werden Sie aktiv. Denn mit dem nötigen Wissen und dem richtigen Lebensstil kann jeder abnehmen. Wirklich jeder!

Ich wünsche Ihnen viel Erfolg!

Dr. Petra Bracht

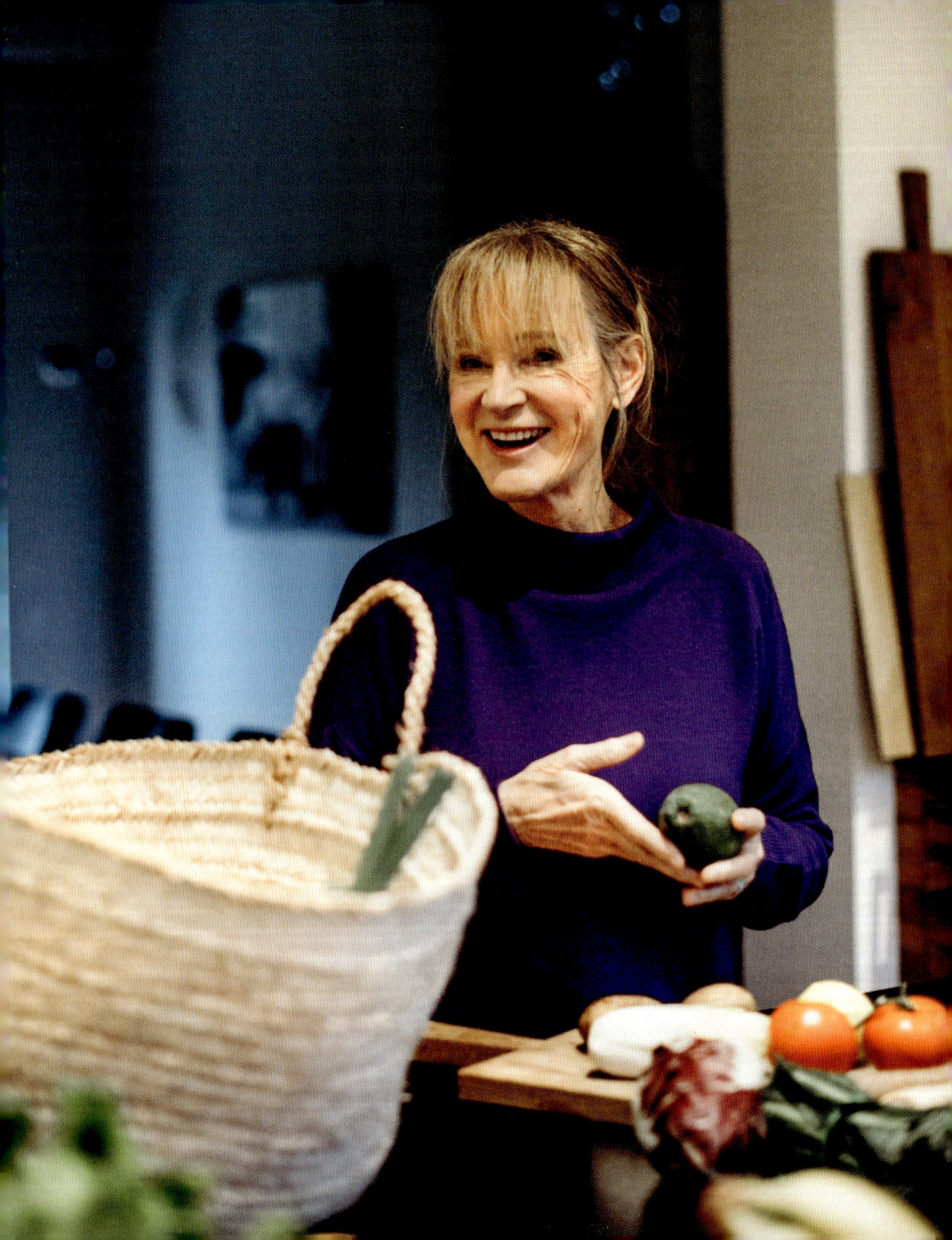

NEUE WEGE ZUM WUNSCHGEWICHT

Die meisten Diäten scheitern und trotzdem quälen sich viele Menschen immer wieder – in der Hoffnung, damit endlich ihre überflüssigen Kilos loszuwerden. Was die wenigsten wissen: Sie können gar nichts für ihr Übergewicht! Und: Wenn sie dauerhaft abnehmen wollen, müssen sie mit ihrem Körper arbeiten und nicht gegen ihn.

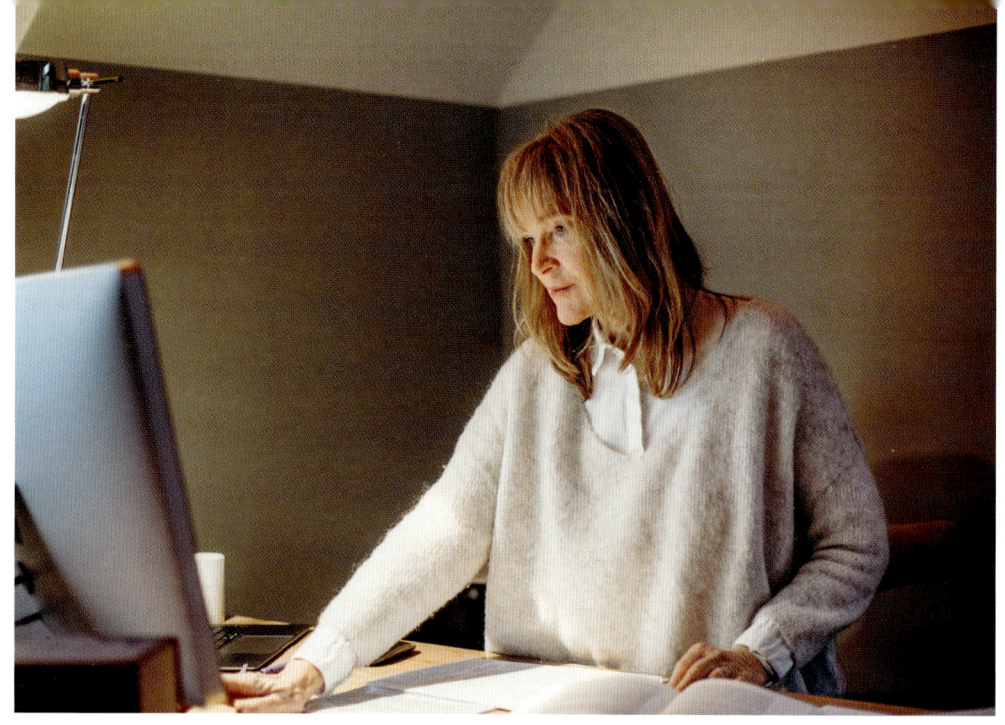

IST DICKSEIN
DIE NEUE NORMALITÄT?

Deutschland hat Übergewicht! Zwar liegen die USA, Saudi-Arabien und einige andere Länder, was die Ausprägung der Übergewichtspandemie betrifft, vor uns. Doch wir holen auf. 53 Prozent der Erwachsenen hierzulande haben einen Body-Mass-Index (BMI) von mehr als 25, fast 14 Prozent davon sind mit einem BMI von über 30 fettleibig (adipös) – acht Prozent mehr als vor 20 Jahren.

Männer führen die Liste mit einer Übergewichtsrate von 62,1 Prozent und einer Fettleibigkeitsrate von 18,1 Prozent an. Frauen sind etwas weniger schwer: Von ihnen sind 43,1 Prozent übergewichtig, 14,6 Prozent leiden an Fettleibigkeit (Adipositas). Auch der krankhafte Anstieg an Übergewichtigen verlief bei den Frauen milder: Während bei Männern die Übergewichts- und Fettleibigkeitsrate innerhalb von zwölf Jahren um mehr als sieben Prozent stieg, waren es bei den Frauen »nur« 3,8 Prozent. Vermutlich liegt das daran, dass Frauen insgesamt deutlich gesundheitsbewusster leben als Männer.

Mit den Lebensjahren steigen diese Zahlen noch. In der Altersgruppe der über 65-Jährigen haben bei den Männern 69,6 Prozent Übergewicht (davon sind 21 Prozent fettleibig). Und die Frauen ziehen nach: Bei ihnen beträgt der Anteil der Übergewichtigen bereits 56,4 Prozent (Adipositas: 19,4 Prozent).

ÜBERGEWICHT MACHT KRANK

Mit der zunehmenden Zahl an Übergewichtigen und Fettleibigen steigt auch die Zahl der Krankheiten, die darauf zurückzuführen sind, vehement an. Es geht beim Dicksein nämlich nicht primär ums Aussehen, das kommt vielleicht als psychologische Belastung noch erschwerend hinzu. Das wirklich Gefährliche an den überschüssigen Kilos sind die damit unvermeidlich verbundenen Krankheiten und das Risiko, viel zu früh sterben zu müssen. Besonders riskant ist in dieser Hinsicht das Bauchfett, auch Eingeweidefett oder viszerales Fett genannt. Während von den Fettdepots an den Hüften, am Po und an den Oberschenkeln (»Birnentyp«) gesundheitlich keine große Gefahr ausgehen, ist das Fettgewebe am Bauch (»Apfeltyp«) hochgradig »krankheitserregend«. Bauchfett produziert zum Beispiel deutlich mehr entzündungsfördernde Botenstoffe (Zytokine) als andere Fettgewebe und diese können Gefäßerkrankungen und somit Herzinfarkte und Schlaganfälle verursachen. Und als wäre das noch nicht genug, produziert das Bauchfett gleichzeitig auch noch Hemmstoffe, die der Auflösung von Blutgerinnseln entgegenwirken. Dadurch können größere Thromben heranwachsen, die die Gefäße verstopfen oder sich von den

SIND SIE ZU DICK?

Seien Sie ehrlich zu sich selbst und nehmen Sie die Herausforderung an, anstatt die Augen vor der Wahrheit zu verschließen: Besorgen Sie sich ein Zentimetermaß und messen Sie Ihren Bauchumfang in Höhe des Bauchnabels. Bei Frauen sollte er nicht mehr als 80 Zentimeter betragen. Als Mann haben Sie ab 94 Zentimeter ein erhöhtes Risiko für die teilweise schon beschriebenen Krankheiten.

Ab 88 Zentimeter als Frau und ab 104 Zentimeter als Mann können Sie sicher sein, dass Sie zu viel Bauchfett mit sich herumtragen und damit eine hohe Wahrscheinlichkeit, krank zu werden – wenn Sie es nicht schon sind. Und mit jedem weiteren Zentimeter steigt das Risiko. Eine einfache Faustregel lautet außerdem: Beträgt Ihr Taillenumfang mehr als die Hälfte Ihrer Körpergröße, wird es Zeit abzunehmen.

Gefäßwänden ablösen und so ebenfalls einen Infarkt oder eine Embolie verursachen. Besonders heimtückisch an der Gefahr: Das Bauchfett ist lange »unsichtbar«, weil es sich zunächst im Körperinneren um die Bauchorgane ansammelt. Erst wenn wir immer weiter zunehmen, macht es sich auch von außen bemerkbar.

Was das Bauchfett wachsen lässt

Eine ungesunde Ernährung sowie Dauerstress und ein damit einhergehender erhöhter Cortisolspiegel sind gesicherte Faktoren, die das Bauchfett nur so sprießen lassen. Und natürlich spielt auch die zunehmende Bewegungsfaulheit eine nicht zu unterschätzende Rolle. Das größte Problem aber ist: Bauchfett macht uns »unersättlich«. Denn es bewirkt, dass unser Gehirn das »Ich-bin-satt-Hormon« Leptin nicht mehr erkennt.

Leptin reguliert unseren Energiehaushalt und damit unser Körpergewicht. Es wird im Fettgewebe produziert und je mehr die Fettspeicher gefüllt sind, umso mehr von ihm wird ins Blut ausgeschüttet. Das Gehirn registriert das und weiß dadurch, dass die Energiespeicher voll sind. Deswegen »funkt« es ein wohliges Sättigungsgefühl, gute Stimmung und Lust auf Bewegung. Im Hungerzustand dagegen fehlt das Leptin im Blut. Dementsprechend ist das Gehirn in Alarm und leitet das Hungergefühl ein.

Aber warum haben Übergewichtige mit vollen Fettspeichern und hohem Leptinspiegel trotzdem so ein unstillbares Essverlangen? Vor einigen Jahren entdeckten Forscher, dass ein stark erhöhter Insulinspiegel das Leptin im Blut für das Gehirn »unsichtbar« macht. Verantwortlich dafür sind vor allem Industriezucker, Süßigkeiten, Softdrinks, Fast Food und Fertignahrung. Der Körper glaubt also fälschlicherweise, er befände sich im Hungerzustand – und genau deshalb werden Übergewichtige nie satt, egal wie viel sie essen. Wie auch, wenn ihnen ihr Körper fälschlicherweise permanent vorgaukelt, er bräuchte mehr Nahrung. Ein echtes Dilemma! Doch keine Sorge: Es gibt einen Ausweg. Die Antwort auf die Frage, wie Sie dieser Situation entkommen, halten Sie gerade in Ihren Händen.

WERDEN WIR ZUM ESSEN GEBOREN?

Aber wie kann es eigentlich sein, dass die Menschen immer dicker werden, wo wir doch nie informierter und aufgeklärter waren als heute? Wir wissen, dass Übergewichtslast zu einer erheblichen Krankheitslast führt. Und genauso wissen wir, dass mindestens 70 bis 80 Prozent der Zivilisationskrankheiten ernährungsabhängig sind. Werden wir vielleicht einfach zum Essen geboren?

Natürlich muss der Mensch essen, um zu (über)leben. Nur wenn wir nicht verhungern, ist sichergestellt, dass wir als Spezies bestehen bleiben. Dementsprechend ist diese Überlebensstrategie felsenfest in unseren Genen verankert. Denn nicht immer war Nahrung im selben Übermaß vorhanden, wie es heute der Fall ist. Unsere Ahnen und Urahnen konnten nicht einfach in den nächsten Supermarkt gehen oder mal schnell am Fast-Food-Restaurant anhalten, wenn sie Hunger hatten. Im Gegenteil! Jahrtausendelang war die Nahrungsbeschaffung oft reine Schwerstarbeit. Dazu kam, dass man nie wusste, wann es wieder etwas zu essen gab. Auf diese Herausforderung entwickelte der menschliche Körper ein geniales Überlebensprogramm: Er kann in guten Zeiten Reserven für schlechte anlegen – indem er Fett speichert. Und damit bei der körpereigenen »Vorratshaltung« auch ja nichts schiefläuft, hat die Natur uns gleich noch eine Vorliebe für Süßes, Stärkehaltiges und Fettes in die Wiege gelegt.

Die Mehrzahl der Menschen hätte es heutzutage nicht mehr nötig, ihre »Vorratskammer« ständig mit sich herumzutragen. Doch leider verändert sich unser Körper nicht in demselben Tempo wie unsere Umwelt und unser Lebensstil. Er ist daher immer noch auf Speichern programmiert – und wird es wohl auch noch lange bleiben. Deshalb greifen wir auch heute noch instinktiv nach Nahrungsmitteln, die uns besonders schnell fett machen. Obwohl wir das gar nicht nötig haben. Die Lust auf sie ist einfach angeboren: Die Natur hat es genau so eingerichtet, dass wir dann »völlen«, wenn genügend zum Essen vorhanden ist. Dass wir einfach nicht damit aufhören, wenn es uns immer wieder und überall im Überfluss angeboten wird. Allerdings: Die meiste Zeit der Evolution nahmen die Menschen natürliche, pflanzliche Nahrungsmittel zu sich. Und die haben eine völlig andere Wirkung auf den Körper als die meist industriell hergestellte und veränderte Nahrung heute. Deswegen ist auch die oft gehörte »Empfehlung«, zu essen, worauf man Lust hätte, völlig falsch. Unser Ernährungsinstinkt funktioniert zwar tatsächlich nach wie vor, aber leider – wie genetisch eingebaut – nur bei ursprünglichen und nicht bei industriell veränderten Lebensmitteln. Das heißt: Der Appetit auf Süß kann durchaus gesund sei. Er meint aber Ananas oder Banane und nicht Schokolade und Kuchen.

Auf Speichern programmiert

Als wäre das noch nicht genug, bekommt unsere »Esslust« auch noch Unterstützung von einer Art »Faulheitsgen« in Form eines fest in uns eingebauten Energiesparprogramms, das uns immer wieder zuflüstert: »Bleib liegen, spar deine wertvolle Energie, wer weiß, wann es wieder was zu essen gibt.« Denn genau das half über Jahrtausende, auch in Zeiten zu überleben, in denen eine regelmäßige, ausreichende Ernährung nicht gesichert war. In Kurzform lautete die Devise des Körpers also: Futtern und speichern, was das Zeug hält. Deshalb ist jede Bemühung, das Gewicht zu reduzieren, eine Anstrengung gegen unsere eigene Biologie und fühlt sich nicht selten an wie ein Kampf gegen Windmühlen.

DIE VERFÜHRUNG IST GROSS – UND SUBTIL

Wir leben heute, zumindest in den Industrienationen, im Zeitalter der Fülle – oder, wie ich es lieber bezeichne, im Überflusszeitalter. Auch in puncto Essen mangelt es uns an nichts: Allein die Zahl der täglichen Mahlzeiten hat um 25 Prozent zugenommen. Mit menschlich fortschrittlicher und gesunder Ernährung hat all das aber längst nichts mehr zu tun. Vieles, was wir essen, steckt voller Zucker, trieft vor Fett, wird mit Unmengen Salz und Aromen »verfeinert«, künstlich gefärbt und haltbar gemacht. Seit den 1980er-Jahren stieg der Zucker- und Fettgehalt in den Lebensmitteln stetig an, wodurch pro Mahlzeit still und heimlich immer mehr Kalorien zusammenkamen. Gleichzeitig konnte die Lebensmittelindustrie erstmals Fertignahrungsmittel in Massen herstellen, was, das darf man nicht vergessen, stets mit einer minderwertigen Qualität der Nahrung einhergeht. Fleisch wurde in den vergangenen Jahrzehnten immer billiger – und qualitativ immer minderwertiger. Verantwortlich dafür ist die zunehmende Massentierhaltung, die mit unendlichem Tierleid und der weltweiten Zerstörung von Ressourcen einhergeht. Dass so viele trotzdem bedenkenlos zugreifen, liegt auch an der großen Verführungskraft der Lebensmittelindustrie. Seit den Wirtschaftswunderjahren werden in Radio, TV und Printmedien, neurdings auch im Internet verstärkt Lebensmittelprodukte beworben.

Schon die Jüngsten werden von den Marketingstrategien der Lebensmittelindustrie als Kunden erkoren. Psychologen zeigen den Unternehmen, wie man Kinder – und über sie auch ihre Eltern – zu bestimmten Kaufentscheidungen manipuliert, insbesondere bei Nahrungsmitteln. Das funktioniert hervorragend. Schließlich werden unser Verhalten und somit auch unsere Kaufentscheidungen bis zu 95 Prozent vom Unterbewussten gesteuert. Als besonders gewinneinbringend galten und gelten minderwertige Nahrungsmittel mit hohem Zucker- und Fettgehalt. Sie liegen deswegen hoch im Kurs und werden mit riesigen Geldsummen beworben. Auch in den Supermärkten bekommen diese Produkte Spitzenplätze: Süßwaren, Chips und Softdrinks stehen in der ersten Reihe – und wie »zufällig« immer auf Augenhöhe. Im Vergleich zu Fertignahrung, zu Zucker und zu Fleisch aus Massentierhaltung sind die Preise für Obst und Gemüse unverhältnismäßig gestiegen. Diese »echten« Lebensmittel sind für die Lebensmittelindustrie ja auch völlig uninteressant. Sie haben nur eine geringe Haltbarkeit, ihre Anzucht ist auch zeitaufwendig und die Logistik der Verteilung ist mit einem erheblich größeren Aufwand verbunden als bei ewig haltbaren, verpackten »Scheinlebensmitteln«. Daher werden frische Lebensmittel auch nicht groß beworben. Oder haben Sie schon einmal einen Werbespot für die Ballaststoffe in Hülsenfrüchten gesehen oder für sekundäre Pflanzenstoffe in Salat?

SIE KÖNNEN NICHTS DAFÜR!

Fällt Ihnen etwas auf? Genau: Sie sind nicht selbst schuld daran, dass Sie dick sind. Sie können nichts für Ihr Übergewicht. Lassen Sie sich das bitte von niemandem einreden. Sie leben einfach nur so, wie es die menschliche Biologie von Ihnen erwartet. Sie sind also weder blind noch ignorant. Was Ihnen fehlt, ist das Wissen um die Zusammenhänge, nämlich wie Sie mit zunehmendem Verstehen diesen »instinktiven« Verhaltensweisen immer mehr den Rücken kehren können.

Und damit wären wir auch schon bei einem, wenn nicht dem wesentlichen Punkt dieses Ratgebers: Ich garantiere Ihnen, dass Sie mit ihm Ihr Wunschgewicht dauerhaft erreichen können. Warum ich da so sicher bin? Weil unser Körper genau nach diesen Prinzipien funktioniert. Allerdings kann ich Ihnen weder versprechen, dass es einfach ist, noch dass es eine Sache von ein paar wenigen Tagen ist. Und genauso wenig geschieht Abnehmen leider im Schlaf. Was ich aber mit gutem Gewissen sagen kann: Wenn Sie sich an die Empfehlungen in diesem Buch halten, werden Sie Ihre Ernährungsauswahl und damit auch Ihr Leben bald wieder selbst in der Hand haben. Sie sind dann nicht weiter Sklave von Instinkten, Verführungen und subtilen Werbestrategien, sondern können endlich (wieder) frei entscheiden. Es ist das ureigene Privileg von uns Menschen, einen freien Willen zu besitzen. Und dieses Privileg können Sie nutzen, indem Sie Ihren Willen einsetzen und sich für ein normales Gewicht und die bestmögliche individuelle Gesundheit entscheiden.

Die Lösung: Wissen und verstehen

Solange Sie nicht über das entsprechende Wissen verfügen, nichts von den Fallstricken ahnen, denen wir heutzutage ständig ausgeliefert sind, und nicht wissen, wie Sie sich die vielen wissenschaftlichen Forschungsergebnisse zunutze machen können, lässt sich dem Übergewicht schwer entgegentreten.

Es geht in diesem Buch daher nicht nur um die fünf großen Ernährungsfragen: was, wann, warum, wie und wie viel. Ich möchte Ihnen auch zeigen, wie uns das körpereigene Belohnungssystem in der Hand hat und was Sie tun können, um die Psyche mit ins Boot zu holen. Warum das Thema Bewegung nicht ausgelassen werden kann. Und warum es Sie glücklich macht, endlich einen ehrlichen und gangbaren Weg gefunden zu haben, der Sie schnurstracks zu Ihrem Wunschgewicht führt. Eins ist sicher: Es wird sehr spannend.

Wissen ist allerdings vor allem dann machtvoll, wenn Sie es mit neuen Gewohnheiten paaren. Denn dann gelingt Ihnen etwas, was mehr als die übergewichtige Hälfte der Bevölkerung braucht: Sie können damit Ihre eigentlich gesund erhaltende Genetik korrigieren, sich bewusst für Ihr Wunschgewicht entscheiden, endlich nachhaltig abnehmen und damit für ein langes, gesundes und damit einhergehend glückliches Leben sorgen. Ist das nicht ein wundervoller Ausblick?

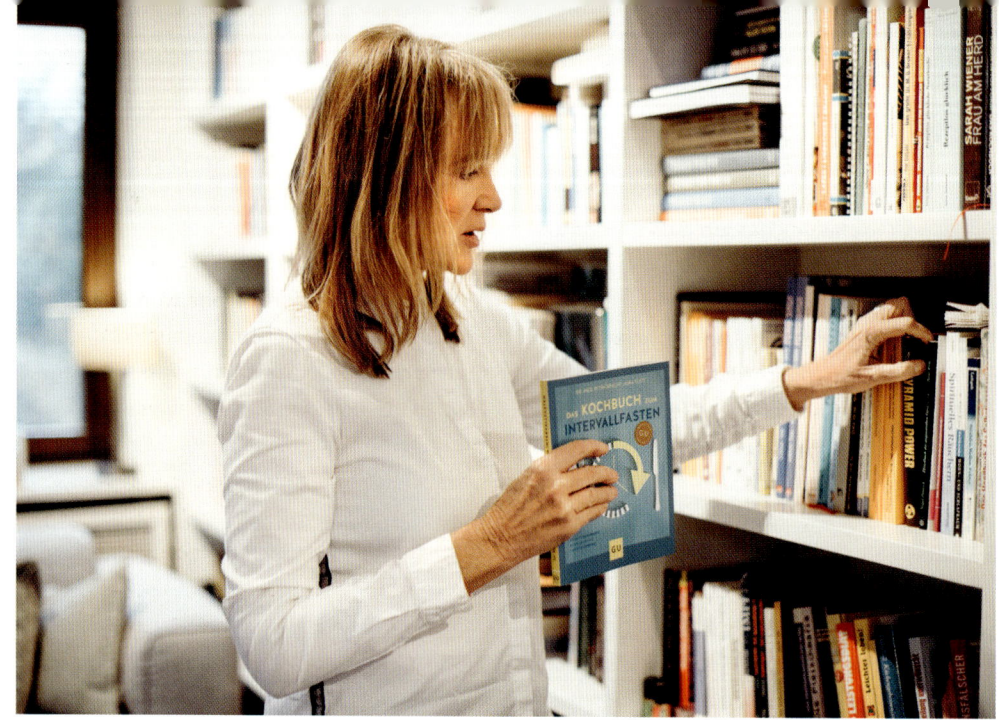

WARUM HERKÖMMLICHE ABNEHMMETHODEN NICHT FUNKTIONIEREN

Es gibt Hunderte von Diäten, und doch haben die meisten eins gemeinsam: Sie scheitern so gut wie immer – und zwar immer dann, wenn »Diät« als Synonym für »Schlankheitskur« benutzt wird und vorgaukelt, das Problem mit dem Übergewicht in wenigen Wochen oder sogar nur in ein paar Tagen lösen zu können. Dabei bedeutet »Diät« ursprünglich etwas ganz anderes: Der Begriff stammt aus dem antiken Griechenland und stand für eine gesunde Lebens- und Ernährungsweise. Erst seit einigen Jahren wird er im deutschsprachigen Raum wieder wie ursprünglich gedacht auch für bestimmte Kostformen zur Gewichtsreduktion und zur Behandlung von Krankheiten verwendet. Insbesondere Frauen verbinden »Diät« aber nach wie vor mit zwei ganz bestimmten Wörtern: schlank und schön. Und jedes Jahr gibt es neue verheißungsvolle Angebote, die angeblich dabei helfen, diesem Schönheitsideal näher zu kommen. Doch die Realität schaut anders aus. Denn egal ob sie nur noch Ananas essen, komplett auf Kohlenhydrate verzichten oder die tägliche Kalorienzufuhr auf 500 herunterschrauben: Die meisten Abnehmwilligen scheitern an solchen Trenddiäten und Ernährungskonzepten – leider oft auch gerade deshalb, weil sie es immer wieder versuchen. Woran das liegt? In erster Linie daran, dass es biologisch schlicht und ergreifend unmöglich ist, einen »eingeschlafenen« Fettstoffwechsel in kurzer Zeit derart massiv zu aktivieren, dass tatsächlich so viel Fett verbrannt wird. Je nach Art der Diät kann es zwar durchaus zu beeindruckenden Gewichtsverlusten kommen. Aber meistens verliert der Körper einfach nur Wasser. Das macht sich zwar auf der Waage bemerkbar, ist aber eher ungesund und macht die Figur nicht schöner …

DIE SACHE MIT DEM JO-JO-EFFEKT

Wenn so eine Radikaldiät über einen kurzen Zeitraum angewendet wird, passiert an sich nicht viel. Das kommt erst, wenn die Leute zunächst eine Weile durchhalten, die Diät aber dann aus Frust darüber, dass sich ab einem bestimmten Punkt nichts mehr tut, wieder abbrechen.

Durch die einseitige oder stark kalorienreduzierte Ernährung hat ihr Stoffwechsel in einen Noterhaltungsmodus auf Energiesparflamme geschaltet, um alle seine Funktionen aufrechtzuerhalten. Jede Kalorie wurde maximal ausgenutzt – was im Übrigen auch erklärt, warum sich so viele während einer solchen Diät ausgelaugt und schlapp fühlen.

Wer jetzt wieder »normal« isst, führt seinem Körper damit deutlich mehr Energie zu, als er im Energiesparmodus benötigt, und mit dieser überschüssigen Energie werden erst einmal die Fettdepots neu befüllt. Das alte Gewicht ist also schneller wieder da als gedacht. Sehr oft klettert die Anzeige auf der Waage sogar noch höher als zuvor.

Jahrtausendelang war genau das Motto »Fat first« ein wichtiger Überlebensmechanismus. Schließlich ist Fett der wichtigste Energiespeicher des Körpers und die Menschen waren so gut für die nächste Hungerperiode gewappnet. Da wir heute aber nicht mehr hungern müssen, kommt es durch derartige Diäten schnell zum gefürchteten Jo-Jo-Effekt: hungern, abnehmen, normal essen, zunehmen, hungern, abnehmen, normal essen, zunehmen …

Und noch etwas kommt dazu: Wenn Sie abnehmen wollen und weniger essen, bekommt Ihr Körper nicht so viel Energie wie gewohnt. Er wird daher zum »Selbstversorger« und greift auf seine eigenen Reserven zurück. An sich macht er also genau das, was Sie sich wünschen. Allerdings geht es den ungeliebten Fettpolstern dabei als Letztes an den Kragen. Zunächst sind die leicht verfügbaren Kohlenhydrat- und Eiweißdepots dran. Da fast 60 Prozent des gesamten Körpereiweißes im Muskelgewebe gespeichert sind, geht während einer herkömmlichen Diät also sehr viel Muskelmasse verloren – und durch diesen Verlust sinkt der Grundumsatz abermals: Der »ausgehungerte« Körper bräuchte noch weniger Energie als ohnehin schon. Wird nun wieder »normal« gegessen, fehlen die Muskeln, die die Energie aus der Nahrung verbrennen. Die Folge auch hier: Was zu viel ist, landet in den Fettzellen und wird zu neuen Speckpölsterchen.

BESONDERS GEFÄHRLICH: KETOGENE DIÄTEN

Besonders im Trend liegen aktuell sogenannte Low-Carb-Diäten, die den Stoffwechsel umschalten und so das Fett zum Schmelzen bringen sollen. Die Idee dahinter: Der Körper soll die Energie, die er normalerweise aus dem Zucker in Kohlenhydraten gewinnt, anderweitig aufbringen – vorwiegend aus Fett. Dieses kann in der Leber in sogenannte Ketonkörper umgewandelt werden, die anschließend anstelle des Zuckers zur Energiegewinnung dienen. Diese Form der Energiegewinnung wird als Ketose bezeichnet. Ein weiterer angeblicher Vorteil von Low-Carb- und Ketodiäten: der niedrige Blutzuckerspiegel. Viel Zucker im Blut reißt auch den Blutinsulinspiegel nach oben – und Insulin verhindert, dass sich Fettsäuren aus dem Fettgewebe abspalten. Es blockiert also die Fettverbrennung und unterstützt stattdessen die Fetteinlagerung. Die These: Wenn die Bauchspeicheldrüse aufgrund des fehlenden Zuckers weniger Insulin ausschüttet, muss der Körper weniger Fett einlagern.

Einige »Experten« behaupten sogar, dass sich mit einer kohlenhydratarmen ketogenen Diät Typ-2-Diabetes umkehren ließe. Doch das stimmt leider nicht. Zwar steigt natürlich der Blutzuckerspiegel weniger an, wenn Sie weniger Kohlenhydrate essen. Doch Wissenschaftler haben festgestellt, dass schon eine einzige Mahlzeit mit vielen gesättigten Fetten, also genau so eine Ernährung, wie sie die ketogenen Diäten propagieren, die Insulinresistenz (die Vorstufe des Diabetes) in den darauffolgenden vier Stunden deutlich verschlechtern kann.

Der Stoffwechsel entgleist

Und noch etwas hat man entdeckt: Im Blut von Typ-2-Diabetikern lässt sich ein hoher Spiegel des Zuckerabbauprodukts Methylglyoxal (MG) nachweisen, das diabetestypische Entgleisungen des Stoffwechsels auslösen und zu Insulinresistenz, Fettleibigkeit und erhöhten Zuckerwerten führen kann. Während einer Ketodiät produziert der Körper verschiedene Ketone, eins davon ist Aceton. Dieses kann im Blut zu Acetol oxidieren, der Vorstufe des Zuckerabbauprodukts Methylglyoxal. Menschen, die sich streng ketogen ernähren, erreichen daher mitunter ebenso hohe MG-Werte wie Diabetiker. Das Gehirn wird durch die fleischlastigen Ketodiäten ebenfalls in Mitleidenschaft gezogen. Es ist mehr als jedes andere Organ auf die regelmäßige Zufuhr von Zucker angewiesen. Bei weitgehendem Verzicht auf Kohlenhydrate muss dieser auf dem viel schwierigeren Stoffwechselweg aus Aminosäuren und Körperfetten hergestellt werden.

Wer immer wieder versucht, sein Übergewicht mit einseitigen Abnehmdiäten in den Griff zu bekommen, gerät mehr und mehr in eine Stoffwechselschieflage, und zwar auch dann, wenn das Fett irgendwann tatsächlich weniger wird. Ich warne, wie gesagt, ganz besonders vor den Ernährungsweisen, die Kohlenhydrate – auch gesunde aus Vollkorngetreide, Gemüse, Hülsefrüchten, Salat, Kräuter, Früchten und Nüssen – auf Dauer stark reduzieren.

Übersäuerung droht

Wenn der ketogene Stoffwechsel durch eine stark fleischlastige Ernährung ausgelöst wird, kann das langfristig starke gesundheitsgefährdende Effekte haben. Denn weil Ketone an sich sauer sind, führen Ketodiäten zu einer chronischen Übersäuerung des Körpers, die durch die zugleich hohe Eiweißzufuhr noch verstärkt wird. Das hat viele negative gesundheitliche Folgen. Beispielsweise versucht der Körper, die Schieflage durch Kalzium auszu-

gleichen, das er aus seinen eigenen Depots zieht: den Kochen. Das führt zum Verlust der Knochendichte und damit zur Zunahme der Knochenbrüchigkeit. Osteoporose ist die Folge. Genauso kommt es durch eine Übersäuerung zu Nierenschäden, zu Ablagerungen und Entzündungen in den Gefäßen.

Das Bindegewebe kann durch chronische Übersäuerung außerdem weniger Wasser binden. Dadurch wird es steif, unflexibel und immer weniger belastbar. Die Verletzungsgefahr steigt. Zudem trocknet das Körpergewebe immer mehr aus und »vermüllt« zunehmend, weil die Zwischenzellflüssigkeit abnimmt, die den Stoffwechselabfall aus den Zellen aufnimmt und entsorgt. Weil diese Flüssigkeit gleichzeitig die Zellen mit Nährstoffen versorgt, leiden sie einen Mangel. Und auch die über die Zwischenzellflüssigkeit laufende Signalübermittlung zwischen den Zellen wird blockiert. Das alles ebnet den Weg für die Entstehung schwerer Krankheiten. Im Klartext bedeutet das: Eine fleischlastige Ernährung kann lebensgefährlich sein. Viel Fett essen macht also nicht dünn, sondern krank. Zudem zapft auch hier der Körper zur Energiegewinnung nicht nur die lästigen Fettdepots an, sondern auch seine eigenen Eiweißspeicher. Eine Studie ergab, dass stark übergewichtige Menschen jeden Tag 68 Prozent mehr Fett verlieren, wenn sie statt Kohlenhydraten das Fett in ihrer Nahrung reduzieren. Denn wie heißt es so schön: Fett verbrennt nur im Feuer der Kohlenhydrate.

PILLEN GEGEN ÜBERGEWICHT?

Wir sind es gewohnt, dass es heutzutage gegen jede Beschwerde ein Mittel gibt. Von daher lässt sich nachvollziehen, dass manche Menschen versuchen, ihr Übergewicht mit Pülverchen und Pillen anzugehen. Es kommt unserer Natur ja auch durchaus entgegen, einfach nur Tabletten zu nehmen und ansonsten alles so zu belassen, wie es ist – Stichwort »Faulheitsgen«. Bloß nicht aktiv werden! Leider ändert sich dadurch aber nichts an der Ursache für das Übergewicht. Nur durch konsequentes Tun werden Sie Ihre lang vermisste Leichtigkeit erreichen. Ganz abgesehen davon, dass es sich ungleich besser anfühlt, die Veränderung durch eigene Aktivität zu erreichen, anstatt nur passiv diverse »Abnehmpillen« zu schlucken. Zumal deren Ergebnis mehr als mangelhaft ist – und zwar egal, ob rezeptfrei oder verschreibungspflichtig.

Zu den rezeptfreien Mitteln gehören häufig unverdauliche Faserstoffe, die die Aufnahme von Fetten und Kohlenhydraten verringern sollen. Ein Beispiel dafür ist Chitosan, entweder aus den Schalen von Krustentieren gewonnen oder als pflanzliche Variante, das zusätzlich noch den Stuhlgang positiv beeinflussen soll.

Auch pflanzliche Mittel aus Bohnenextrakt sollen die Aufnahme von Kohlenhydraten in den Organismus reduzieren, während ein weiteres Medizinprodukt, hergestellt aus pflanzlichem Chitosan und Konjakfasern, zum einen das Sättigungsgefühl verstärken, zum anderen die Fettaufnahme in den Körper verringern soll.

Der Erfolg all dieser Mittel ist marginal, zumal von den Herstellern gleichzeitig immer eine Ernährungsumstellung und ein Bewegungsprogramm empfohlen werden. Der Witz dabei ist, dass diese, wenn man am Ball bleibt, auch ohne die Mittel zum gleichen Gewichtsverlust führen würden.

FORMULA-DIÄTEN

Abnehmshakes, mit denen Sie eine oder mehrere Mahlzeiten am Tag ersetzen, versprechen einen schnellen Gewichtsverlust und sollen dabei den Körper mit Eiweiß, Vitaminen und Mineralstoffen versorgen. Und tatsächlich kann man mit ihnen recht schnell ein paar Pfunde verlieren. Das liegt daran, dass die Shakes sehr wenig Kalorien haben – mit ein Grund, warum derartige Formula-Diäten ohne ärztliche Aufsicht nicht länger als drei Wochen durchgeführt werden sollten.

Allerdings ist auch hier der Erfolg meist nicht von langer Dauer. Denn wieder gilt: Wer anschließend isst wie zuvor und seine Ernährung nicht nachhaltig umstellt, bei dem klettern die Pfunde wieder rasch nach oben.

Ein anderer Arzneistoff ist Orlistat, der in geringer Dosierung von 60 Milligramm in Apotheken als freiverkäufliche Diätkapsel angeboten wird. Es handelt sich hierbei um einen sogenannten Lipasehemmer, der fettspaltende Enzyme im Darm blockiert, wodurch das Fett in der Nahrung vom Körper weniger aufgenommen wird.

In der Dosierung von 120 Milligramm bis zu dreimal pro Tag wird dieser Wirkstoff zu einem verschreibungspflichtigen Medikament, das vom Arzt verordnet werden muss. Aber selbst wenn er in derart hohen Dosen verabreicht wird, sind die Erfolge nicht besonders beeindruckend: Man erzielt im Jahr einen Gewichtsverlust von gerade einmal vier Kilogramm und damit sind häufig noch unerwünschte Nebenwirkungen verbunden. Nicht selten kommt es nämlich zu sogenannten Fettstühlen. Während braune Flecken in der Unterwäsche zwar irritieren, aber noch harmlos sind, kann es durchaus auch zu Blähungen mit Stuhlabgang oder sogar zu dauerhafter Stuhlinkontinenz kommen. Es verwundert daher nicht, dass nur wenige Abnehmwillige das Produkt über längere Zeit einnehmen

Und: Orlistat bindet wertvolle fettlösliche Vitamine und essenzielle Fettsäuren an sich, sodass der Körper sie nicht verwerten kann, sondern sie stattdessen einfach ungenutzt wieder ausgeschieden werden. Dadurch kann es zu einer Unterversorgung mit diesen Stoffen kommen – mit Folgen für den Stoffwechsel, das Wohlbefinden und die Gesundheit.

Sparen Sie sich also das Geld und investieren Sie lieber in gesunde, hochwertige Lebensmittel. Denn mit diesen gelingt das Abnehmen nicht nur garantiert, sondern auch garantiert nebenwirkungsfrei. Mehr dazu ab **Seite 30.**

ADIPOSITASCHIRURGIE

Bei manchen Übergewichtigen ist die Verzweiflung nach Jahren, vielleicht Jahrzehnten der erfolglosen Diäten so groß, dass sie sogar dazu bereit sind, sich für ihr Wunschgewicht unters Messer zu legen. Doch jeder chirurgische Eingriff ist mit teilweise hohen Risiken verbunden.

Bevor Sie sich für einen solchen Verzweiflungseingriff entscheiden, sollten Sie daher unbedingt konsequent die in diesem Buch beschriebenen natürlichen Maßnahmen anwenden. Vor allem wenn Ihr Körper durch solche Eingriffe unumkehrbar verändert wird, so wie beispielsweise bei einem Schlauchmagen oder Magenbypass. Derartige Operationen sollten wirklich die allerletzte Möglichkeit sein. Eine der problematischen Folgen können Mangelerscheinungen sein, die eine lebenslange regelmäßige Einnahme von Vitaminen, Mineralstoffen und Spurenelementen erforderlich machen, eine andere häufige, stark ausgeprägte Stuhlgänge. Zudem müssen Sie Ihre Ernährung auch nach einer adipositaschirurgischen OP umstellen und können nicht einfach so weiteressen wie bisher.

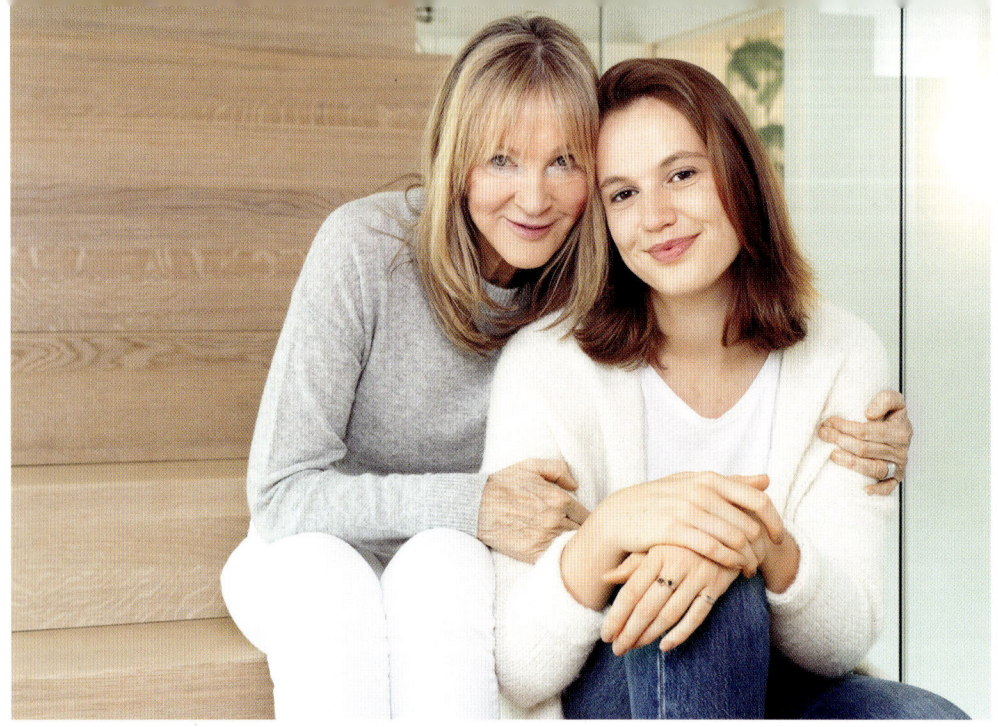

WAS DIE PSYCHE MIT DEM ABNEHMEN ZU TUN HAT

Dicke sind faul, haben keine Kontrolle über sich und sind selbst schuld an ihren Kilos: So lautet das gängige Vorurteil. Die Wahrheit sieht anders aus: Übergewichtige Menschen können (fast) nichts für ihren Zustand. Die wahren Verantwortlichen sind die Art und Weise, wie wir heute leben: die als »normal« geltende herkömmliche Ernährung, die unzähligen Verlockungen, die (Zusatz-)Stoffe in der modernen Industrienahrung und die Tatsache, dass wir uns kaum noch bewegen … Den ersten und wohl auch schwerwiegendsten Fallstrick haben Sie bereits kennengelernt: das biologisch eingebaute Bedürfnis, immer dann zu essen, wenn es etwas zu essen gibt – und dabei automatisch zu Fettigem, Süßem, Stärkehaltigem, also zu Hochkalorischem zu greifen (**siehe Seite 10 f.**).

Das war lange Zeit notwendig, um Fettpolster für magere Zeiten anzulegen.

Auch wenn wir heute jeden Tag im Überfluss schwelgen, werden wir noch immer von diesem in unserer DNA eingebauten Sicherheitsprogramm gesteuert – und das wird auch noch lang so bleiben, denn dieser Mechanismus soll garantieren, dass wir als Spezies überleben. Dabei ist längst das Gegenteil der Fall: Der genetische Verhaltensdruck lässt uns durch das schier unendliche Angebot an Lebensmitteln, die noch dazu größtenteils industriell bearbeitet und verändert sind, zunehmend kränker werden, denn sehr viele sogenannte Zivilisationskrankheiten beginnen mit Übergewicht.

Umso wichtiger ist es, aus diesem scheinbar fest verankerten Kreislauf auszubrechen. Und Sie schaffen das, indem Sie …

- alte Gewohnheiten über Bord werfen.
- die Macht der Epigenetik und die mittlerweile fehlleitenden Gene austricksen.
- Ihr Belohnungssystem und die Dopaminfalle verstehen.
- sich ein Geheimnis zunutze machen, das hoffentlich bald alle Menschen kennen.

ALLES EINE SACHE DER GEWOHNHEITEN

Stellen Sie sich vor, Sie nehmen an einem x-beliebigen Mittwoch den gleichen Weg zur Arbeit wie jeden Tag. Doch heute versperrt eine Baustelle Ihre gewohnte Route und Sie werden umgeleitet. Obwohl Sie auf dem Schild lesen, dass diese Umleitung für die nächsten zwei Monate bestehen bleibt, werden Sie mit großer Wahrscheinlichkeit am nächsten Tag wieder vor dem Schild stehen. Weil Sie aus Gewohnheit den alten Weg genommen haben. Ohne viel darüber nachzudenken. Erst am Freitagmorgen erinnern Sie sich, nehmen gleich eine andere Route und umgehen so von vornherein die nervige Baustelle mit dem dazugehörigen Stau.

Dann kommt das Wochenende, Sie vergessen die Baustelle und landen am Montag auf dem Weg zur Arbeit – vielleicht weil Sie mit den Gedanken schon beim Meeting sind, die To-do-Liste für die Woche durchgehen oder über eine anstehende Geburtstagsfeier nachdenken – wieder genau dort. Sie ärgern sich und nehmen sich vor, morgens von nun an aufmerksamer zu sein. Das gelingt Ihnen auch und Sie fahren keinen einzigen Tag mehr zu der Baustelle, selbst wenn die Baustelle nach zwei Monaten längst wieder behoben ist. Sie nehmen auch dann noch Ihren neuen Weg, denn diese neue Gewohnheit ist zum Automatismus geworden.

Wissenschaftler haben herausgefunden, dass es im Durchschnitt 66 Tage dauert, bis sich eine neue Gewohnheit etabliert. Und das gilt nicht nur für fiktive Gedankenmodelle wie diesem – bei dem die zwei Monate, in denen Sie die Baustelle umfahren haben, ziemlich genau dieser Zeitspanne entsprechen. Auch wenn Sie abnehmen wollen, müssen Sie sich mit der Macht der Gewohnheiten beschäftigen. Denn natürlich hat Übergewicht auch mit Essgewohnheiten zu tun. Und diese lassen sich ebenfalls nicht von einem Tag auf den anderen umdrehen. Sicher aber ist: Jeder von uns trifft ständig größere oder kleinere Entscheidungen – und sind es immer wieder die gleichen, werden sie irgendwann zu Gewohnheiten, auf die wir über kurz oder lang automatisch zurückgreifen. Allerdings ist jeder Mensch anders und daher gelingt es den einen schon nach etwa drei Wochen, eine alte Gewohnheit durch eine neue zu ersetzen, während andere dafür fast ein Dreivierteljahr brauchen.

Von Ausnahmen und Regeln

Es gibt gerade beim Abnehmen eine große Falle: die »Ausnahme«. Sie sind zum Beispiel auf dem Wochenmarkt und werden magisch vom Geruch einer besonderen Bratwurst angezogen. Nichts kann Sie davon abbringen, zu diesem Würstelstand zu gehen, eine dieser Bratwürste zu kaufen und dann auch noch genussvoll zu essen. Kein noch so schlechtes Gewissen kann Sie aufhalten …
Zugegeben, das allein wäre keine Katastrophe. Wenn Sie es schaffen, sich noch am gleichen oder spätestens am nächsten Tag wieder für eine der neuen »gesünderen« Alternativen zu entscheiden, hat dieser Ausrutscher keine Konsequenzen. Leider neigen Menschen aber dazu, so eine Ausnahme als Ausrede beziehungsweise Gelegenheit zum

»Aussteigen« zu nutzen, nach dem Motto: »Wenn ich heute schon einmal schwach geworden bin, ist es sowieso aus.« Also geht der Tag genauso weiter, man schlittert von einem Ausrutscher zum nächsten und recht schnell sind Ausnahmen keine Ausnahmen mehr, sondern die Regel.
Worauf ich hinauswill: Es wird immer mal wieder einen Tag geben, an dem Sie einer Verlockung nachgeben. Entscheidend ist, wie Sie damit umgehen. Wenn solche Ausnahmen dazu führen, dass Sie Ihr Ziel immer mehr aus den Augen verlieren und das Vorhaben, sich konsequent mit schlank machenden Lebensmitteln zu ernähren, immer wieder auf den nächsten Tag verschoben wird, dann rutscht das Wunschgewicht in immer weitere Ferne. Morgen ist ja schließlich auch noch ein Tag. Das Problem ist nur, dass es morgen wieder die gleiche Ausrede gibt …
Um alte Gewohnheiten zu verändern, braucht es Konsequenz.

ERNÄHRUNG KANN UNSERE GENE BESIEGEN

Kennen Sie Sätze wie: »Dafür kann ich doch gar nichts, wir haben bei uns in der Familie alle Gewichtsprobleme.« Ich weiß, dass das, was ich Ihnen jetzt sage, unbequem werden könnte. Aber ich habe von Anfang an mit offenen Karten gespielt. Von nichts kommt nichts, Sie müssen Klartext erfahren. Und der lautet: Die Macht der Vererbung ist weitaus weniger mächtig als angenommen. Denn der Grund, weshalb innerhalb einer Familie gehäuft Übergewicht auftritt, ist weniger die genetische Verwandtschaft, sondern die gleichen oder ähnliche Lebens- und Ernährungsgewohnheiten, die alle Familienmitglieder ihr Leben lang prägen.

So hart das zunächst klingen mag, hat es doch etwas Gutes: Wir alle müssen und können selbst Verantwortung für unseren Körper übernehmen. Unser Erbgut besteht nämlich nicht nur, wie lange Zeit vermutet, aus der starren Abfolge der DNA-Bausteine, also unseren Genen, sondern auch noch aus einer weiteren Informationsebene von chemischen Substanzgruppen, die diese Gene an- oder abschalten können. Diese »Fähigkeit« ist der Epigenetik zu verdanken, der »Übergenetik«. Sie macht es möglich, dass wir die Aktivität unserer Gene selbst regulieren können.

Durch dieses noch recht neue Wissen entsteht eine unfassbar große Möglichkeit, unser Leben selbstverantwortlich zu gestalten und somit auch Übergewicht der Vergangenheit angehören zu lassen. Denn die meisten der für unser Thema ausschlaggebenden Gene

DICKE MÜTTER, DICKE KINDER?

Schwangere Frauen werden zunehmend dicker: Waren 2007 noch 34 Prozent von ihnen übergewichtig und 12,3 fettleibig, sind es mittlerweile 40 beziehungsweise 15,8 Prozent. Natürlich wird eine Frau in der Schwangerschaft ganz automatisch schwerer. Das ist normal und liegt unter anderem an der wachsenden Gebärmutter, an eingelagertem Wasser, den Brüsten, die sich aufs Stillen vorbereiten, und natürlich an dem Kind, das in ihr heranwächst. Viele Frauen sind aber schon übergewichtig, bevor sie schwanger werden. Und wenn sie es dann sind, nehmen sie es mit dem, was und wie viel sie essen, erst recht nicht so genau.

Zu viele überflüssige Kilos sind nicht nur eine Katastrophe für die werdende Mutter, weil sie unter anderem mit einem erhöhten Risiko für Schwangerschaftsdiabetes, Bluthochdruck und Schwangerschaftsvergiftung einhergehen. Sie bedeuten auch für das Kind ein erhöhtes Geburtsgewicht sowie ein späteres Übergewichtsrisiko. Eine zu hohe Gewichtszunahme in der Schwangerschaft erhöht zudem auch das Risiko des Kindes für Herz-Kreislauf-Erkrankungen, Diabetes mellitus Typ 2, Bluthochdruck und das Metabolische Syndrom.

Das alles erklärt auch, weshalb heute jedes siebte Kind zu viel Gewicht mit sich herumträgt. 15,4 Prozent der Kinder im Alter zwischen drei und siebzehn Jahren sind zu dick, sechs Prozent leiden bereits in diesen jungen Jahren an Fettleibigkeit. Nicht zu vergessen: Wenn Menschen bereits als Kinder übergewichtig sind, bleiben sie es häufig ein Leben lang. Umso wichtiger ist es, zu wissen, dass wir den Genen nicht hilflos ausgeliefert sind.

können über den Lebensstil an- und ausgeschaltet werden. Vor allem unsere Ernährungs- und Bewegungsgewohnheiten spielen dabei eine wichtige Rolle.

Es gibt kein Übergewichtsgen

Auch wenn man das eine Weile in den Medien immer wieder gelesen hat: Es gibt kein Gen, das allein verantwortlich für zu viele Kilos ist. Sie finden, das ist eine schlechte Nachricht? Keinesfalls, das ist wunderbar! Schließlich bedeutet das, dass jeder Mensch abnehmen kann – auch diejenigen, die zu den Trägern des sogenannten Adipositasgens FTO gehören.

FTO steht für »fat mass and obesity associated« (mit Fettmasse und Fettleibigkeit verbunden) und eine Forschergruppe um Prof. Peter Kovac von der Universität Leipzig entdeckte 2007, dass diese Genvariante bei Menschen mit Übergewicht gehäuft nachzuweisen ist. Man war dementsprechend hoffnungsvoll, endlich die Ursache für Übergewicht gefunden zu haben. Doch eine Studie von 2016 konnte die Erwartungen nicht erfüllen. FTO scheint zwar die Fettverbrennung zu hemmen. Allerdings weiß man inzwischen, dass diese genetische Veränderung, sofern sie aktiv ist, insgesamt nur für ein bis zwei Kilo im Jahr verantwortlich ist. Menschen, die das Adipositasgen in sich tragen, können also genauso gut abnehmen wie Menschen ohne diese Veranlagung. Allerdings könnte es sein, dass FTO besonders aktiv wird, wenn man viele gesättigte Fettsäuren zu sich nimmt, wie das bei einer Ernährung mit viel Fleisch, Wurst, Fast Food und Milchprodukten der Fall ist. Umso wichtiger ist für die Betroffenen eine pflanzenbasierte Ernährung, wie ich Sie Ihnen in diesem Buch vorstelle.

DIE DOPAMINFALLE

Unser Körper wird geregelt von Hormonen und Botenstoffen. Einer dieser Neurotransmitter ist das »Glückshormon« Dopamin, das besonders bei Übergewicht eine einzigartige Rolle spielt. Denn es lässt uns immer wieder in die gleiche Falle laufen.

Dopamin steht in einer engen Verbindung zu unserem Belohnungszentrum im Gehirn und wird durch »lustvolle« Beschäftigungen wie Sex, Arbeiten, Internetsurfen und sogar Sport aktiviert. Je nach Ausmaß der Aktivität kann dabei eine regelrechte Sucht entstehen.

Dass auch Essen und Trinken ein gutes und befriedigtes Gefühl hinterlassen, von dem man unbedingt mehr haben möchte, ist ein außerordentlich kluger Schachzug der Natur: Unser Körper ist so beschaffen, dass er Aktivitäten, die das Überleben sichern, mit Glücksgefühlen belohnt. Das Glückshormon Dopamin ist also quasi der Erfüllungsgehilfe des genetischen Prinzips, uns immer zu bedienen, wenn wir etwas zu essen haben können.

In früheren Zeiten des Mangels war das extrem hilfreich und sicherte unseren Fortbestand. Leben wir aber wie heute in Zeiten des

Überflusses, kann dieser Geniestreich der Natur im schlimmsten Fall tödlich sein. Denn die andere Seite der Medaille ist, dass wir nach immer mehr Dopamin streben, dass wir nie zufrieden sind mit dem, was wir haben, sondern ständig mehr wollen und gierig auf den nächsten Kick warten. Wir sind süchtig nach mehr Besitz, mehr Macht, mehr Sex, mehr Genuss – und nach mehr Essen.

Das epidemische Problem des Übergewichts und der zunehmend größer werdenden Fettleibigkeit in den Wohlstandsstaaten dieser Welt resultiert aus dieser Dopaminfalle. Sie ist der Grund dafür, dass wir ständig und überall essen. Dazu kommt, dass wir gerade dann am meisten mit Glücksgefühlen belohnt werden, wenn wir besonders reichhaltiges und fettes Essen zu uns nehmen.

Es ist wichtig, dass Sie sich dieser Zusammenhänge bewusst sind, denn sie zeigen, warum es so schwer ist, sich anders zu ernähren, weniger und seltener zu essen oder Sport zu treiben. All das ist genau das Gegenteil unserer »genetischen Lust«, die dazu verführt, einfach nur »reinzustopfen«, was heute überall zur Verfügung steht – und zu dem wir darüber hinaus noch durch all die Marketingticks der Lebensmittelindustrie verführt werden.

Wenn wir uns von diesen Kräften treiben lassen, weil wir sie nicht kennen, gerät die Evolution in eine Sackgasse. Wer aber über all das informiert ist, kann seinen Willen gezielter einsetzen und seinem Wunschgewicht Schritt für Schritt näher kommen.

EIN WENIG BEKANNTES GEHEIMNIS

Fast alles ist einfacher, wenn man jemanden hat, der einem beiseitesteht. Suchen Sie sich daher einen Menschen, der ebenfalls unbedingt gesund abnehmen möchte – und zwar nachhaltig. Jemanden, der wie Sie keine Lust mehr hat auf Hungern und einseitige Diäten, mit denen sich das Wunschgewicht sowieso nie erreichen lässt.

Schauen Sie sich im Familien- oder Freundeskreis um. Vielleicht kennen Sie einen Arbeitskollegen oder eine Kollegin oder einen jungen Menschen, der dabei Unterstützung braucht. Entscheiden Sie sich für eine Person und nehmen Sie diese Entscheidung ernst. Lesen Sie gleichzeitig oder gemeinsam dieses Buch. Planen Sie den ersten Monat, telefonieren Sie täglich und treffen Sie sich zweimal wöchentlich – zumindest zu Beginn. Und vor allen Dingen: Freuen Sie sich mindestens einmal am Tag darüber, dass Sie jemandem helfen. Letzteres ist das Wichtigste, damit auch Sie beim Abnehmen erfolgreich sind. Sie setzen damit nämlich eine äußerst wirksame Positivspirale in Gang: Einer anderen Person zu helfen, das zu erreichen, was sie erreichen will, motiviert auch, mehr für sich selbst zu tun. Die Freude darüber, dass Sie einem anderen zu seinem Glück verhelfen, führt dazu, dass Sie Ihre Anstrengungen und Ihre Willenskraft nicht als belastend, sondern als beglückend empfinden. Und diese positive Motivation sollten Sie unbedingt nuzten.

25

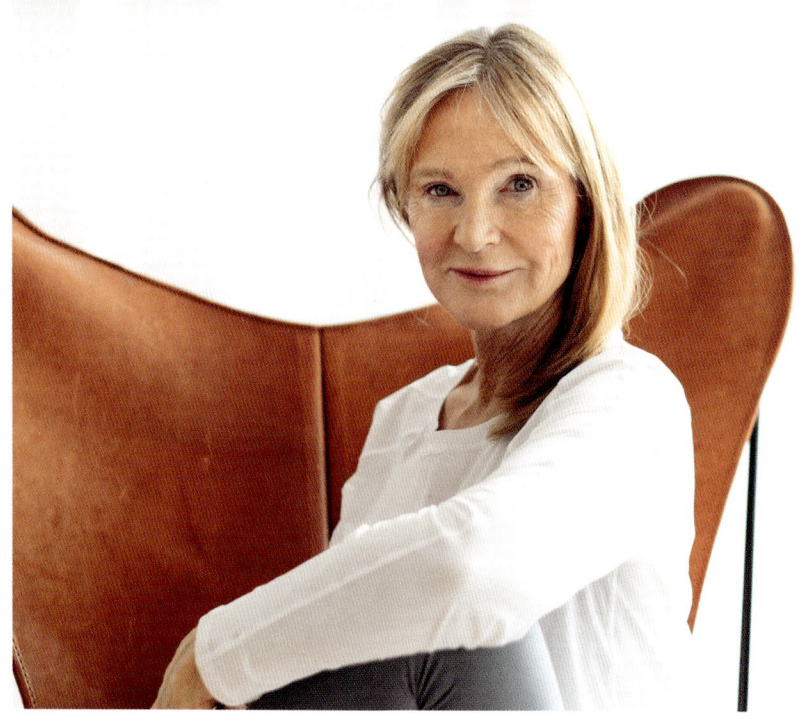

WIE SIE GARANTIERT DAUERHAFT GEWICHT VERLIEREN

Sie haben auf den vorangegangenen Seiten erfahren, weshalb es so schwierig ist, dem übergewichtigen Leben den Rücken zu kehren. Sie wissen nun um die Macht der Gewohnheiten, kennen die Fallstricke, die ständig und überall lauern, und verstehen, dass Ihr Gewichtsproblem tief in Ihren Genen verankert ist. Andererseits wissen Sie aber auch, dass es die Wissenschaft der Epigenetik gibt, mit deren Hilfe Sie die Gene so überlisten und der Sackgasse entkommen können. Genauso ahnen Sie vermutlich, dass es möglich ist, Ihre alten Verhaltensmuster zu verändern, und dass neue Gewohnheiten zwar Disziplin erfordern, aber nach einer gewissen Zeit genauso zu täglichen Routinen werden können. Was aber nach wie vor im Raum steht, ist die große Frage: Was darf denn nun gegessen werden? Eins kann ich Ihnen dazu schon vorab versichern: Sie werden nicht hungern, ganz im Gegenteil. Sie dürfen nämlich ganz vieles und von dem meisten auch ganz viel essen. Und was mindestens genauso gut ist: Sie werden endlich (wieder) erfahren, wie gut es sich anfühlt, richtig satt zu sein.

SCHLUSS MIT DEM KALORIENZÄHLEN

Vor etwa 130 Jahren kamen Ernährungswissenschaftler zu dem Schluss, dass der Mensch wie eine Verbrennungsmaschine funktioniert. Während schon damals jeder Bauer wusste, dass die Gesundheit seines Viehs stark von der Qualität des Futters abhing, stufte die Wissenschaft den Menschen als eine Art »höheres« Wesen ein, das unabhängig von diesem Naturgesetz leben kann. Denn man war überzeugt: Es ist egal, was man isst, Hauptsache, der Körper verbrennt es und stellt die daraus gewonnene Energie dem Stoffwechsel zur Verfügung. Das bedeutete gleichzeitig aber auch: Je mehr Kalorien die Nahrung enthält, desto besser. Die Kalorie ist alles, die Qualität nichts. Diese gefährlich vereinfachende Einschätzung bezüglich der Wertigkeit von Nahrungsmitteln hat verheerende Auswirkungen auf die Gesundheit – bis heute.

Natürlich benötigen wir zum Leben Nahrung, die ausreichend Energie enthält – zur Wärmeerzeugung sowie für alle Prozesse, die rund um die Uhr in unserem Körper ablaufen. Nur sind wir keine Maschinen, sondern Menschen, offene biologische Systeme, die in unterschiedlichen Lebenssituationen unterschiedliche Mengen an Energie benötigen. Lange jedoch schätzte man die Wertigkeit eines Nahrungsmittels ausschließlich anhand seiner Kalorien ein. Und fasziniert von dem Verbrennungsdenkmodell entstand 1895 der erste amerikanische »Lebensmittelführer«, der Lebensmittel nach dem Kriterium verglich, wie viele Kalorien man für 25 Cent erhielt. Das waren beispielsweise 645 Kalorien bei Eiern oder 10 285 bei Weizen. Als dementsprechend unsinnig galt es, statt kalorienreichen Maismehls oder Zucker für das gleiche Geld Obst, Gemüse oder Salat mit weitaus weniger Kalorien zu kaufen.

Erst etwa zwanzig Jahre später entdeckte man, dass es noch andere lebensnotwendige Substanzen gibt, die keine Kalorien enthalten: die Vitamine. Und kurz darauf kamen mit den Mineralstoffen und Spurenelementen noch mehr dieser Stoffe zutage. Seit einigen Jahren stehen zusätzlich die sekundären Pflanzenstoffe immer mehr im Fokus. Sie verleihen Pflanzen ihre Farben und ihr Aroma und sind für uns Menschen von großem gesundheitlichem Nutzen – insbesondere die Polyphenole, die unsere körpereigenen »Anti-Aging-Enzyme« (Sirtuine) aktivieren und dadurch unabdingbar für die Gesundheit unserer Zellen sind. Sie können sogar bösartige Tumorzellen zerstören.

Die »moderne« Ernährung mit ihrem hohen Anteil an Fertignahrung, lange Transportzeiten und dadurch bedingtes Ernten im unreifen Zustand, das Haltbarmachen mit ausufernden Konservierungsmitteln und Lebensmittelzusatzstoffen raubt unserer täglichen Kost allerdings ihre wertvollen Vitalstoffe und bereitet die Grundlage für eine schleichende Minderversorgung mit Vitaminen, Mineralstoffen, Spurenelementen und sekundären Pflanzenstoffen.

Dabei ist eins gewiss: Solange unser Körper nicht ausreichend mit all diesen lebensnotwendigen Stoffen versorgt ist, signalisiert er »Hunger!«. Auch das ist einer der Gründe, dass wir so oft viel mehr essen, als wir eigentlich bräuchten – und als es unserer Gesundheit gutut.

Die Sache mit der Kaloriendichte

Unser Magen kann keine Kalorien zählen, er reagiert allein auf das Volumen der Nahrung: Pro Mahlzeit passt etwa ein Liter Essen in ihn. Sobald er gut gefüllt ist, signalisieren Dehnungsrezeptoren in der Magenwand dem Gehirn, dass es genug ist – und zwar ganz unabhängig davon, wie viele Kalorien wir zu uns genommen haben. Ganz drastisch ausgedrückt heißt das: Wenn Sie einen Liter Wasser trinken, meldet Ihr Magen genauso »voll«, wie wenn Sie einen Liter Öl trinken würden. Der Unterschied ist aber, dass ein Liter Wasser keine Kalorien hat, dieselbe Menge Öl dagegen knapp 9000 Kilokalorien.

Daraus können Sie direkt eine Empfehlung ableiten: Trinken Sie prinzipiell vor jeder Mahlzeit ein großes Glas Wasser! Damit ist Ihr

WAS IST DAS EIGENTLICH: EINE KALORIE?

Eine Kalorie (cal) ist die Energieeinheit, die benötigt wird, um ein Gramm Wasser um genau ein Grad zu erwärmen. Allerdings rechnen wir normalerweise in Kilokalorien (kcal). Das heißt: Es sind 1000 kcal nötig, um einen Liter Wasser um ein Grad zu erwärmen.

Recht pauschal könnte man sagen: Die meisten Kalorien, etwa 65 Prozent, verbrennen wir einfach nur durch unser Dasein (Grundumsatz). Weitere 25 Prozent benötigen wir über den Tag verteilt, um uns zu bewegen, und die letzten ungefähr 10 Prozent gehen für die Verdauungsarbeit drauf.

Ausschlaggebend für das Körpergewicht ist aber nicht nur die reine Kalorienzahl, sondern auch die Kaloriendichte, wie viele Kalorien unser Körper tatsächlich aufnimmt und auch, wie viele Kalorien er benötigt, um diese aufgenommenen Kalorien in Energie zu verwandeln, wie viele er einfach unverdaut wieder ausscheidet, welche Art von Kalorien wir aufnehmen, um welche Zeit wir das tun und natürlich ebenso, wie aktiv wir sind – und wie oft. Denn je mehr wir uns bewegen und je »anstrengender« es wird, desto mehr Kalorien verbrauchen wir. Umgekehrt gilt leider das Gleiche.

Magen schon zu einem gewissen Grad gefüllt, ohne dass Sie eine einzige Kalorie zu sich genommen haben.

Was viele nicht wissen: Ähnlich wie auf das reine Volumen der Speisen reagiert der Magen auch auf deren Mikronährstoffdichte. Das bedeutet, dass der Hunger, wenn Sie genug dieser Nährstoffe aufgenommen haben, verschwindet, obwohl der Magen noch gar nicht vollständig gefüllt ist.

Im Gegenzug führt dieser Mechanismus aber auch dazu, dass wir häufig nur deshalb weiteressen, bis der Magen randvoll gefüllt ist, weil unsere Nahrung viel zu oft viel zu wenig gesunde Vitalstoffe enthält. Dabei nehmen wir natürlich auch jede Menge »unnütze« Kalorien zu uns.

Würden wir gesund und ausgewogen essen und abwarten, bis unser Magen anschließend wieder ganz leer ist, wäre das kein Problem. Wir würden dann nämlich maximal dreimal täglich essen, wären aber trotzdem immer satt. Doch das heutige Essverhalten macht dies quasi unmöglich. Wir essen nicht nur ständig, sondern verlieren oder verlernen auch das Gefühl dafür, wann wir satt sind – und genauso das, wann wir hungrig sind. Gerade wenn Sie viel Fast Food, Fertignahrung, süße oder fettige Snacks essen, ist weder Ihr Magen gefüllt, noch sind Sie mit allen wichtigen Mikronährstoffen versorgt. Vielleicht fühlen Sie sich erst einmal wohl, weil das Belohnungssystem zu Beginn des Essens hinterlistig eine gute Portion vom Glückshor-

ENERGIEDICHTE

Die Energiedichte bezeichnet den Kaloriengehalt in einer bestimmten Menge eines Nahrungsmittels. Normalerweise wird die Kaloriendichte in Kilokalorien pro Gramm (kcal) angegeben. Nahrungsmittel mit niedriger Kaloriendichte enthalten also weniger Kalorien als Nahrungsmittel mit hoher Kaloriendichte.

mon Dopamin ausschüttet (siehe Seite 24 f.). Doch das schlechte Gewissen lässt meist nicht lang auf sich warten. Der Frust ist groß, und dabei sind Sie noch nicht einmal richtig satt. Und so essen Sie weiter, obwohl Sie die erforderliche tägliche Kalorienmenge vielleicht schon längst erreicht haben.

Der Grund dafür ist wie gesagt ganz simpel: Ihr Magen kann keine Kalorien zählen, sondern registriert nur das Volumen und die Wertigkeit. Umso mehr kommt es darauf an, was wir essen. Und das schauen wir uns jetzt mal etwas genauer an.

Energiedichte versus Mikronährstoffdichte

Unserer »modernen« Ernährung fehlt es an gesunden Inhaltsstoffen – allen voran an Ballaststoffen, aber auch an vielen der lebensnotwendigen Vitalstoffe wie Vitamine, Mineralstoffe, Spurenelemente und sekundäre Pflanzenstoffe. Stattdessen essen wir immer mehr Nahrung mit jeder Menge Fetten und Zucker, also Nahrung mit einem hohen Energieanteil und einer hohen Kaloriendichte. Das Ergebnis kennen Sie: Wir werden erst übergewichtig, dann zunehmend krank. Dabei könnte es so einfach sein. Haben Sie erst einmal die Entscheidung getroffen, Ihr Essverhalten nicht von Verführungen und Belohnungssignalen bestimmen zu lassen, geht der Weg schnurstracks in Richtung Gesundheit und damit auch in Richtung Wunschgewicht. Ein Beispiel: Zwei Liter Softdrink versorgen Sie mit 2000 Kilokalorien und decken damit bereits den täglichen Kalorienbedarf eines normalen Erwachsenen. Aber hören Sie deshalb auf, an diesem Tag zu essen? Vermutlich nicht. Pak Choi, der chinesische Blätter- oder Senfkohl, enthält pro 100 Gramm gerade mal 14 Kilokalorien, liefert zudem einen wahren Schatz an Mikronährstoffen und ist somit ein sehr wertvolles Nahrungsmittel. Ein Kilo dieses Gemüses würde Ihren Magen füllen, Sie ein Gefühl von Sättigung spüren lassen und hätte dabei gerade einmal 140 Kilokalorien. Ich glaube, Sie ahnen langsam, worauf ich hinausmöchte. Wenn Sie Ihre Ernährungsgewohnheiten von Lebensmitteln mit hoher Energiedichte hin zu Lebensmitteln mit hoher Mikronährstoffdichte verlagern, können Sie vieles essen, viel essen und gleichzeitig noch Gewicht verlieren. Denn weil Sie dann automatisch weniger Kalorien aufnehmen, als Sie brauchen, kann Ihr Körper gar nicht anders, als auf seine Fettreserven zurückzugreifen.

Wovon ist die Kaloriendichte noch abhängig?

Die meisten Leute vermuten, dass die Kaloriendichte vor allem vom Fettgehalt eines Lebensmittels abhängt. Das ist falsch. Die Kaloriendichte richtet sich am meisten nach dem Wassergehalt – und auch hier schneidet Pflanzennahrung eindeutig am besten ab. Wie wäre es also damit, Wasser zu »essen«? Hört sich vielleicht nach einem Scherz an, ist aber durchaus ernst gemeint. Denn die meisten Obst- und Gemüsearten enthalten 90 bis 95 Prozent Wasser, in denen noch dazu viele wertvolle Vitalstoffe gebunden sind. Ihre Kaloriendichte ist somit sehr niedrig. Und das heißt: Sie können davon so viel essen, bis Sie satt sind. Ganz ohne schlechtes Gewissen.

PFLANZEN SIND ZUM ABNEHMEN BESSER ALS FLEISCH

Auch wenn der Verzehr von Schweinefleisch in Deutschland ein wenig gesunken ist, sind Rind, Kalb und Geflügel weiterhin sehr gefragt. Mit 60 Kilogramm pro Jahr liegt der Pro-Kopf-Fleischverbrauch weiterhin viel zu hoch. Und das, obwohl die Weltgesundheitsorganisation (WHO) rotes Fleisch von Rindern, Schweinen, Schafen und Ziegen und vor allem Produkte wie Wurst und Schinken bereits 2015 als krebserregend eingestuft hat: Pro 50 Gramm erhöhe der tägliche Verzehr verarbeiteten Fleisches das Darmkrebsrisiko um 18 Prozent. Der durchschnittliche Verzehr beträgt in Deutschland mehr als das Dreifache: 169 Gramm täglich. Bei besonders hohem Konsum von rotem Fleisch ist das Risiko, an Dickdarmkrebs zu erkranken, um 25 Prozent erhöht, bei Speiseröhren- und Leberkrebs ist das Risiko sogar um bis zu 60 Prozent höher. Genauso gibt es einen Zusammenhang zwischen Fleischkonsum und Bauchspeicheldrüsen- und Lungenkrebs. Abgesehen von diesen schlimmsten Auswirkungen des Fleischkonsums fand eine zwischen 1992 und 2000 durchgeführte Untersuchung an Hunderttausenden Teilnehmern (EPIC-Studie) heraus, dass Menschen, die öfter Fleisch essen, generell mehr zunehmen. Weißes Fleisch von Huhn oder Pute macht da übrigens keine Ausnahme. Im Gegenteil: Die Forscher fanden heraus, dass es Übergewicht sogar noch mehr fördert als rotes Fleisch.

Pflanzenkost macht nicht dick

Um zu ermitteln, wie viele Kalorien ein Lebensmittel enthält, muss man diese verbrennen und die dadurch freigewordene Energie messen. Und jetzt bitte aufgepasst: Isst man Fleisch, gelangen die gemessenen Kalorien nicht nur vollständig ins Blut. Sie können auch alle verstoffwechselt werden. Denn tierische Zellen sind von einer für uns leicht verdaulichen Zellwand umgeben. Dadurch kommen wir sehr schnell und vor allem effektiv an die kalorienhaltigen Nährstoffe. Das erklärt, warum tierische Nahrungsmittel für die Notversorgung so gut waren.

Vollwertige pflanzliche Lebensmittel haben zwar auch Kalorien, doch landen diese nicht allesamt im Körper. Denn bei Pflanzen stecken die Kalorien nicht nur in den Zellen, sondern auch in den Zellwänden, die aus für uns unverdaulichen Ballaststoffen bestehen. Sie

NATÜRLICHE ERNÄHRUNG

Man weiß heute, dass während der gesamten Entwicklung des Menschen die Pflanzenkost überwog. Der menschliche Verdauungstrakt, überhaupt die gesamte menschliche Physiologie war vorwiegend für Pflanzenkost ausgerüstet. Dass unsere Ahnen dazu auch tierische Nahrungsquellen nutzen konnten, sicherte die Erhaltung unserer Art in Zeiten, in denen pflanzliche Nahrung eine Rarität war, beispielsweise im Winter oder in besonders unwirtlichen Regionen. Dass wir Omnivoren, also

Allesesser sind, ist also zwar korrekt, bedeutet aber noch lang nicht, dass wir auch tierische Nahrungsmittel benötigen, um zu überleben. Und vor allem bedeutet es nicht, dass tierische Nahrungsmittel gesund für uns sind. Die Inuit etwa ernährten sich ursprünglich hauptsächlich von Fisch und Fleisch und hatten eine geringe Lebenserwartung. Im Gegensatz dazu verzehrten die Naturvölker in tropischen Regionen überwiegend pflanzliche Kost. Ihre Lebenserwartung war deutlich höher.

passieren den Magen und werden zu Futter für gute Darmbakterien (**siehe Seite 37 f.**) oder mit dem Stuhl wieder ausgeschieden. Nicht die absolute Kalorienzahl ist also von Bedeutung, sondern wie viele Kalorien letzten Endes wirklich als Brennmaterial im Körper ankommen, weil er sie verwerten kann.

Lassen Sie uns an dieser Stelle gleich die Nüsse abhandeln, die ja gerade in den letzten Jahren zu Recht ein wunderbares Revival erfahren haben – obwohl sie eine hohe Energiedichte aufweisen, also ziemlich kalorienhaltig sind. Trotzdem machen Nüsse bei der empfohlenen Menge von 30 Gramm pro Tag nicht dick. Ganz einfach, weil wir etwa 20 Prozent der Kalorien in ihnen unverdaut wieder ausscheiden.

Die Eiweißlüge

Noch immer kursiert das Gerücht, dass gutes Eiweiß nur von Tieren stammt. Das ist definitiv falsch. Gerade Hülsenfrüchte sind perfekte Eiweißquellen, die noch dazu große Mengen an Ballaststoffen enthalten.

Anders als tierisches sorgt pflanzliches Eiweiß nicht für Übergewicht. Was viele nämlich nicht wissen: Unser Körper schüttet nicht nur nach dem Verzehr von Kohlenhydraten Insulin aus, sondern auch wenn wir Fett und Eiweiß essen. Beide werden ebenfalls vom ihm in die Zellen geschleust. Und es hat sich gezeigt, dass eine fette fleischlastige Ernährung genauso zu Insulinresistenz führt wie eine stark zuckerlastige. Die Insulinreaktion infolge von Fisch, Fleisch oder Milchprodukten ist nämlich stärker als bei pflanzlichen Eiweißquellen wie zum Beispiel Soja.

Das liegt daran, dass sich Eiweißmoleküle aus einzelnen Aminosäuren zusammensetzen. In tierischen Produkten finden sich nicht nur mehr schwefelhaltige Aminosäuren, die für die latente Übersäuerung verantwortlich sind (**siehe Seite 17**), sondern auch mehr sogenannte verzweigtkettige Aminosäuren (Valin, Leucin und Isoleucin), die die Ausschüttung von Insulin aus der Bauchspeicheldrüse anregen. Die gute Nachricht: Bereits zwei Tage nach einer entsprechenden Ernährungsumstellung verbessert sich die Insulinresistenz – genauso übrigens wie die Werte der Blutfette Cholesterin und Triglyzeride.

Was all das mit Übergewicht zu tun hat? Studien zeigen, dass Mahlzeiten, die weniger verzweigtkettige Aminosäuren enthalten, zu einem größeren Gewichtsverlust führen als Mahlzeiten mit derselben Kalorienzahl, aber mehr verzweigtkettigen Aminosäuren.

Natürlich bedeutet es für die meisten Menschen erst einmal eine Umstellung, dem tierischen Anteil in ihrem Essen nur noch einen sehr kleinen Platz oder gar keinen Platz mehr einzuräumen. Aber wenn sie sich einmal dazu entschlossen haben, weil sie wissen, warum das so gut ist, fällt es ihnen mit Sicherheit viel leichter, als sie es sich vorgestellt haben. Erinnern Sie sich an das, was ich ab **Seite 21** über die lieben Gewohnheiten geschrieben habe? Es liegt an Ihnen, diese aus dem Weg zu räumen und sich mit neuen Gewohnheiten und vor allen Dingen mit neuen Lebensmitteln vertraut zu machen. Sie werden positiv überrascht sein, wie viel Genuss Ihnen begegnen wird.

Geniale Ballaststoffe: des Übergewichts Lösung

Dass die Ballaststoffe, um die es nun geht, einen recht unglücklichen Namen erhielten, liegt daran, dass sie »nur« die Gerüst- und Stützsubstanzen der Pflanzenzellen sind und von den Verdauungsenzymen unseres Körpers nicht oder nur unvollständig abgebaut werden können. Damit sind es aber genau diese Ballaststoffe, die es uns unmöglich machen, an alle Kalorien in den Zellen zu kommen – egal wie viel wir auch kauen mögen. Ballaststoffe sind jedoch bei Weitem nicht nur »Kaloriensparer«. Sie erfüllen im menschlichen Körper noch ganz andere Aufgaben. Alles beginnt im Mund: Ballaststoffhaltige Lebensmittel müssen mehr gekaut werden, was wiederum zu einer größeren Speichelproduktion führt. Je mehr Speichel produziert wird, desto besser ist die Sättigungsregulation. Im Magen angekommen bilden lösliche Ballaststoffe eine gelartige Schicht, die die Magenentleerung verzögert. Zudem wird der Magen schneller gefüllt, was aufgrund der mechanischen Dehnung der Magenwand zu einer schnelleren Sättigung führt. Im Dünndarm sorgt eine ballaststoffreiche Kost ebenfalls für mehr Volumen, der Speisebrei wird zusätzlich eingedickt. Dies wiederum führt dazu, dass die aufnahmefähigen Nahrungsmoleküle langsamer an die Darmwand gelangen und entsprechend schleichend in den Körper aufgenommen werden. Daher steigt beispielsweise die Blutzuckerkurve nach dem Verzehr von vollwertigen Kohlenhydraten viel langsamer an als bei einfachen Kohlenhydraten, bei denen der Zucker regelrecht ins Blut »schießt«. Entsprechend bleiben auch Blutzuckerspitzen mit nachfolgend hoher Insulinausschüttung aus. Diese Wirkung ist von wesentlicher Bedeutung bei Menschen, die bereits an einer Zuckerkrankheit beziehungsweise an der vorausgehenden Insulinresistenz leiden.

Im Dickdarm werden die Ballaststoffe von den dort ansässigen Bakterien zu kurzkettigen Fettsäuren wie Butter- oder Essigsäure abgebaut: Buttersäure dient den Darmzellen als Nahrung, während Essigsäure über die Darmwand in den Körper aufgenommen wird und das Sättigungszentrum informiert. Ballaststoffe wie Pektine in Äpfeln oder Inulin im Chicorée sind zudem natürliche Präbiotika, also nicht verdaubare Lebensmittelbestandteile, die für eine zunehmende Vielfalt und das Wachstum gesunder Darmbakterien unerlässlich sind.

Und: Durch ihre Eigenschaft, Wasser zu binden, fördern die Ballaststoffe eine schnellere und reibungslosere Transitzeit durch den Darm. Der Stuhl ist weicher und hat mehr Volumen, was Verstopfungen – ein häufiges

Problem bei Menschen mit Übergewicht – vorbeugt. Zudem binden Ballaststoffe vorhandene Schadstoffe, sodass sie mit dem Stuhl ausgeschieden werden können.

Das alles zeigt, dass Ballaststoffe bei Weitem kein unnötiger Ballast sind. Und darüber hinaus wirken sie auch noch antientzündlich und regulieren den Appetit und somit den gesamten Stoffwechsel. So binden beispielsweise bereits fünf Gramm Apfelpektin in Hirse- oder Haferflocken während der Magen-Darm-Passage einen Liter Flüssigkeit. Das entspricht der Sättigung nach einem Kilogramm Essen – und das vollkommen kalorienfrei.

Und jetzt heißt es aufgepasst für alle Fleischesser. Denn all diese Vorteile können Sie sich nur durch eine pflanzenbasierte Ernährung zunutze machen. Ballaststoffe finden sich nämlich ausschließlich in pflanzlichen Lebensmitteln. In tierischen Produkten sucht man sie vergebens.

Ballaststoffwunder Hülsenfrüchte

Die Hauptlieferanten für Ballaststoffe sind Hülsenfrüchte wie Linsen, Erbsen, Bohnen, Kichererbsen und Soja. Sie sind gleichzeitig sehr gute Eiweißquellen – zumal sie gegenüber tierischen Produkten noch andere Vorteile haben: Sie enthalten deutlich weniger verzweigtkettige Aminosäuren und kein Cholesterin (siehe Seite 32 f.).

Eiweiß wird generell ein sehr hoher Sättigungsgrad zugeschrieben. Allerdings sind Hülsenfrüchte auch hier den tierischen Proteinen aufgrund des hohen Ballaststoffanteils weit überlegen: Normalgewichtige Menschen essen, bis sie satt sind. Bei Übergewicht aber macht das viele Bauchfett den Körper regelrecht blind für das Sättigungshormon Leptin (siehe Seite 10). Dazu kommt, dass der Körper auch dann nach mehr verlangt, wenn der Dünndarm nicht gefüllt ist. Nach einer Mahlzeit mit einem hohen Anteil an Ballaststoffen, so wie bei Hülsenfrüchten oder auch grünem Blattgemüse, läuft der Verdauungsprozess im Vergleich zu einer Mahlzeit mit Weißmehlprodukten, verarbeiteten Nahrungsmitteln und tierischen Produkten wesentlich langsamer ab. Noch nicht vollkommen verdaute Nahrung füllt den Dünndarm und aktiviert in dessen letztem Abschnitt eine Art »Sattbremse«, die daraufhin ein Signal an das Gehirn sendet, dass der Dünndarm noch voll ist und kein Grund für Nachschub besteht.

Hülsenfrüchte haben zudem eine besänftigende Wirkung auf den Blutzucker, und zwar nicht nur während und unmittelbar nach dem Verzehr. Der regulierende Effekt kann auch noch bei der folgenden Mahlzeit nachgewiesen werden – selbst wenn diese gar keine Hülsenfrüchte enthält. Wenn Sie also abends ein Gericht aus Kichererbsen, Bohnen, Linsen oder anderen Hülsenfrüchten essen, sind Sie am nächsten Morgen noch immer so satt, dass Sie automatisch weniger essen können und wollen. Diesen Effekt nennen Wissenschaftler den »Second Meal Effect«.

HÜLSENFRÜCHTE:
GESUNDE SAMEN IN HÜLLE UND FÜLLE

Sie kennen Bohnen, Erbsen, Linsen und Co. nur aus der Dose? Gut so. Aber Sie sollten sich auch die reifen, getrockneten Hülsenfrüchte nicht entgehen lassen. In ihrer bunten Vielfalt besitzen die Samen das Potenzial zu einem echten Fit Food.

Zu den Hülsenfrüchten aus der Familie der Schmetterlingsblütler (*Leguminosen*) gehören Bohnen, Erbsen, Linsen und Lupinen, aber auch Kichererbsen, Sojabohnen und Erdnüsse – weil sie alle in Hülsen gut geschützt heranwachsen. Geerntet wird erst, wenn die Schale gelb und trocken ist. Bei richtiger Lagerung – dunkel, luftig und trocken – sind sie mindestens ein Jahr haltbar. Länger sollten sie nicht im Vorratsschrank liegen. Sie werden sonst zu trocken, haben längere Garzeiten und zerfallen leicht beim Kochen. Die halbreifen grünen Hülsenfrüchte wie Stangen- und Buschbohnen oder Erbsen und Zuckerschoten zählen übrigens zum Gemüse.

HÜLSENFRÜCHTE ZUBEREITEN

Auch wenn in der Vollwertküche Rohkost ganz großgeschrieben wird: Hülsenfrüchte dürfen niemals roh gegessen werden! Sowohl das Einweichen als auch das anschließende Kochen sorgen dafür, dass die schädlichen Inhaltsstoffe zerstört und die Hülsenfrüchte bekömmlich werden.

Für alle Hülsenfrüchte gleichermaßen gilt:

- **Einweichen:** Die trockenen Samen müssen viel Flüssigkeit aufnehmen und in der drei- bis vierfachen Menge Wasser schwimmend am besten über Nacht aufquellen. Nur bei den roten und gelben Linsen lohnt sich das Einweichen nicht. Sie werden auch so ruck, zuck gar. Ungeschälte Linsen kann, muss man aber nicht quellen lassen. Hülsenfrüchte lieben weiches Wasser. Hat Ihr Leitungswasser eine hohe Härte (Härtegrad 3–4), kochen Sie es am besten ab und verwenden es im abgekühlten Zustand weiter. Oder Sie geben einfach etwas Natron ins Kochwasser.
- **Kochen:** Die eingeweichten Hülsenfrüchte in ein Sieb abgießen, gründlich mit kaltem Wasser abbrausen und kurz abtropfen lassen. Zurück in den Topf geben, mit frischem Wasser bedeckt zum Kochen aufsetzen und einmal aufkochen lassen. Dann bei kleiner Hitze offen weiterköcheln lassen, bis die Samen weich sind. **Wichtig:** Nicht bei starker Hitze sprudelnd kochen, sonst platzt ein Teil der Hülsenfrüchte schon vor Ende der Garzeit auf.

- **Würzen:** Getrocknete Kräuter und Gewürze, auch Salz können Sie unbesorgt von Anfang an mit ins Kochwasser geben. Nur mit der Zugabe von Säure wie Essig, Zitronensaft oder Wein sollten Sie sich lieber bis gegen Ende der Garzeit gedulden. Sie kann die Zellstrukturen in Hülsenfrüchten verhärten und die Garzeit enorm verlängern.
- **Nachquellen:** Hülsenfrüchte gelten als schwer verdaulich und blähend – getreu dem Sprichwort: »Jedes Böhnchen gibt ein Tönchen.« Der Grund: Bestimmte schwer abbaubare Kohlenhydrate wie Raffinose und Stachyose können im Magen liegen. Lässt man sie aber nach dem Garen noch 30 bis 60 Minuten nachquellen, rumort es im Darm gleich viel weniger.

IMMER AUF VORRAT

Bewahren Sie gegarte Hülsenfrüchte, die Sie nicht gleich verbrauchen, immer im kalten Kochwasser auf. So halten sie sich im Kühlschrank etwa fünf Tage. Ohne das Kochwasser verlieren sie bereits nach zwei bis drei Tagen an Geschmack. Alternativ können Sie die gekochten Hülsenfrüchte auch einfrieren, am besten ungewürzt und portionsweise in Gefrierbeuteln oder -boxen.

Übrigens: Wenn Sie bei trockenen Bohnen und Co. abschätzen wollen, welches Gewicht sie gekocht auf die Waage bringen, multiplizieren Sie das Trockengewicht der Hülsenfrüchte einfach mit dem Wert 2,5. So ergeben beispielsweise 100 Gramm trockene Hülsenfrüchte nach dem Kochen etwa 250 Gramm.

SO VIEL ZEIT BRAUCHEN HÜLSENFRÜCHTE

Hülsenfrüchte	Einweichen	Garzeit (in Minuten)	Nachquellzeit (in Minuten)
Bohnen (weiß, grün oder schwarz, Kidneybohnen, Wachtelbohnen)	Ja	60–90	30–60
Erbsen, ungeschält (gelb oder grün)	Ja	60–90	30–60
Kichererbsen	Ja	90–120	30–60
Lupinen	Ja	90–120	30–60
Mungobohnen	Ja	30–45	30–60
Sojabohnen	Ja	60–75	30–60
Erbsen, geschält (gelb oder grün)	Nein	30–45	15
Linsen, ungeschält (Belugalinsen, Berglinsen, Le-Puy-Linsen, Pardinalinsen, Tellerlinsen)	Ja/Nein	30–45	15
Linsen, geschält (rot oder gelb)	Nein	10–20	——

Sekundäre Pflanzenstoffe

Es gibt noch andere Vitalstoffe, die nur in Pflanzen vorkommen, und vielleicht ist das der Grund, dass sie so lang ein eher stiefmütterliches Dasein geführt haben. Dabei sind diese sekundäre Pflanzenstoffe echte Schätze. Bisher sind rund 100 000 sekundäre Pflanzenstoffe bekannt, von denen aber nur 10 bis 20 Prozent in unserer Nahrung vorkommen. Eine gut untersuchte Gruppe davon sind die Polyphenole. Die meisten davon sind Farb- oder Geschmacksstoffe, die die Pflanzen bilden, um sich zum Beispiel vor Fraßfeinden oder der UV-Strahlung der Sonne zu schützen. Das Tolle ist: Diese bioaktiven Substanzen schützen auch unsere Gesundheit. Polyphenole wirken beispielsweise antioxidativ, entzündungshemmend und blutdrucksenkend, beeinflussen das Immunsystem positiv und können sogar einem Herzinfarkt und Tumoren entgegenwirken.

Was das mit Übergewicht zu tun hat? Bringt man Polyphenole mit den nützlichen Bifido- und Laktobazillen in unserem Darm zusammen (dazu gleich noch mehr), vermehren sich diese – und das ist überaus wünschenswert. Denn durch die modernen Essgewohnheiten haben es besonders diese Bakterienstämme schwer, im Darm zu verweilen. Dabei wäre genau das wichtig, wenn Sie abnehmen wollen. Denn in einigen Studien konnte ein Zusammenhang mit dem Rückgang der Bifido- und Laktobazillen und Übergewicht aufgezeigt werden.

Auch die große Harvard-Studie, für die über Jahrzehnte Hunderttausende von Teilnehmern beobachtet wurden, kam zu dem Ergebnis: Wer viel Obst und Gemüse mit einem hohen Anteil an Polyphenolen isst, nimmt deutlich weniger zu.

WAS DIE DARMFLORA MIT DEM ABNEHMEN ZU TUN HAT

Unser Darm ist das am dichtesten besiedelte Ökosystem der Welt. Auf der Schleimschicht seiner Wand leben rund 100 Billionen Bakterien aus über 1000 Bakterienstämmen. Gerade etabliert sich ein neuer Begriff für dieses System: das Mikrobiom.

Erst langsam lüften sich die Geheimnisse, wie immens wichtig das Mikrobiom für unsere Gesundheit ist. Doch die Forschungsergebnisse sind überwältigend und fordern deswegen höchste medizinische Aufmerksamkeit. Hauptakteure sind die sogenannten guten Darmbakterien, deren wichtigste Aufgabe es ist, schlechte Darmbakterien, Krankheitserreger und Pilze abzuwehren. Weil sie damit große Teile des Immunsystems ausmachen, prägten Naturheilkundler Sätze wie »Darm gesund – Mensch gesund« oder »Der Tod sitzt im Darm«.

Zunehmend erkennt auch die etablierte Medizin, dass der Darm Ausgangspunkt für viele der Zivilisationserkrankungen ist – darunter auch Übergewicht. Die Veränderungen unserer Essgewohnheiten spielen dabei eine

Hauptrolle: Fast Food, Fertig- und Industrie-nahrung, Zusatzstoffe, Gifte aus Pflanzen-schutzmitteln, Schwermetalle, Bisphenole (Hormone aus Plastik) und viele andere Stoffe zerstören die guten Bakterien und stärken im Gegenzug die schlechten. Neuste For-schungsergebnisse zeigen beispielsweise, dass Menschen, die an Parkinson erkrankt sind, bereits seit vielen Jahren Verdauungs-probleme hatten. Gleiches gilt für Depres-sionen und rheumatische Krankheiten.

Auch im Labor gelang es, revolutionäre Zu-sammenhänge zwischen dem Mikrobiom und Krankheiten nachzuweisen: Verabreicht man dem Darm steriler Mäuse die Darmbakterien einer an Diabetes erkrankten Maus, bekommt sie ebenfalls Diabetes. Und überträgt man ei-ner sterilen Maus die Bakterienflora einer übergewichtigen Artgenossin, so wird auch sie übergewichtig.

Vielfalt statt Einfalt

Die Zusammenstellung der Mikroben in unse-rem Darm ist nicht unabänderbar festgelegt, wir haben sie vielmehr selbst in der Hand. Und Forscher haben herausgefunden, dass sich das Mikrobiom in nur 24 Stunden verän-dern kann: Bei einer Nahrungsumstellung von fleischreich auf pflanzlich nehmen diejenigen Darmbakterien, denen reparierende und ent-zündungsheilende Aufgaben zukommen, deutlich nachweisbar zu. Das könnte einst eine der Voraussetzungen dafür gewesen sein, dass der Mensch auch nach einer weni-ger gesunden tierischen Mahlzeit seine ge-sunde Darmflora aufrechterhalten konnte – er verzehrte anschließend einfach wieder Pflanzenkost. Bleibt dieser Teil jedoch, wie es heute allzu oft der Fall ist, aus, ernähren wir uns also hauptsächlich mit tierischen Pro-dukten, kann sich die Darmflora nicht regene-rieren. Stattdessen lauern Übergewicht und Zivilisationskrankheiten.

GEFAHR DURCH TMAO

So wie Ballaststoffe die guten Darm-bakterien füttern, die aus ihnen kurzkettige Fettsäuen bilden, die uns gesund halten, bilden andere Darm-bakterien, wenn sie mit Fleisch und Eiern gefüttert werden, Trimethyl-aminoxid (TMAO) – ein Molekül, das ein erhebliches Risiko für die Entstehung von Bauchfett, Diabetes und Herzkrankheiten darstellt. Übergewichtige Menschen produzie-ren mehr TMAO – verständlich, denn ihr Mikrobiom bietet den gu-ten Darmbakterien mindergute Vor-aussetzungen und ist deshalb vor al-lem von schlechten Darmbakterien besiedelt. Am wenigsten TMAO produziert der Körper, wenn wir Obst essen. Und manche pflanz-lichen Lebensmittel können den TMAO-Wert sogar senken, zum Beispiel Pistazien.

Womit wir wieder bei den Hülsenfrüchten und den anderen pflanzlichen Lebensmitteln mit einem hohen Anteil an Ballaststoffen wären. Denn es sind genau diese Ballaststoffe, die unsere Darmbakterien »füttern« und für eine zunehmende Artenvielfalt sorgen. Die Ballaststoffe werden zu freien kurzkettigen Fettsäuren umgebildet, die unerlässlich für die Darmgesundheit und das Immunsystem sind. Außerdem können sich die guten Bakterienstämme nur bei guter Ernährung vervielfältigen. Auch das ist wichtig, denn je mehr unterschiedliche Bakterienstämme im Darm leben, je größer also die Artenvielfalt des Mikrobioms ist, desto gesünder sind wir – und auch desto normalgewichtiger.

Zum Nachdenken: Wenn wir viel Fleisch essen, führt das nicht nur im Ökosystem zum Sterben der Artenvielfalt, sondern auch auf unserem Planeten. Ernähren wir uns also vorwiegend von Pflanzen und verzichten zum großen Teil auf tierische Nahrung, retten wir damit nur nicht uns selbst, sondern vielleicht auch die Erde.

ZUCKER: EINE ECHTE KATASTROPHE

Zucker macht süchtig, denn unser Belohnungssystem springt sofort an, wenn wir etwas Süßes essen. Sicher hat dieses glücksauslösende Moment etwas mit unseren ersten Lebenstagen als Säugling zu tun: Die Muttermilch, die wir alle im besten Fall bekommen haben, ist süß und beim Stillen ist jeder Schluck mit dem Gefühl von Geborgenheit, Mutterliebe und Vertrauen verbunden. Erinnern Sie sich noch an die Gewohnheiten? An Süßes haben wir uns vom ersten Tag unseres Lebens an gewöhnt. Die Liebe zu Süßem hat unser Leben gesichert. Sie ist als Urbedürfnis in unserem Unterbewussten felsenfest verankert und abgespeichert.

Ohnehin hat uns die Evolution mit einer großen Vorliebe für Süßes ausgestattet. Tatsächlich gibt es kein Sättigungsgefühl für Süßes, denn nur so konnten sich die Menschen einst im Herbst mit süßen Beeren und Früchten ein Polster für die kalten Monate anfuttern. Der Hunger nach Salzigem, Fettem und Herzhaftem lässt sich stillen, der nach Süßem nicht. Das erklärt auch, weshalb ein süßer Nachtisch immer noch geht, auch wenn wir längst genug gegessen haben. Dass die Lebensmittelindustrie das ausnutzt, ist völlig klar. Schließlich lässt sich mit billigen Süßwaren mit die höchste Gewinnspanne erzielen. Das aber nur nebenbei.

Dabei ist Süß gar nicht per se gefährlich, sondern nur, wenn man zu viel davon isst. Doch genau das tun wir aktuell: Während 1874 in Deutschland pro Kopf im Jahr etwa 6 Kilo Zucker verbraucht wurden, sind es heute 36 Kilo. Das sind rund 100 Gramm Zucker täglich. Sie finden, das klingt nach gar nicht so viel? Dann rechnen Sie es einfach mal in Teelöffel um: Sie kommen auf 24. 24 Teelöffel reinen Zucker, jeden Tag!

Allerdings nehmen wir nicht alles davon als reinen Haushaltszucker zu uns. Der Großteil, zwei Drittel der Menge, steckt in industriell verarbeiteten Nahrungsmitteln wie Getränken, Backwaren, Milchprodukten, Knuspermüsli oder Brotaufstrichen und sogar in vielen herzhaften Sachen, in denen man ihn gar nicht vermutet, wie in Fertigpizza, Wurst oder Essiggurken.

Besonders grausam für Übergewichtige ist die Tatsache, dass Zucker in solchen Nahrungsmitteln meist noch mit einer gehörigen Portion Fett daherkommt. Das ist verheerend.

LÖSUNG SÜSSSTOFFE?

Wer Zucker einfach durch Süßstoffe ersetzt, dem geht es nicht viel besser. Denn diese machen ebenso süchtig, wenn nicht sogar süchtiger als normaler Zucker. Dem Belohnungszentrum im Gehirn ist es nämlich ziemlich egal, woher die Süße kommt – von Zucker oder von Kunstsüße. Zudem stehen Süßstoffe, egal ob Aspartam, Cyclamat, Saccharin oder Sucralose, im Verdacht, genauso wie zu viel Zucker eine Insulinresistenz auszulösen. Auf jeden Fall bringen sie das Gleichgewicht einer gesunden Darmflora gehörig ins Wanken und ebnen damit den Weg für mehr Pfunde und vor allem für mehr Krankheiten.

Wohlstandshormon Insulin

Insulin wird gemeinhin mit Zucker und Diabetes in Verbindung gebracht. Und ja, es ist richtig, dass eine ständige Überproduktion von Insulin zu einer Insulinresistenz mit allen Folgen bis hin zum Diabetes führt. Es ist jedoch ein Irrtum, dass Insulin nur für den Zuckertransport benötigt wird.

Nach jeder Mahlzeit gelangen die einzelnen Nährstoffe in den Blutkreislauf. Kohlenhydrate werden zu Zucker aufgespalten, Eiweiße in die einzelnen Aminosäuren und Fette in die Fettsäuren. Und jetzt ist Insulin gefragt: Es »transportiert« den Blutzucker in die Muskeln, damit wir uns bewegen, und ins Gehirn, damit wir denken können. Dafür dockt es an bestimmte Rezeptoren an und öffnet so wie ein Schlüssel im Schloss die »Türen« zu den Zellen. Genauso bringt Insulin auch die Aminosäuren in die Zellen, damit neue große Eiweißmoleküle gebaut werden können – für das Immunsystem und damit die Muskeln wachsen. Und die Fettsäuren werden vom Insulin in bereits vorhandene Fettzellen geleitet, die zugleich die Anweisung erhalten, für eine gewisse Zeit keine Kalorien zu verbrennen, also die Fettverbrennung zu stoppen. Wenn wir viel essen oder Übergewicht haben, bleibt jedoch immer noch viel Fett im Blut und das lagert sich als Notlösung in den Muskeln ein. Befindet sich deshalb irgendwann zu viel Fett in ihnen, reagieren sie weniger auf Insulin. Die »Türschlösser« für das Insulin sind durch das Fett quasi verstopft.

Wenn die Zellen nicht mehr genug Nährstoffe aus dem Blut aufnehmen können – sei es, weil sie gesättigt oder ihre »Schlösser« verstopft sind –, ist der Körper gezwungen, mehr Insulin zu produzieren und ins Blut auszuschütten, um wenigstens noch etwas Zucker und Eiweiß in die Muskelzelle zu schleusen. Weil aber viel Insulin gleichzeitig keine Fettverbrennung heißt, mündet dieser Prozess in einem fatalen Kreislauf: Übergewicht, Insulinresistenz, Prädiabetes, Diabetes Typ 2. Diese erschütternde Krankheitslaufbahn wird durch die Behandlungsmethode der modernen Medizin torpediert, die dem »Zuckerkranken« noch zusätzlich Insulin verordnet. Wussten Sie, dass ein Mensch im ersten Jahr seiner Insulinbehandlung bis zu zehn Kilo zunimmt?

Weltweit geht man derzeit von einer halben Milliarde Diabeteskranken aus. In Deutschland sollen es laut dem Diabetes Atlas 2019 der Internationalen Diabetes Federation (IDF) 9,5 Millionen sein. Dabei ließe sich diese Krankheit ganz einfach in den Griff bekommen, indem das Übergewicht reduziert wird. Die Fettverbrennung anzukurbeln wäre ein grundlegender und wesentlicher Schritt. Er gelingt durch Lebensmittel mit niedriger glykämischer Last (siehe Kasten), wie Bohnen und andere Hülsenfrüchte, Salate, Gemüse, Obst und Vollkorn – womit wir wieder bei der vollwertigen Pflanzennahrung wären. Diese Nahrungsmittel machen nicht nur länger satt, sie heizen auch die Fettverbrennung an, indem sie das Insulin in Schach halten.

GLYKÄMISCHER INDEX UND GLYKÄMISCHE LAST

Der glykämische Index (GI) gibt in Zahlen die blutzuckersteigernde Wirkung eines Lebensmittels an. Dabei gilt Traubenzucker (Glukose) als Referenzwert: Sein GI beträgt 100. Zum Vergleich: Haushaltszucker hat »nur« einen GI von 70, denn er besteht zu einer Hälfte aus Glukose, zur anderen aus Fruktose (Fruchtzucker), die lediglich einen GI von 20 hat.

Neben Süßigkeiten und Softdrinks tragen auch stärkereiche, ballaststoffarme Lebensmittel wie Weißbrot zu einem hohen GI der Kost bei, die den Blutzucker höher steigen lässt, somit die Insulinausschüttung verstärkt und außerdem weniger gut sättigt. All das begünstigt auf Dauer eine Gewichtszunahme. Weil der GI aber von einer Vielzahl von Faktoren bestimmt wird, ist er nicht sehr verlässlich. Und weil neben der Art der Kohlenhydrate auch die verzehrte Menge Auswirkungen auf den Blutzucker hat, wurde die glykämische Last (GL) eingeführt. Sie bezieht den Kohlenhydratanteil der einzelnen Lebensmittel pro 100 Gramm mit ein. Ein Beispiel: Gekochte Karotten haben eine Kohlenhydratdichte von 7 g/100 g, Weißbrot eine Kohlenhydratdichte von 50 g/100 g. Obwohl beide den gleichen GI von 70 haben, ist die GL von gekochten Karotten mit 8 deutlich geringer als die von Brot mit 40.

FETT MACHT FETT!

Genau wie Zucker macht auch Fett süchtig – und damit schnell dick, weil wir nur so schwer von ihm lassen können. Zudem kann Fett viel leichter im Körper gespeichert werden. Eine Studie mit Kindern ergab, dass sich durch fettreiche Mahlzeiten neunmal mehr Körperfett einlagert als bei Mahlzeiten, die zwar die gleiche Kalorienzahl hatten, aber deutlich ärmer an Fett waren. Der Grund: Anders als die Kohlenhydrate und die Eiweiße aus der Nahrung muss Fett im Körper nicht erst groß umgewandelt werden. Es braucht daher lediglich 3 Kalorien, um 100 Fettkalorien aus dem Essen zu speichern. Das Nahrungsfett geht also quasi 1:1 in Körperfett über. Bei derselben Menge Kohlenhydrate oder Eiweiß wird für die Umwandlung rund ein Viertel der aufgenommenen Kalorien benötigt.

Eine fettarme pflanzliche Ernährung erhöht also die Verbrennung der Kalorien nach den Mahlzeiten und verbessert dadurch das Körpergewicht und die Insulinsensitivität. Dies geht auch aus einer Studie hervor, die im November 2020 in *JAMA Network Open* veröffentlicht wurde und für die sich die einen Teilnehmer fettarm vegan ernährten, während eine Vergleichsgruppe wie gewohnt weiteraß. Nach 16 Wochen war bei den Teilnehmern aus der veganen Gruppe das Körpergewicht um 6,4 Kilo und das Fett in der Leber und den Muskelzellen um 34 beziehungsweise 10 Prozent gesunken, während sich der Stoffwechsel um 18,7 Prozent erhöht hatte.

Im Vergleich dazu gab es in der Kontrollgruppe keine signifikanten Veränderungen. Es ist damit leicht nachvollziehbar, warum Vegetarier und Veganer im Durchschnitt 10 bis 20 Kilo weniger wiegen als Menschen, die sich »herkömmlich« ernähren. Der Fettanteil in ihrer Ernährung ist nicht nur geringer, das Fett stammt auch nicht aus tierischen Quellen, die ohnehin schon Übergewicht fördern (**siehe Seite 31 f.**).

Gefährliche Fettspeicher

Was die Kalorien aus Fleisch außerdem gefährlich macht: Sie führen nicht nur zur Gewichtszunahme, sondern auch vermehrt zu gefährlichem Bauchfett, das nicht nur chronische Entzündungen antreibt (**siehe Seite 9 f.**), sondern zudem auch noch jede Menge giftige Substanzen speichert, die im Lauf des Lebens in unseren Körper gelangen – sehr oft mit der Nahrung, vor allem mit Fleisch, Wurst, Fisch, Eiern und Milchprodukten. Einige dieser giftigen Substanzen tragen dazu bei, dass wir noch zusätzlich zunehmen. Zu diesen sogenannten Adipogenen zählen zum Beispiel bestimmte Medikamente, wie die Antibabypille, Antidepressiva, Diabetesmittel, Blutdrucksenker und Cortison. Die Plastikchemikalie Bisphenol A fördert ebenfalls die Bildung von Fettzellen. Ein weiteres Beispiel sind polyzyklische aromatische Kohlenwasserstoffe (PAK), die als Nebenprodukte insbesondere beim Rauchen und Grillen entstehen und nicht nur hochgradig krebserregend sind, sondern ebenfalls nachweislich Übergewicht fördern.

Und wie sieht es mit den Pflanzenschutzmitteln beziehungsweise Pestiziden in Obst und Gemüse aus? Auch sie scheinen das Gewicht zu beeinflussen. So kam eine Studie von 2017 zu dem Ergebnis, dass Leute, die mehr biologisch angebaute Pflanzenkost essen, weniger Übergewicht haben. Es lohnt sich also gleich dreifach, auf Biolebensmittel zurückzugreifen: wegen des geringeren Fettanteils, der besseren Bakterienkultur in und auf den Pflanzen und der geringeren giftigen Substanzen, die sich im Fettgewebe ablagern können. Abgesehen davon enthält Bioware, das ergaben Studien, zwischen 18 und 69 Prozent mehr Antioxidantien als konventionell angebaute.

Fettgewebe ist nicht gleich Fettgewebe

In unserem Körper gibt es jedoch zwei Arten von Fettgewebe:

- das weiße, das unter der Haut und zwischen den Bauchorganen als Energiedepot dient, vor Stößen schützt und vor Kälte isoliert, und
- das braune, das Energie nicht speichert, sondern verbraucht, indem es bei Kälte selbst Wärme erzeugt. Das braune Fettgewebe enthält nämlich im Gegensatz zum weißen, das sich auf den Hüften, dem Gesäß, dem Bauch und den Oberschenkeln ansammelt, eine viel größere Zahl sogenannter Mitochondrien – körpereigene

»Verbrennungsöfchen« –, die Energie, also auch Wärme erzeugen.

Kennen Sie das Gefühl, wenn Sie in kaltes Wasser springen oder unter der kalten Dusche stehen? Ein bis zwei Minuten frieren Sie, aber dann wird es plötzlich wärmer und wärmer. Das liegt am braunen Fettgewebe: Der Körper wirft im kalten Wasser die Öfchen im braunen Fett an und produziert Hitze, um die Körperoberfläche zu wärmen.

Je nach Trainingszustand verfügt ein Erwachsener über bis zu 250 Gramm braunes Fettgewebe. Halten wir unseren Körper ständig mit Kleidung und wohligen Temperaturen warm, verringert sich das Gewebe. Ist uns dagegen regelmäßig kühler, vermehrt es sich, damit ausreichend Wärme erzeugt werden kann. Ab und an frieren schadet also nicht, sondern hilft neue braune Fettzellen zu produzieren. Es kann sogar weiße Fettzellen in braune umwandeln. Wenn Sie es nicht ohnehin schon tun, empfehle ich Ihnen daher zum Abschluss der morgendlichen Dusche immer einen kalten Guss von mindestens einer Minute. Das weckt die Lebensgeister und wirft die fettverbrennenden braunen Fettzellen an. Neben dem Fettverbrennungsstoffwechsel hat so ein kalter Schauer übrigens noch andere positive Auswirkungen. So weiten sich zum Beispiel die Haargefäße, Giftstoffe werden herausgespült, sauerstoffreiches Blut belebt Ihre Organe und die Drüsen Ihres endokrinen Systems produzieren wertvolle Hormone. Kann man besser in den Tag starten?

WIESO MILCH KEIN LEBENS-MITTEL FÜR ERWACHSENE IST

Was Milchprodukte mit Übergewicht zu tun haben? Viel mehr, als die meisten wissen. Und das liegt nur zu einem kleinen Teil an ihrem Fett- und Proteingehalt. Denn vor allem ist Milch ein Signalgeber zum Wachsen. Sie aktiviert in den Körperzellen den Enzymkomplex mTORC1 und damit den Zentralschalter fürs Wachstum. Von besonderer Bedeutung für die mTORC1-Aktivierung sind essenzielle sowie die bereits angesprochenen kurzkettigen Aminosäuren, die im Milcheiweiß in hochkonzentrierter Form enthalten sind und zusätzlich zur Ausschüttung von weiteren Wachstumshormonen wie Insulin und IGF-1 führen. Darüber hinaus wirkt Milch noch auf einer weiteren Signalebene: In Form virusartiger Partikel wird Mikro-Ribonukleinsäure (miRNA) zugeführt, ein genetisches Steuerungselement, das gezielt die Bildung von bremsenden Eiweißmolekülen abschaltet. Die Folge ist weitere Wachstumsbeschleunigung. Für Menschen ist Kuhmilch ein wahrer Wachstumsbooster, der sogar schon während der Schwangerschaft beim noch ungeborenen Kind späteres Übergewicht oder gar Fettleibigkeit fördern kann. Besonders bedenklich aber ist Milchkonsum, wenn wir bereits ausgewachsen sind. Denn beide beschriebenen Mechanismen begünstigen Krankheiten wie Übergewicht (übermäßige Stimulation der Fettzellen), Diabetes (Überaktivierung der insulinbildenden Inselzellen der Bauchspei-

IM VERGLEICH

Jede Spezies braucht zum Wachsen speziell auf sie zugeschnittene Nahrung. Die Natur hat Kuhmilch zur Aufzucht von Kälbern »entwickelt«, daher ist sie genau so zusammengestellt, dass ein Kalb sein Geburtsgewicht innerhalb von zwei Monaten verdoppelt. Menschliche Muttermilch enthält gerade mal ein Drittel der Eiweiße, weshalb ein Baby erst nach etwa neun Monaten doppelt so viel wiegt wie bei der Geburt.

cheldrüse), Krebs (Überstimulierung des mTORC1-abhängigen Wachstums von Krebszellen), Demenz (vermehrte Aktivierung der Proteinbiosynthese in Nervenzellen) und Akne (Überstimulation der Talgdrüsen).

DER EINFLUSS DER CHRONO-BIOLOGIE AUF DAS GEWICHT

Bereits im 18. Jahrhundert beobachtete der französische Astronom Jean Jaques d'Ortous de Mairan, dass Mimosen ihre zarten Blattfiedern nicht nur durch die veränderten Lichtverhältnisse von Tag und Nacht öffnen oder schließen, sondern dass sie diesen Rhythmus auch bei kompletter Dunkelheit beibehalten. Damit war die Idee von der Existenz einer »inneren Uhr« als Taktgeber in lebenden Organismen geboren. Doch das war erst der

Beginn der Chronobiologie – ein Forschungszweig der Biologie, der die zeitliche Organisation von physiologischen Prozessen und wiederholten Verhaltensmustern bei Organismen untersucht. Die hierbei nachgewiesenen Regelmäßigkeiten im Tag-und-Nacht-Rhythmus, in Monatszyklen, aber auch bei den Jahreszeiten und mit ihnen die wiederkehrenden Abläufe wie Hunger oder Schlafbedürfnis werden als biologische Rhythmen bezeichnet. Heute geht man davon aus, dass es nicht nur eine »innere Uhr« gibt, sondern dass viele

AUS DER WISSENSCHAFT

Für einen Versuch des Biologen Jürgen Aschoff hielten sich in den 1960er-Jahren Freiwillige tagelang in einem Raum ohne jegliches Licht auf – trotzdem behielten alle ihre gewohnten Schlaf- und Wachrhythmen bei. Etwa zehn Jahre später wurde in der Fliegengenetik ein Gen mit dem Namen »Period« entdeckt, das eine Schlüsselrolle bei der »inneren Uhr« einnimmt. Es bildet ein bestimmtes Protein namens PER, das bei einem 24-Stunden-Takt mitten in der Nacht die höchste Konzentration aufweist. Kurz vor der Jahrtausendwende wurden weitere Gene entdeckt, die unsere »innere Uhr« steuern. Sie bekamen die Namen »Clock-Gen« und »Cycle-Gen«

»inneren Uhren« unseren Takt vorgeben. Sie alle werden von einer »Lebensuhr« überwacht, die ihren Platz im Hypothalamus hat. Dieser Abschnitt des Zwischenhirns steuert unter anderem Atmung, Kreislauf, Körpertemperatur und Nahrungsaufnahme, überwacht aber auch gemeinsam mit dem Schlafhormon Melatonin, das in der Zirbeldrüse gebildet wird, die anderen »Nebenuhren«. Beeindruckend sind all diese Forschungsergebnisse vor allem im Hinblick auf ihre gesundheitlichen Auswirkungen – allen voran Übergewicht, Schlafstörungen, Dauerstress, Infektanfälligkeit, Gedächtnisstörungen und neurodegenerative Krankheiten bis hin zu Depressionen sowie den daraus resultierenden Zivilisationskrankheiten.

Der Forschungszweig der Chronobiologie steckt zugegebenermaßen noch in den Kinderschuhen, auch wenn die US-Wissenschaftler Jeffrey C. Hall, Michael Rosbash und Michael W. Young für ihre Entdeckungen molekularer Mechanismen, die den Biorhythmus steuern, 2017 mit dem Medizinnobelpreis ausgezeichnet wurden. Eines aber ist jetzt schon klar untersucht: Es steht fest, dass Schlafmangel dick macht. Die ersten Ergebnisse mit ihren physiologischen Erklärungen sind bereits so verblüffend und klar, dass wir auf das, was da noch kommen wird, gespannt sein dürfen. Denn damit wird es einen weiteren Baustein geben, mit dessen Hilfe wir gezielt noch mehr Selbstverantwortung für unsere Gesundheit übernehmen können.

Essen nach der Uhr

Dass Essen am späten Abend ungesund ist, wissen Sie vermutlich aus eigener Erfahrung. Und wenn nicht, probieren Sie es einfach einmal aus: Essen Sie spät am Abend eine volle Mahlzeit und beobachten Sie, wie sich das auf Ihre Schlafqualität sowie Ihr Lebensgefühl am nächsten Morgen auswirkt. Am nächsten Tag nehmen Sie dann die gleiche Mahlzeit bereits um 17 Uhr zu sich und essen anschließend nichts mehr. Ich bin mir sicher, Sie bemerken einen drastischen Unterschied.

Wer diese Erfahrung gemacht hat und einmal gemerkt hat, wie gut sie tut, muss nur noch an der Veränderung seiner Gewohnheiten arbeiten. Und auch hier geht es wieder einmal nicht um ganz oder gar nicht. Tasten Sie sich einfach über Zwischenstufen langsam in Richtung Ziel voran. Jede kleine Veränderung ist besser als keine.

NÄCHTLICHES ESSEN

Nachts essen fördert Übergewicht. Wenn Sie im Schichtbetrieb arbeiten müssen, sollten Sie daher unbedingt eine Regel berücksichtigen: Essen Sie erst am Morgen nach der Nachtschicht und dann wieder am späten Nachmittag, aber nicht während der Nacht. Selbst ein kleiner Snack zwischendurch bremst die Fettverbrennung und verlangsamt sie bis in den folgenden Tag.

INTERVALLFASTEN: MEHR ALS DAS TÜPFELCHEN AUF DEM I

Vielleicht kennen Sie schon meinen Ratgeber »Intervallfasten für ein langes Leben« (siehe Seite 171). Wenn nicht, fasse ich hier noch einmal die wichtigsten Punkte zusammen: Intervallfasten mit einer rein pflanzlichen Ernährung imitiert die Lebensbedingungen, die unsere Vorfahren im Lauf der Evolution geprägt haben, und setzt damit genau die Reize, die unser Körper für ein langes und gesundes Leben benötigt. Es ist die Ernährungsweise, bei der sich unser Körper am wohlsten fühlt, weil die Abwechslung von Hungerzeiten und Essenszeiten fest in seinem genetischen Programm verankert ist. Genau auf diese Extremsituationen hat er sich über Millionen von Jahren eingestellt und angepasst und ist zu dem geworden, was wir heute sind. Denn in Phasen des Hungers wirft der Körper sein Selbstheilungsprogramm an und bringt sich in einen optimalen Gesundheitszustand, um dann bei den Intervallen von ausreichender Nahrung für die Arterhaltung, sprich den Nachwuchs zu sorgen. Ein wieder einmal optimal ausgeklügeltes System.

Wie funktionert das Ganze?

Das Prinzip des Intervallfastens ist ganz einfach: Sie essen jeden Tag nur in einem Zeitfenster von acht Stunden. In dieser Zeit sind zwei bis drei ganz normale, am besten vegane Mahlzeiten erlaubt. Die darauffolgenden 16 Stunden verzichten Sie dann aufs Essen.

Die sogenannte 16/8-Methode (16 Stunden Fasten, acht Stunden essen) ist die effektivste und auch die am einfachsten durchführbare Methode, denn sie ist mit einer Regelmäßigkeit verbunden, die sie sehr leicht zur Gewohnheit werden lässt.

Intervallfasten lässt Sie schlank, glücklich und gesund alt werden. Denn wenn Ihr Körper täglich vom Kohlenhydratstoffwechsel in den Fettstoffwechsel switcht, verwertet er das Essen optimal. Er verbrennt dann die aufgenommenen Kalorien und muss sie nicht in Fett umwandeln, um sie so für »schlechte Zeiten« zu horten.

Sie lernen durch Intervallfasten nicht nur (wieder) das gesunde Gefühl von Sättigung und Hunger kennen. Je länger Sie sich überwiegend pflanzlich ernähren, desto artenreicher wird auch Ihr Mikrobiom (siehe Seite 37 f.). Forschungen zeigen zudem, dass auch beim Intervallfasten die Artenvielfalt der Darmbakterien jeden Tag zunimmt. Tägliches Fasten und viele Pflanzen – besser geht es nicht. Schon nach wenigen Tagen werden Sie spüren, dass Ihre Gedanken klarer und Ihre Muskeln kräftiger werden und Ihre Leistungsfähigkeit wächst. Ich kann Ihnen nur empfehlen, es selbst auszuprobieren.

Den Ketonstoffwechsel nutzen – aber auf gesunde Art

»Klassische« Ketodiäten sollen den Zustand des Fastens imitieren und dadurch massiv die körpereigenen Fettdepots anzapfen. Durch den weitgehenden Verzicht auf Ballaststoffe und starken Konsum von tierischen Produkten gehen damit aber auch schwerwiegende gesundheitliche Auswirkungen einher (siehe Seite 16 f.).

Dabei können Sie die Vorteile eines zeitweisen Ketonstoffwechsels auch auf sehr gesunde Weise zum dauerhaften Abnehmen und Schlanksein nutzen – indem Sie sich ausgewogen und überwiegend von vollwertiger Pflanzenkost ernähren und diese mit dem 16-zu-8-Intervallfasten verbinden. Dadurch wechseln sich Aktivität und Ruhephasen sowie damit einhergehend Kohlenhydrat- und Fettstoffwechsel ab. So erzeugen Sie täglich für einige Stunden die gewünschte Fettverbrennung, ohne die gefährlichen Nachteile einer dauerhaften Ketose. Ein absolutes Abnehmplus: In den täglichen Phasen des Fettstoffwechsels, bei dem Ketonkörper gebildet werden, wird zuerst das gefährliche Bauchfett angegriffen und vernichtet. Davon abgesehen aktivieren Ketone die Bildung der Stammzellen und sind somit mitverantwortlich für die Entstehung neuer Hirnzellen, die wiederum zusätzlich Botenstoffe wie zum Beispiel Serotonin bilden, die uns in Hungerzeiten glücklich und zufrieden sein lassen.

Beim Heilfasten oder auch Langzeitfasten spricht man deshalb immer wieder vom Fastenhoch. Diese Hochgefühle begleiten Sie auch während des Intervallfastens – mit ein Grund, weshalb diese Ernährungsform so extrem beliebt ist.

Körpereigene Abnehmsubstanzen

Ein wesentlicher Grund für den Gewichtsverlust beim Intervallfasten ist, dass der Körper beim Fasten ein Hormon produziert, das die Fettspeicherung hemmt und zugleich den Fettabbau aktiviert: FIAF (Fasting-induced adipose factor). Dabei spielen erneut die gesunden Darmbakterien eine Rolle, denn insbesondere die ballaststofffressenden Bakterien kurbeln die FIAF-Produktion gehörig an. Ein zweiter Gewichtsregulierer ist das Enzym AMPK, dem eine wichtige Rolle im Energiestoffwechsel zukommt: Damit unser Körper die Energie aus der Nahrung verwerten kann, muss sie zunächst in den Mitochondrien in die körpereigene »Energiewährung« Adenosintriphosphat (ATP) umgewandelt werden. Erst dieses ATP kann anschließend zur Synthese zelleigener Bestandteile verbraucht oder abermals in andere Energieformen umgewandelt werden, zum Beispiel in mechanische Muskelarbeit.

Die Energie von ATP steckt in den drei (tri) Phosphaten, wodurch bei ihrer Freisetzung ein neues Molekül entsteht: Adenosinmonophosphat (AMP), das durch Nachschub an Nahrung und neues Phosphat wieder zu ATP »aufgeladen« werden kann.

Für diesen sich ständig wiederholenden Prozess braucht es jedoch Hilfe in Form von Enzymen. Eines davon ist besagtes AMPK, das ähnlich wie das Hormon FIAF den Schalter von Fettspeicherung auf Fettverbrennung umlegt. Darüber hinaus reguliert AMPK auch noch Verjüngungs- und Regenerationsprozesse – und das vor allem dann, wenn wir uns im Hungermodus befinden, so wie es beim Intervallfasten jeden Tag für ein paar Stunden geschieht. Allerdings rückt AMPK nicht nur den Fettdepots zu Leibe, sondern macht auch wieder Hunger, um das Defizit an Energie auszugleichen. Es hält sich also für gewöhnlich in Balance. Das könnte sich möglicherweise ändern, wenn wir Nachtschattengewächse wie Paprika, Auberginen, Tomaten, Kartoffeln, Chili, Goji-Beeren oder roten Pfeffer essen, weil diese Pflanzen in sehr geringen Mengen den sekundären Pflanzenstoff Nikotin enthalten. Dieses reduziert das im Gehirn ausgelöste Hungersignal und erhöht gleichzeitig die AMPK-Produktion im Körper. Das ist nebenbei auch der Grund, weshalb man so schnell zunimmt, wenn man mit dem Rauchen aufhört. Das ist keinesfalls ein Plädoyer fürs Rauchen! Rauchen ist das Schlimmste, was Sie Ihrem Körper und Ihrer Gesundheit antun können. Aber viel von den genannten Gemüsesorten zu essen, schadet Ihrem Körper keinesfalls, im Gegenteil!

Auf Dauer gesund und vital

Den Ritterschlag erhielt das Intervallfasten übrigens vom renommierten Gen- und Altersforscher Professor David S. Sinclair von der Harvard University, der es für die wirksamste Möglichkeit hält, seine Zellen permanent zu verjüngen und dadurch länger und vor allem in guter Gesundheit leben zu können.

Sinclairs Forschungen zeigen, dass diejenigen Krankheiten, an denen die meisten Menschen sterben, die Folge einer ungeeigneten Ernährung mit einem zu hohen Anteil an tierischen Produkten (Fleisch, Milchprodukte) und zugleich zu wenigen und zu kurzen Fastenperioden sind. Beides lässt die Zellen viel schneller altern und entarten.

Hierbei spielt die Produktion der Anti-Aging-Gene aus der Gruppe der Sirtuine eine wichtige Rolle. Sirtuine reparieren Zellunfälle bis in die Erbinformation und arbeiten nur dann optimal, wenn wir uns in extremen Situationen befinden – so wie es auch bei Wasser- und Nahrungsmangel der Fall ist.

Unser Körper kann Sirtuine nämlich nur bilden, wenn der Magen leer ist oder sich Pflanzenkost in ihm befindet. Intervallfasten und eine pflanzenbasierte Ernährung sind also die beste Voraussetzung dafür.

WENIGER STRESS, WENIGER KILOS

Chronischer Stress macht nicht nur krank, sondern sorgt auch dafür, dass wir kontinuierlich zunehmen. Zum einen liegt das daran, dass unser Körper, wenn er unter Dauerstress steht, Bewegung als Störung empfindet, was die Lust auf sportliche Betätigung noch mehr ausbremst, als es das eingebaute »Energiesparprogramm« ohnehin schon tut (siehe Seite 11). Zum anderen verlangsamt sich durch die Dauerspannung die Fettverbrennung.

Nicht zuletzt versuchen wir dann oft auch noch, Stress durch Essen zu kompensieren. Denn das Stresshormon Cortisol bringt Leptin und andere »Satt-Botenstoffe« mächtig ins Wanken. Dass dabei die Wahl eher auf ungesunde Nahrungsmittel fällt, weil diese das Belohnungsprinzip besonders aktivieren, macht alles nur noch schlimmer: Das Gewicht steigt, der Bauch wird immer dicker, das macht unzufrieden und bereitet noch mehr Stress, der Körper schüttet verstärkt Cortisol aus …

Erschwerend kommt hinzu, dass Sie unter Cortisoleinfluss nicht gleichmäßig zunehmen, sondern vor allem am Bauch. Denn im viszeralen Bauchfett finden sich jede Menge Cortisolrezeptoren, die Enzyme in Gang bringen, die dafür sorgen, dass sich die zu viel gegessenen Kalorien vermehrt hier anlagern. Ein sogenannter Stressbauch entsteht.

Auch das, was Sie essen, ist am Stresspegel beteiligt: Nach einer Mahlzeit mit hohem Anteil an tierischen Eiweißen schüttet Ihr Körper bereits nach einer halben Stunde fast doppelt so viel Cortisol aus wie nach einer mit geringem tierischen Proteinanteil. Und wenn Sie eine rein pflanzliche Mahlzeit zu sich nehmen, sinkt der Cortisolspiegel sogar.

Sie können diese unglückliche Stressspirale also durchaus durchbrechen. Vergessen Sie gerade in diesem Zusammenhang nicht, dass auch Sport die Stresshormone abbaut, selbst wenn Ihr Körper Ihnen zunächst einmal etwas anderes signalisiert. Es sind nur die ersten Tage, die schwerfallen. Also bleiben Sie dran.

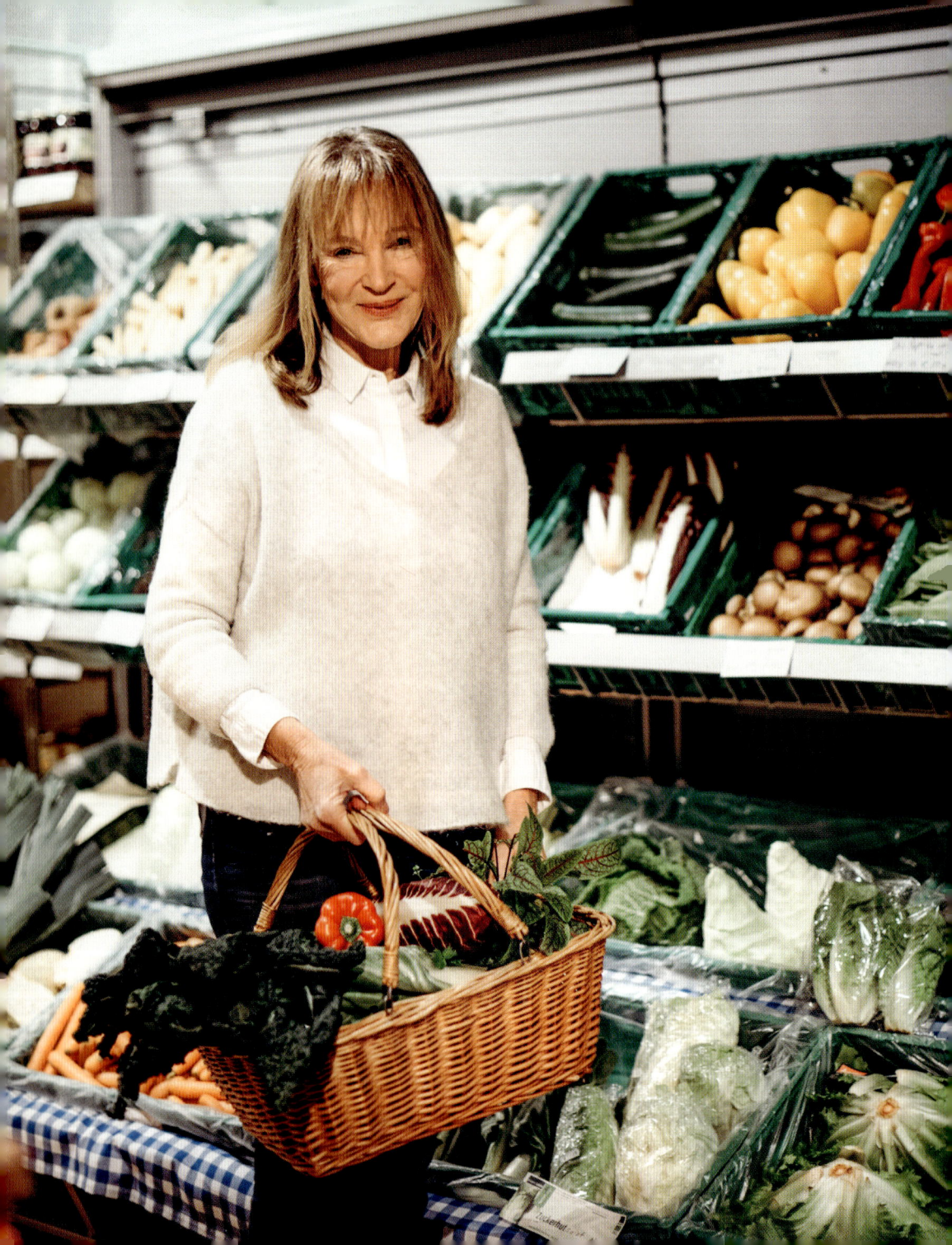

STARTEN SIE JETZT!

Sich gesund und figurbewusst ernähren zu wollen heißt nicht, auf Genuss zu verzichten. Alles, was Sie tun müssen, ist, Ihre alten Essgewohnheiten über Bord zu kippen und stattdessen ab heute auf vollwertige Pflanzenkost zu setzen. Und ein bisschen Bewegung kann natürlich auch nicht schaden.

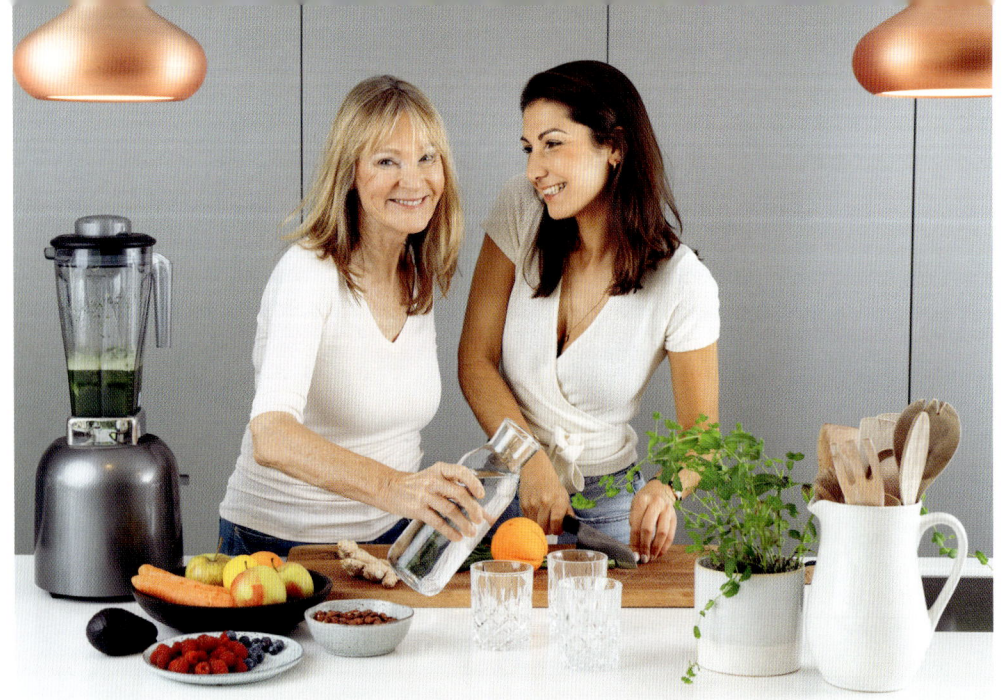

IN FÜNF SCHRITTEN ZUM GESUNDEN UND NACHHALTIGEN WUNSCHGEWICHT

Nur wer sein Ziel kennt, kann es auch erreichen – doch wie jede Reise beginnt auch die zum Wunschgewicht mit einem ersten Schritt. Wagen Sie ihn und seien Sie gespannt, was Sie auf dem Weg alles entdecken werden. Sie allein bestimmen jedoch, worauf Sie sich einlassen möchten. Es gibt Menschen, die von heute auf morgen alles zu 100 Prozent umsetzen wollen. Andere fühlen sich mit

90 Prozent wohler, weil sich die Veränderungen dann nicht so krass anfühlen. Wieder andere starten mit 50 Prozent, weil sie sich schwertun und sich erst einmal an das Neue, Ungewohnte herantasten möchten.
Egal zu welchem Typ Sie gehören: Jede Veränderung Ihrer Ernährungsgewohnheiten in die für uns Menschen am besten geeignete Richtung ist besser als keine. Wählen Sie also

Ihre persönliche Geschwindigkeit, je nachdem, wie Sie sich am wohlsten fühlen. Je dichter Sie an die 100 Prozent kommen, desto schneller und umfassender werden Sie Ihr Ziel erreichen.

Um die Veränderung wahrnehmen zu können, müssen Sie jedoch erst einmal den aktuellen Istzustand kennen. Schauen Sie der Wahrheit ins Gesicht, gehen Sie auf die Waage – endlich mal wieder – und notieren Sie sich Ihr Gewicht. Wenn Sie es noch ein bisschen genauer wissen möchten, leisten Sie sich eine Waage, die nicht nur Ihr Gewicht, sondern auch Ihren Körperfettanteil, Ihren Wassergehalt und andere Faktoren messen kann. Diese Waagen sind zwar, was den absoluten Fettwert betrifft, auch nicht ganz genau. Wenn Sie sich aber jeden Tag zur selben Zeit wiegen, liefern sie gute Ergebnisse. Am besten messen Sie zusätzlich dazu auch noch regelmäßig Ihren Taillenumfang.

ZIELE FORMULIEREN

Formulieren Sie Ihre Ziele am besten in Etappen, unterteilen Sie also den Weg zum Wunschgewicht in kleine, überschaubare Schritte. Diese Vorgehensweise schlage ich auch meinen Patienten vor, damit der Weg nicht unendlich lang erscheint. Ganz wichtig: Formulieren Sie immer positiv! Vermeiden Sie Sätze mit »nicht« und »keine«.

Schaffen Sie sich ein Notizbuch an, in das Sie jede Woche oder, wenn Sie möchten, auch täglich ganz ehrlich Ihr Gewicht und andere Messdaten aufschreiben. Notieren Sie dazu, ob Sie zwei- oder dreimal pro Tag gegessen haben – und was. Die Auswahl an köstlichen Rezepten ist groß (**siehe ab Seite 82**).

Schreiben Sie auf, was sich an Ihrer Verdauung geändert hat, wie häufig Sie Stuhlgang haben – und genauso, ob Sie Ihr Sportprogramm durchgezogen haben. Ob Sie einen guten Tag hatten oder ob es Ihnen gerade schwerfällt, am Ball zu bleiben. All das sind Momentaufnahmen, die man schnell vergisst. Doch »wer schreibt, der bleibt«, wie ein alter Freund von uns einmal sehr weise erkannt hat. Indem Sie alles aufschreiben, lässt sich nach einer Weile gut erkennen, welche Zusammenhänge für Sie gelten.

1. SCHRITT: VERÄNDERN SIE IHRE ESSGEWOHNHEITEN

Es ist leider Fakt: Wenn Sie abnehmen wollen, haben Sie einen langen Weg vor sich. Denn es gibt für ein langfristiges Problem einfach keine kurzfristige Lösung. Das habe ich Ihnen auch nie versprochen. Was ich Ihnen aber mit Gewissheit sagen kann: Große Veränderungen führen zu großem Gelingen. Und genau das steht Ihnen bevor. Eine Lösung für immer, für den Rest Ihres Lebens. Lassen Sie sich darauf ein und verändern Sie dauerhaft Ihre Essgewohnheiten.

So sollte Ihre Ernährung beschaffen sein

Das Wichtigste ist eine große Dichte an Mikronährstoffen – und im Gegenzug eine weniger große Dichte an Kalorien, was sich aber quasi automatisch aus dem Ersten ergibt. Je nach Ausgangsgewicht und je nachdem, wie aktiv Sie sind, sollten Sie etwa 1200 bis 1500 Kalorien täglich zu sich nehmen. Diese Menge reicht absolut aus, damit Sie sich richtig wohlig satt fühlen. Denn Sie bekommen mit den neuen Lebensmitteln alles, was Ihr Körper für dieses gute Gefühl benötigt. Die Geschmacksvielfalt und all die Makro- und Mikronährstoffe lassen Ihren Körper nicht mit dem Verlangen nach mehr zurück, sondern mit einem Gefühl der zufriedenen Sättigung. Und nur das lässt Ihr Übergewicht dahinschmelzen wie Schnee in der Sonne.

In hochwertiger Pflanzenkost steckt alles, um den täglichen Bedarf an Nähr- und Vitalstoffen zu decken. Auch das oft angeführte Eiweiß ist in hochwertiger Form ausreichend enthalten, selbst für Kraftsportler und andere leistungsstarke Athleten. Nur das Vitamin B$_{12}$ muss über eine hochwertige Nahrungsergänzung erfolgen (**siehe Seite 65**). Ihre künftige Nahrung sollte daher einen möglichst hohen Anteil an Pflanzen – im Idealfall aus kontrolliert biologischem Anbau – und einen möglichst geringen Anteil an tierischen Produkten enthalten. Sie sollte möglichst frei von Industrienahrung und stattdessen vollwertig und biologisch sein, den Körper nicht übersäuern

und die chronischen Entzündungen, die Ihren Organismus vielleicht belasten, nicht weiter anfeuern.

Ihre neue Ernährungsweise bringt eine unglaubliche Fülle an positiven Eigenschaften mit sich:

- Sie können mehr essen.
- Sie werden endlich wieder satt sein.
- Die Qualität Ihrer Nahrung ist hoch.
- Ihre Nahrung ist wenig verarbeitet.
- Sie enthält keine süchtig machenden Inhaltsstoffe.
- Sie hat eine perfekte glykämische Last.
- Die Lebensmittel sind entzündungshemmend.
- Sie nehmen keine »dick machenden« Schadstoffe mehr zu sich.
- Sie nehmen kontinuierlich ab, ohne dabei Hungerattacken zu erleiden.
- Ihre Nahrung enthält endlich ausreichend Ballaststoffe.
- Sie essen endlich ausreichend sekundäre Pflanzenstoffe.
- Sie versorgen Ihren Körper mit den notwendigen Vitalstoffen.
- Ihr Mikrobiom wird aufgrund der neuen Vielfalt aufblühen.
- Sie werden genussvoll essen.
- Und ganz abgesehen von diesen individuellen Dingen ist alles, was Sie dabei tun, nachhaltig für die Tiere und den Planeten.

Sie werden noch etwas beobachten können: Wenn Pflanzenkost den Großteil Ihrer Nahrung ausmacht, wird Ihre Verdauung zunehmend besser. Es ist kein Geheimnis – obwohl aus der Verdauung gern eins gemacht wird –, dass insbesondere Menschen mit Gewichtsproblemen auch Darmprobleme haben. Oft gehen diese mit einer unregelmäßigen oder sehr trägen Verdauung einher.

Wenn Sie noch glauben, Ihr Körper bräuchte Fleisch, dann machen Sie um Ihrer selbst willen einfach kleine Schritte. Reduzieren Sie tierisches Eiweiß, soweit Sie dies können – vor allem Fleisch und Milchprodukte sowie Eier. Egal, auf welchem Level Sie aktuell sind: Jede Minderung wird dazu beitragen, dass Sie sich besser fühlen. Jeder Schritt in diese Richtung bringt Sie näher an Ihr Wunschgewicht und Sie werden sich immer gesünder fühlen. Männern, die immer noch glauben, dass Fleisch ein Stück Lebenskraft sei, sei an dieser Stelle gesagt: Pflanzenkost lässt den Testosteronspiegel um 25 Prozent steigen, während im Gegenzug der Cortisolspiegel um dasselbe Level sinkt.

Reduzieren Sie außerdem Alkohol, Softdrinks und Zigaretten, dann sind Sie auf dem richtigen Weg. Je mehr Sie von all dem weglassen, desto mehr trägt Ihre Ernährung zum Erreichen Ihres Wunschgewichts und zu Ihrer Gesundheit bei.

Am leichtesten fällt die Ernährungsumstellung, indem Sie die Rezepte ab **Seite 82** ausprobieren. So bekommen Sie recht schnell ein Gefühl dafür, wie vielfältig Sie von nun an kochen können. Mit der Zeit können Sie die Rezepte dann so ergänzen oder ändern, wie es Ihnen am besten schmeckt. Die Top-Ten-Liste auf **Seite 56** ermöglicht hierbei einen guten Überblick über diejenigen Lebensmittel, die Sie ab sofort täglich in Ihrem Speiseplan unterbringen sollten.

Warum ich Nahrungsergänzungsmittel empfehle

Aus Erfahrung mit meinen Patienten und unzähligen Laboruntersuchungen weiß ich, dass viele Menschen, auch die mit Übergewicht, sich nicht optimal ernähren. Die »gutbürgerliche« Küche (häufig Fleisch, Fisch, Wurst, Eier, Milch, Käse, Quark, zu viel Industrienahrung, zu viel Zucker und zuckerhaltige Softdrinks, Süßigkeiten und so weiter) trägt zur schleichenden Entleerung der Nährstoffspeicher unseres Körpers bei. Hinzu kommen der allgegenwärtige Stress und negative Umwelteinflüsse wie Elektrosmog (der vor allem

SO LANG DAUERT DIE VERDAUUNG

Tierische und pflanzliche Kost wird unterschiedlich schnell verdaut. So lange bleibt der Speisebrei im Magen-Darm-Trakt:

	Tierische Kost	Pflanzliche Kost
Magen	0,5–6 Stunden	4–6 Stunden
Dünndarm	7–9 Stunden	6 Stunden
Dickdarm	25–30 Stunden	6–8 Stunden
Mastdarm	30–120 Stunden	2–7 Stunden
Insgesamt	2–7 Tage	1 Tag

TOP TEN: DIE BESTEN LEBENSMITTEL FÜR GESUNDES ABNEHMEN

1. **Vollkorngetreide** – gern auch Pseudogetreide wie Quinoa, Buchweizen, Hirse und Amarant – enthält gesunde vollwertige Kohlenhydrate sowie eine gute Portion Eiweiß.

2. **Hülsenfrüchte** wie Bohnen, Linsen, Erbsen, Kichererbsen und Sojabohnen sind die besten Eiweißlieferanten.

3. **Obst** – reif geerntet, vorzugsweise saisonal und aus der Region – versorgt Sie mit vielen wertvollen Mikronährstoffen. Vor allem Beeren in allen Variationen sind dabei top. Weil sie sich gut einfrieren lassen, sind sie auch in der kalten Jahreszeit immer verfügbar.

4. **Sämtliche Kohlsorten** – Grünkohl nicht zu vergessen –, aber auch Meerrettich und Radieschen sind extrem reich an Inhaltsstoffen, die es Krankheiten sehr schwer machen, sich zu etablieren.

5. **Über andere Gemüsearten** – auch grünes Blattgemüse wie Spinat und Mangold, gern Kürbisse, Tomaten, Süßkartoffeln, Zucchini, Zwiebeln und Pilze, um nur einige Arten zu nennen – freut sich unter anderem Ihre Darmflora. Und die ist überaus wichtig für ein »schlagkräftiges« Immunsystem.

6. **Nüsse** sind ein Muss, egal ob Mandeln, Walnüsse, Haselnüsse, Paranüsse, Macadamianüsse, Cashewkerne oder andere. Eine Handvoll davon macht richtig satt und liefert Ihrem Körper gleichzeitig reichlich gesunde Eiweiße, Fette und Omega-3-Fettsäuren.

7. **Auch viele Samen** enthalten einen hohen Anteil an Omega-3-Fettsäuren, die chronische Entzündungen abklingen lassen. Der Leinsamen steht hier an erster Stelle, aber Chia- und Hanfsamen versorgen Sie ebenfalls mit den wertvollen Fettsäuren.

8. **Wildkräuter,** egal ob Brennnessel, Löwenzahn oder Giersch, enthalten im Vergleich zu gezüchteten Kräutern generell ein Vielfaches an gesunden Vitalstoffen.

9. **Küchenkräuter** sind aber ebenfalls empfehlenswert – gern alles, was im Garten wächst, so viel und so frisch wie möglich. Sie stärken damit nicht nur Ihr Immunsystem und Ihre Verdauung, sondern wirken auch der Übersäuerung Ihres Körpers entgegen.

10. **Alle Gewürze,** von Anis über Ingwer, Koriander, Kreuzkümmel und Schwarzkümmel bis hin zu Zitronengras, stecken voller heilkräftiger Substanzen.

Plus: Trinken ist wichtig, egal ob Quellwasser, grüner Tee, Matchatee oder sogar etwas Biokaffee (mit Wasserdampf entkoffeiniert). Nur genug muss es sein: etwa 2–3 Liter pro Tag. Allerdings nicht auf einmal, sondern möglichst gleichmäßig über den Tag verteilt insgesamt 10–15 Gläser à 200 Milliliter.

am Schlafplatz vermieden werden sollte!). Um all dies ausgleichen zu können, benötigt unser Körper viel mehr gesunde Mikronährstoffe als sonst – und das gilt umso mehr, wenn Sie abnehmen wollen, weil dann im Gewebe viele Umstrukturierungen stattfinden.

Je geringer der Anteil an tierischen Produkten, Zucker und anderen belastenden Stoffen in der Nahrung ist, desto weniger muss Ihr Körper ausgleichen. Auch Lebensmittel aus kontrolliert biologischem Anbau tragen zum Ausgleich bei. Wenn Sie diesen Prozess effektiv unterstützen wollen, sind Nahrungsergänzungsmittel die beste Möglichkeit. Gerade wenn Ihre Ernährung bislang eher aus biologisch ungeeigneten Lebensmitteln (wie zum Beispiel Fertigprodukten) bestand, ist die zusätzliche Einnahme hochwertiger Nahrungsergänzung wichtig. Dasselbe gilt, wenn Sie rauchen oder Alkohol trinken.

Ich selbst unterstütze meine Nährstoffversorgung neben einer gesunden Ernährung mit eigens entwickelten Nahrungsergänzungsmitteln, die ich in den letzten 25 Jahren immer weiter optimiert habe, um die richtigen Vitalstoffe in der idealen Dosis und im richtigen Verhältnis zueinander so zu kombinieren, dass sich die Wirkungsweise noch verstärkt. Auch der renommierte Ernährungswissenschaftler Professor Walter Willet von der Harvard University empfiehlt, neben vollwertiger Pflanzenkost zur Gesundheitsprävention täglich ein Multivitaminpräparat als Basisversorgung einzunehmen.

2. SCHRITT: NICHT ZWISCHENDURCH ESSEN

Viele von uns haben es sich angewöhnt, das Essen schnell mal zwischendurch zu erledigen. Ein Bissen hier, einer da: So kommen im Lauf des Tages schnell fünf oder noch mehr »Mahlzeiten« zusammen. Das macht dick. Wenn Sie abnehmen wollen, müssen Sie zu zwei oder drei großen Mahlzeiten am Tag zurückkommen und bewusst auf Zwischenmahlzeiten verzichten.

Wie oft Sie essen, hängt auch davon ab, wie eilig Sie es haben, sich von den ungeliebten Pfunden zu verabschieden. Wenn es schnell gehen soll oder Sie gleich am Anfang viel Erfolg haben wollen, nehmen Sie zwei Mahlzeiten am Tag zu sich. Sie können sich ja jedes Mal satt essen. Tun Sie sich damit schwer oder brauchen Sie einfach noch Zeit zum »Warmlaufen«, essen Sie drei Mahlzeiten. Damit nehmen Sie ebenfalls ab.

Aber ganz egal, ob Sie heute zwei Mahlzeiten und morgen drei zu sich nehmen: Sie werden kontinuierlich Fett reduzieren. Im Rezeptkapitel ab **Seite 80** finden Sie tolle Rezepte mit »magischen« Abnehmkräften aus aller Welt. Probieren Sie einfach jeden Tag zwei bis drei davon, damit es Ihnen nicht langweilig wird und Sie die neue Geschmacksvielfalt erleben. Wenn Sie in den ersten Tagen trotzdem Gelüste beschleichen, geschieht das nicht aus Hunger, sondern aus purer Gewohnheit – doch Gewohnheiten lassen sich, wie Sie auf **Seite 21 f.** gelesen haben, ändern.

Natürlich gehört auch etwas Disziplin dazu, sein Leben neu zu gestalten. Aber bestimmt kennen Sie dieses extrem gute Gefühl, seinen inneren evolutionären »Sparringspartner« besiegt zu haben, der einem ständig ins Ohr flüstert: »Faul sein ist gut und alles, was dir an Essbarem über den Weg läuft, gehört dir.« Es fühlt sich grandios an, oder? Und dieses tolle Gefühl werden Sie in den nächsten Wochen jeden Tag haben. Ich selbst bitte meine Patienten immer, sich zwei bis drei Wochen Zeit zu geben, damit sie spüren, wie ihr eigener »innerer Arzt« oder ihre eigene Körperintelligenz sich dankbar bemerkbar macht.

In dieser Zeit hat sich dann auch die neue Ernährungs- und Lebensweise schon etwas gefestigt und der Erfolg, den Sie auf der Waage sehen und an der Taille messen, wird Sie beflügeln. Worauf warten Sie noch?

3. SCHRITT: SICH IMMER SATT ESSEN

Menschen, die abnehmen wollen, befürchten ganz oft, dass sie nicht genug zu essen bekommen, um richtig satt zu werden – und diese Angst ist nicht selten so groß, dass sie erst gar nicht mit dem Abnehmen anfangen. Doch ich kann Ihnen eins garantieren: Wenn Sie gesund abnehmen, werden Sie keine Heißhungerattacken haben und Ihr Magen wird nicht wütend knurren. Warum? Weil Sie sich immer satt und zufrieden essen dürfen. Denken Sie an den »Second Meal Effect«, der nach dem Genuss von Hülsenfrüchten noch viele Stunden später ein wohliges Sättigungsgefühl hinterlässt (siehe Seite 34). In den Rezepten in diesem Buch gibt es reichlich davon. Hinzu kommt die Vielfalt an pflanzlichen Lebensmitteln, die es Ihnen an nichts fehlen

HUNGER UND SÄTTIGUNG BEI ÜBERGEWICHT

Wenn Sie fettleibig sind, funktioniert der Regulationsmechanismus aus Appetit, Hunger und Sättigung nur unzureichend oder gar nicht. Wie das genau passieren kann, ist noch nicht vollständig erforscht. Erwiesen ist jedoch, dass große Essensportionen den Magen auf Dauer vergrößern und dass es daher länger dauert, bis die Magenwand gedehnt wird und die Mechanorezeptoren dort reagieren.

Wer hastig isst, verhindert ebenfalls, dass die Kommunikation zwischen Bauch und Gehirn optimal funktioniert. Denn dann ist die Mahlzeit mitunter schon beendet, ehe überhaupt die ersten Sättigungssignale zum Gehirn gesendet werden konnten.

Zu guter Letzt sind einige Forscher davon überzeugt, dass auch wiederholte Diäten den Stoffwechsel dermaßen durcheinanderbringen, dass das Regulationssystem für Hunger und Sättigung gestört ist. Der Körper gibt dann keine Signale mehr, dass er satt ist und die Mahlzeit beendet werden kann, weil er immer davon ausgeht, er müsse dringend Reserven für künftige Hungerperioden anlegen.

lassen und Ihren Geschmackssinn mehr als befriedigen werden.

Auch die Reihenfolge dessen, was Sie essen, kann beim Abnehmen helfen. Wenn Sie zum Beispiel vor der Hauptmahlzeit, das ist die erste oder zweite Mahlzeit des Tages, eine Suppe essen, verlangsamt sich die Magenentleerung um ganze 25 Prozent und Sie werden anschließend ganz automatisch weniger essen. Ein kleiner Salat dazu aktiviert die »Sattbremse« im Dünndarm (siehe Seite 34) zusätzlich. Aus diesem Grund finden Sie ab Seite 110 je drei Rezeptideen für Salate und Suppen, die Ihnen das Abnehmen noch leichter machen werden. Weil sie eben nicht als Hauptmahlzeiten zählen, sondern noch dazu gegessen werden dürfen. Sozusagen als kleines »Geschenk« für Sie.

Immer gut kauen

Eine weitere Devise beim Essen lautet ab heute: intensiv kauen. Kauen ist ein Kraftakt und verbraucht als solcher zusätzliche Kalorien. Vor allem aber ist der Mund gewissermaßen der erste Teil des Magens, denn die Verdauung beginnt bereits mit dem Zerkleinern der Nahrung durch die Zähne. Dabei wird der Speichelfluss angeregt – und im Speichel steckt ein Enzym, das Kohlenhydrate spaltet. Je mehr Sie kauen, desto besser kann diese Alpha-Amylase die Nahrung durchdringen. Durch gutes Kauen werden etwa 30 Prozent der gesamten Kohlenhydrate bereits im Mund verdaut. Das entlastet den Ma-

gen und Sie sparen entsprechend Verdauungsenergie, die Ihnen dann an anderer Stelle zusätzlich zur Verfügung steht – vielleicht für Ihre gute Laune. **Tipp:** Um in Ruhe kauen zu können, legen Sie zwischen den einzelnen Bissen Ihr Besteck am besten immer wieder kurz zur Seite.

4. SCHRITT: FASTEN IM INTERVALL

Wenn Sie gesund abnehmen wollen, ist das Nichtessen genauso wichtig wie das Essen. Nicht so, wie Sie jetzt vielleicht denken – im Sinne von Verzicht und Kasteiung –, sondern indem sich Phasen, in denen Sie essen, mit solchen, in denen Sie nicht essen, abwechseln. Dieses System nennt man Intervallfasten und es ist so ziemlich das Beste, was Sie für Ihren Körper tun können.

Je länger die Fastenphase dauert, desto größer ist die Ausbeute an den zahlreichen genialen Auswirkungen auf die Gesundheit. Als sehr praktikabel hat sich dabei die 16/8-Methode erwiesen. Das heißt, Sie nehmen alle Mahlzeiten eines Tages innerhalb von acht Stunden zu sich und die anderen 16 Stunden essen Sie einfach nichts (siehe Seite 46 f.) . Die idealen Essenszeiten liegen dabei zwischen 12 Uhr mittags und 20 Uhr abends. Diese Zeitspanne hat sich auch im Alltag gut bewährt, weil sie vielen Menschen am leichtesten fällt. Kein Wunder, schließlich liegt dadurch ein großer Teil der Fastenphase in der

Nacht, in der wir sowieso nicht essen, sondern schlafen. Ich weiß: Die »Hardliner« würden Ihnen jetzt die Zeit von 8 bis 16 Uhr zum Essen anbieten. Und tatsächlich ist diese Zeitphase chronobiologisch betrachtet wohl die beste. Aber mal ehrlich: Die Ernährung verändern, sich von Gewohnheiten verabschieden und dann auch noch abends aufs Essen verzichten? Wer hält das denn auf Dauer durch? Vermutlich gelingt Ihnen das viel besser, wenn Sie zwischen 12 und 20 Uhr essen. Und keine Sorge: Auch dann bringen Sie Ihren Körper in Schwung und werden kontinuierlich abnehmen.

5. SCHRITT: MEHR BEWEGUNG

Extra für dieses Buch hat mein Mann, Roland Liebscher-Bracht, ein spezielles Bewegungsprogramm für Sie erarbeitet, das Ihren gesamten Körper zusätzlich zur unbedingt notwendigen Ausdauerbewegung richtig in Fahrt bringt, sodass Sie die Folgen alter »Sünden« noch schneller, effektiver und nachhaltiger loswerden (siehe Seite 66 ff.). Egal auf welchem Fitnessniveau Sie sich befinden: Dieses Programm ist so aufgebaut, dass es zu Ihnen passt. Denn Sie arbeiten immer genau so intensiv, wie Sie möchten und können.

Bevor wir aber zum speziellen Bewegungsprogramm kommen, noch einige Worte zum Ausdauertraining: Bitte absolvieren Sie drei Tage pro Woche jeweils 30 bis 45 Minuten

davon. In Kombination mit dem speziellen Ganzkörpertraining wird sich Ihr Körper dadurch wesentlich schneller umstrukturieren. Das Einfachste wäre, Sie laufen. Denn das können Sie exakt dosieren und, je nachdem, wozu Sie in der Lage sind, immer weiter steigern. Die geringste Beanspruchung ist langsames Gehen mit Walkingstöcken, durch die Sie, falls nötig, eine zusätzliche Gleichgewichtsstütze haben. Die nächste Stufe ist das Gehen ohne Stöcke – mit der Zeit immer schneller. Alternativ können Sie auch die Stöcke bewusst einsetzen, so wie es beim Nordic Walking eigentlich gedacht ist. Am Ende schließlich können Sie ins Joggen übergehen. Zunächst langsam trabend, dann wie beim Gehen immer schneller werdend. Prinzipiell sind Ausdauersportarten umso wirkungsvoller, je mehr verschiedene Muskeln dabei eingesetzt werden. Deswegen machen auch die Walkingstöcke Sinn – sofern Sie sie richtig zum Abstoßen einsetzen und nicht nur kraftlos am Boden mitschleifen. Im Winter bietet sich gleichermaßen Skilanglauf an. Auch ein Crosstrainer erfüllt den Anspruch, möglichst viele Muskeln gleichzeitig zu betätigen, ebenso das Schwimmen. Allerdings ist es hier äußerst wichtig, sich wirklich ausreichend anzustrengen, um eine wirksame Belastung zu erreichen.

Mindestens genauso wichtig ist aber, wirklich am Ball zu bleiben. Daher möchte ich Sie an dieser Stelle an den Tipp erinnern, den ich Ihnen zu Beginn des Buches gab: Suchen Sie

ERINNERUNGSHILFE

Machen Sie sich einen Bewegungsplan, den Sie in den ersten Monaten am besten an Ihren Kühlschrank kleben. Denn das ist der Ort der gefährlichen Verführung – und der Plan ist die Barriere, die Sie von unüberlegten Schritten abhalten soll und den Sie jeden Abend aufs Neue abhaken. Ich weiß wovon ich spreche: Bei mir zu Hause hängt auch so ein Plan für meine Bewegungseinheiten. Und wissen Sie warum? Weil auch ich ein Mensch bin und meine Schwächen habe.

jemanden, der Ihnen dabei hilft, Ihr Wunschgewicht zu erreichen (**siehe Seite 25**). Gerade beim Sport ist für viele besonders wichtig, dass sie jemand motiviert. Falls Sie sich also schon treffen, können Sie das wunderbar mit einem gemeinsamen Bewegungsprogramm kombinieren. Gerade zu Beginn fällt es dadurch viel leichter, sich kontinuierlich aufzuraffen. Und Sie können sich darüber freuen, selbst auch einen anderen Menschen dabei unterstützt zu haben.

Sport hemmt den Appetit

Wenn man sich bewegt, verbraucht man nicht nur Kalorien, baut Fett ab und Muskeln auf. Bewegung hilft auch gegen Hunger, denn sie mindert den Appetit. Für diesen unterstüt-

zenden Effekt sorgen bereits 7100 Schritte täglich (bei weniger kommt dieser positive Regulationsmechanismus leider nicht in Gang). Das entspricht etwa 60 Minuten Gehen und die kommen ganz leicht zustande, wenn Sie das Auto öfter mal stehen lassen und statt des Aufzugs die Treppe benutzen. Aber noch einmal zu Rolands Spezialtraining, mit dem Sie Ihren Stoffwechsel auf eine völlig andere Art aktivieren und jedes Areal der Körpergewebe gezielt ansprechen und belasten können: Es wird eine Weile dauern, bis Sie die notwendigen Positionen flüssig einnehmen können. Doch glauben Sie mir, wenn es so weit ist, bleibt kein Fleckchen Ihres Körpers »verschont«. Das Anspannen in den Gelenkwinkeln, in denen die Muskeln und Faszien gedehnt sind, aktiviert eine vielfältige Stoffwechselkaskade und Muskelhormone, die der Körper dringend benötigt, im heutigen Alltag aber viel zu wenig bekommt. Dadurch werden sein Anpassungsvermögen und der Stoffwechsel grandios erhöht und vom meist dauerhaft minimierten »Schlafzustand« in die eigentlich normale, vielfach höhere Leistungsfähigkeit katapultiert.

Weil von nichts aber bekanntlich nichts kommt, heißt es an fünf Tagen in der Woche: raus aus dem Sessel und rein ins Sportoutfit – am besten gleich morgens nach dem Aufstehen. Ein Tag, den Sie mit Bewegung beginnen, ist völlig anders als einer, bei dem die Bewegung noch bevorsteht. Und ein bewegter Tag ist eindeutig ein besserer Tag.

MEINE 20 BESTEN ABNEHMTIPPS

- Denken Sie daran: Es zählen nicht die Kalorien, die Sie essen, sondern die, die Ihr Körper auch tatsächlich aufnehmen kann.

- Ballaststoffe sind die besten Abnehmhelfer. Sie sind wie Transporter, binden Zucker, Fette und Stärke. Her damit!

- Ersetzen Sie Fett durch Gemüse.

- Verwenden Sie beim Backen Apfelmus statt Fett.

- Wenn Fett, dann Nüsse, denn 20 Prozent ihrer Kalorien werden mit dem Stuhl wieder ausgeschieden.

- Trinken Sie vor der Hauptmahlzeit ein großes Glas Wasser, essen Sie dann einen Salat und (!) eine Suppe und erst dann kommt das Hauptgericht.

- Essen Sie abends möglichst oft Hülsenfrüchte, damit Sie morgens weniger Appetit haben (»Second Meal Effect«).

- Schlafen Sie jede Nacht zwischen sieben und acht Stunden. Denn Schlafmangel führt zum Abbau von Muskelmasse und zum Aufbau von Fett.

- Essen Sie mit Stäbchen, dadurch essen Sie automatisch langsamer. Und je länger das Essen dauert, umso mehr Zeit hat Ihr Körper, alle Sättigungsschalter zu aktivieren.

- Genauso werden Sie umso schneller satt, je länger Sie einen Bissen im Mund behalten. Der Grund: die orale Stimulation von Geruch, Geschmack, Konsistenz sättigt.

- Kleine Teller helfen, keine zu großen Mengen zu nehmen. Sie müssen aber gar nicht immer auf die Portion achten: Blattsalat etwa können Sie essen, so viel Sie wollen.

- Legen Sie zwischendurch das Besteck zur Seite, um zu kauen und nachzuspüren, ob Sie schon satt sind.

- Verzichten Sie auf den Nachschlag – so wie im Restaurant.

- Wenn Sie Smoothies kauen, statt zu trinken, machen sie genauso satt, wie wenn Sie Obst und Gemüse am Stück essen.

- Naschen Sie nach der letzten Mahlzeit noch fünf Pistazien (höchster Gehalt an Melatonin), damit Sie gut schlafen. Denn ein guter Schlaf hilft beim Abnehmen.

- Putzen Sie Ihre Zähne gleich nach der letzten Mahlzeit, auch wenn es erst 17 Uhr ist. Das hält Sie davon ab, später noch mal an den Kühlschrank zu gehen.

- Produzieren Sie ab sofort mehr braune Fettzellen, indem Sie am Morgen zunächst warm duschen und dann das Wasser auf kalt stellen. Sie werden sehen: Nach ungefähr einer halben Minute macht Ihnen das gleichbleibend kalte Wasser immer weniger aus. Wenn Sie sich nach einigen Minuten – Tag für Tag etwas länger – abtrocknen, werden Sie ein völlig neues Wohlbefinden spüren. Und Ihr Körper wird auch straffer.

- Trinken Sie vor und zwischen den Mahlzeiten reichlich kaltes Wasser. Ein Glas (200 Milliliter) davon verbraucht 25 Kalorien, weil der Körper Wärme produzieren muss. Klingt vielleicht erst mal wenig, macht aber bei vier Gläsern 100 Kalorien.

- Bauen Sie einen chronischen Stresspegel durch achtsames Leben ab – indem Sie sich des Moments bewusst werden. Beim Essen heißt das, sich darauf zu konzentrieren, gut zu kauen und alle Geschmacksrichtungen wahrzunehmen: süß, sauer, salzig, bitter, herzhaft (Umami) und fettig.

- Und ganz wichtig: Gehen Sie nie, wirklich nie hungrig einkaufen.

NOCH MEHR UNTERSTÜTZUNG, UM EFFEKTIVER ABZUNEHMEN:

Hier noch eine Liste mit meinen liebsten »Abnehmwundern«. Sie sollten einen festen Platz in Ihrer Küche haben und möglichst oft auf dem Teller landen beziehungsweise beim Kochen verwendet werden.

Bitterstoffe
Sie sind zum Beispiel in Chicorée, Radicchio, Fenchel, Rucola, Endiviensalat und Artischocken enthalten und sorgen für eine reibungslose Verdauung.

Chiasamen
Die wertvollen Ballaststoffträger liefern viele Antioxidantien und reduzieren das Bauchfett. Essen Sie daher am besten jeden Tag 1 Esslöffel schwarze Chiasamen – zum Beispiel in einer Joghurtalternative oder im Smoothie.

Chilipulver
½ Teelöffel Chilipulver am Tag kurbelt die braunen Fettzellen an.

Essig
Essig ist in der Naturheilkunde schon lange als Abnehmhilfe und zur Behandlung von Diabetes Typ 2 bekannt, denn er verbessert die Blutzucker- und Insulinreaktion. Verwenden Sie täglich zu den Mahlzeiten 1–2 Esslöffel. Dabei können Sie die Sorte ganz nach Geschmack wählen.

Die Mengenangaben der Rezepte ab Seite 82 sind bis auf wenige Ausnahmen wie zum Beispiel Brot für zwei Personen berechnet. Das ist praktisch, denn so sparen Sie Zeit und können die Hälfte einfach aufheben und am nächsten Tag essen. Und wenn Ihr Partner oder Ihre Partnerin beim »Projekt Abnehmen« mitmacht, passt es sowieso. Überhaupt macht gemeinsam essen Spaß und ist ein wichtiger Bestandteil unseres sozialen Lebens. Und anders als Lesen, Fernsehen oder Auf-das-Handy-Schauen lenkt ein Gespräch auch nicht vom Essen ab. Daher können Sie die Mengenangaben bei den Rezepten einfach entsprechend hochrechnen, wenn Sie gemeinsam mit Ihrer Familie oder Freunden essen wollen.

Grüntee

Dieser Tee aktiviert die braunen Fettdepots und fördert zugleich deren Neubildung. Das liegt an den sekundären Pflanzenstoffen aus der Gruppe der Catechine, insbesondere am Epigallocatechingallat (EGCG), das in Grüntee in fünfmal höherer Menge vorhanden ist als in schwarzem Tee. Und: Grüntee beschleunigt zwar den Stoffwechsel, aber nicht den Puls.

Hafer

Für mich das effektivste Abnehmgetreide: Hafer senkt den Blutzuckerspiegel, die Fettwerte und füttert die Darmbakterien. Außerdem enthält er das Antioxidans Avenanthramid, das verhindert, dass das schlechte LDL-Cholesterin ranzig wird und sich Ablagerungen an den Gefäßwänden bilden. Eine wichtige Aufgabe kommt außerdem den im Hafer enthaltenen löslichen und unlöslichen Ballaststoffen zu. Ihr Gehalt liegt bei zehn Prozent.

Hibiskus- oder Roseneibischtee

Drei Tassen davon am Tag helfen nicht nur gegen zu hohes Gewicht, sondern auch gegen hohen Blutdruck.

Ingwerpulver

Täglich 2 Teelöffel gemahlenes Ingwerpulver aktivieren die braunen Fettzellen. Als Tee regt Ingwer den Stoffwechsel an und hemmt den Appetit.

Kreuzkümmel (Cumin)

Dieses Gewürz ist nicht nur ein Fatburner, es verbessert auch den Blutzuckerspiegel und senkt das Cholesterin sowie die Triglyzeride. Ideal: 1 Teelöffel am Tag.

Kurkuma

Die Königin unter den Gewürzen reduziert das Hungergefühl und ist das beste Gewürz gegen chronische Entzündungen.

Leinsamen

Die »einheimischen Chiasamen« liefern ebenfalls jede Menge lösliche Ballaststoffe und sind die reinsten Bauchfettkiller: Täglich 2 Esslöffel geschrotete Leinsamen sind super.

Matetee

Der Tee aus Südamerika wirkt nicht nur belebend wie Kaffee – ohne dessen Nebenwirkungen –, sondern regt auch den Stoffwechsel an und wirkt appetithemmend.

Pfeffer

Er verstärkt, frisch gemahlen, die Wirkung von Kurkuma zusätzlich und ist ebenfalls ein Stoffwechselaktivator.

Safran

Er hilft nicht nur gegen depressive Verstimmungen, sondern auch gegen ständigen Hunger, weil er wie Schwarzkümmel den Appetit hemmt. Eine Studie zeigt außerdem, dass schon eine Prise gemahlener Safran täglich innerhalb von acht Wochen zu einem Gewichtsverlust von 2,5 Kilo und einem 2,5 Zentimeter geringeren Bauchumfang führt – bei ansonsten unverändertem Essverhalten.

Schwarzkümmel

Er ist bekannt als Mittel gegen Allergien und senkt außerdem Blutzucker, Cholesterin und Triglyzeride. Schon ¼ Teelöffel am Tag wirkt wahre Wunder. »Nebenwirkung«: Gewichtsverlust und weniger Appetit.

Wildkräuter

Sie enthalten das Vielfache der wichtigen Mikronährstoffe als ihre gezüchteten Verwandten. Das hilft Ihrem Körper, sich besser zu regenerieren und zu reparieren.

Yacon-Sirup

Hat einen karamelligen Geschmack und nur ein Drittel der Kalorien von Honig. Außerdem enthält er viele Fructane, die ein wahres Festessen für die guten Darmbakterien sind. Aber auch Reissirup ist zum Süßen erlaubt.

Zimt

Animiert die braunen Fettzellen – und dazu reicht bereits ½ Teelöffel am Tag. Verwenden Sie aber nur den echten Ceylon-Zimt, Cassia-Zimt ist schlecht für die Leber.

WICHTIG

Nur ein einziger Mikronährstoff kommt bei einer 100-prozentigen pflanzlichen Ernährung zu kurz: Vitamin B_{12}. Nehmen Sie dieses Vitamin daher täglich in Form eines Nahrungsergänzungsmittels zu sich (500 µg) oder auch über Vitamin-B_{12}-haltige Zahnpasta. Möchten Sie mehr zum Thema Mikronährstoffe erfahren, können Sie das in meinem Buch »Klartext Ernährung« ausführlich nachlesen (siehe Seite 171).

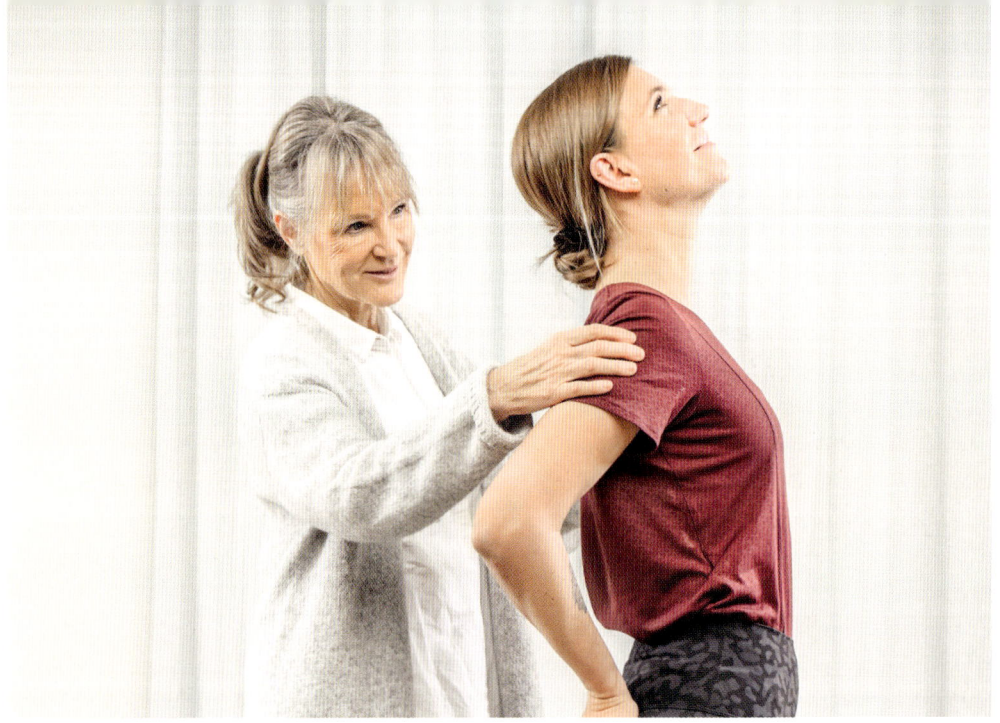

DAS BEWEGUNGSPROGRAMM

Das Bewegungsprogramm zum Abnehmen besteht aus der Abfolge von lediglich zwölf kleinen Teilübungen. Wenn Sie es mit der in diesem Buch beschriebenen Ernährung und regelmäßigem Ausdauertraining kombinieren, werden Sie nicht nur Ihr Wunschgewicht erreichen, sondern auch bei immer größerer Schmerzfreiheit eine Gesundheit und Beweglichkeit aufbauen, die Sie in Ihren kühnsten Träumen nicht für möglich gehalten haben. Sie geben Ihrem Körper dann nämlich genau das, woran er über Jahrtausende hinweg genetisch angepasst ist und wonach er lechzt: Ausdauer, Kraft, Bewegungsdynamik, muskuläre Ansteuerung und Dehnung. Dadurch kommt eine gewaltige Positivspirale in Gang, die fast zwangsläufig zu Ihrem optimalen Gewicht führt.

DER TRAININGSABLAUF

Jede Übung besteht aus drei Schritten, die jeweils mindestens dreimal wiederholt werden, mit der Zeit auch gern öfter.

- **Schritt 1:** Den Anfang macht immer eine Dehnungsposition. Nehmen Sie sie ein, so gut Sie können, bis Sie eine leichte Dehnung spüren. Verstärken Sie diese, bis Sie einen Dehnschmerz spüren, der aber nur so intensiv sein darf, dass Sie gerade noch entspannt weiteratmen können. Auch wenn es ein deutlicher Schmerz sein soll, so muss es noch ein »Wohlfühlschmerz« sein, das Gefühl also gerade noch im positiven Bereich liegen. Um die besten Ergebnisse zu erzielen, sollte die Dehnungsintensität größer als acht und kleiner als zehn sein (siehe Kasten).
Nun spannen Sie den Bereich, in dem der Dehnungsschmerz zu spüren ist, isometrisch an. Das heißt, Sie wollen aus der Dehnung heraus, halten den Körperteil aber weiterhin so fest, dass trotz der angespannten Muskeln keine »Rückwärtsbewegung« aus der Dehnung heraus stattfindet. Dieses Gegenspannen sollte so stark wie möglich sein, aber nicht länger als zwei bis drei Sekunden dauern. Danach stoppen Sie das Gegenspannen und ziehen sich weiter in die Dehnung hinein, bleiben aber trotzdem unter 10.
- **Schritt 2:** Positionen 2 und 3 sind Anfangs- und Endpunkte einer Bewegung. Sie sind zwei Positionen, zwischen denen Sie hin und her wechseln. Nehmen Sie die Positionen so maximal wie möglich ein. Strengen Sie sich an, aber bleiben Sie auch hier wieder unter 10.
- **Schritt 3:** Er besteht aus der Wiederholung von Schritt 1.

INTENSITÄT DER DEHNUNG

Dass Sie beim Dehnen die Intensität 10 erreicht haben, erkennen Sie daran, dass der Dehnungsschmerz so intensiv ist, dass Sie beginnen, körperlich oder mental dagegenzuspannen, um ihn aushalten zu können. 10 fühlt sich nicht mehr wohlschmerzend, sondern negativ quälend an. Würden Sie die Dehnung noch weiter intensivieren, könnten Sie den Schmerz nicht aushalten und wären gezwungen, die Dehnung sofort zu minimieren oder die Position ganz zu verlassen.
Sie merken, dass Sie die Intensität 10 erreicht haben, auch daran, dass Ihr Atem, der tief und regelmäßig sein sollte, nicht mehr ruhig fließen kann, dass Sie die Luft anhalten, pressen oder angespannt atmen müssen. Wenn Sie unter 10 sind, spüren Sie die Dehnung zwar ebenfalls sehr deutlich, Sie können sie aber noch entspannt aushalten und müssen nicht abbrechen.

Wie lang wird geübt?

Wenn Sie mit diesem Übungsprogramm beginnen, …

- spannen Sie in Schritt 1 dreimal dagegen und verstärken nach jedem Gegenspannen die Dehnung.
- wiederholen Sie in Schritt 2 dreimal die Hin- und Zurückbewegung.
- wiederholen Sie in Schritt 3 noch dreimal Schritt 1.

Bei einer durchschnittlichen Durchführungsgeschwindigkeit dauert diese zeitlich kürzeste Variante acht bis zehn Minuten – allerdings erst, wenn Sie die Positionswechsel flüssig durchführen können.

Wenn Sie den Ablauf kennen und sich immer sicherer fühlen, können Sie je nach Zeit und Lust auf sechs Wiederholungen erhöhen, dann auf 12, 24 und so weiter. So können Sie Trainingsintensität und -dauer ganz individuell auf sich zuschneiden. **Wichtig:** Strengen Sie sich an! Bleiben Sie unter 10, aber so dicht wie möglich daran und erhöhen Sie die Dauer zunehmend. Machen Sie zudem immer sämtliche zwölf Teilübungen. Nur das garantiert die Stoffwechselerhöhung in allen ausgesuchten Körperbereichen.

Wie oft wird geübt?

Nehmen Sie sich mindestens fünf, gern auch sechs Tage in der Woche Zeit, um das Ganzkörpertraining zu wiederholen. Ein Tag Pause pro Woche ist aber wichtig, damit Ihr Körper, falls nötig, nacharbeiten und aufräumen kann.

DIE FUNKTION FORMT DIE STRUKTUR

Wie oft hören wir von unseren Patienten: »Das kann ich nicht, das geht nicht, das tut weh!« Aber so ein absolutes Urteil macht allen guten Vorsätzen, sich mehr zu bewegen, ganz schnell ein Ende. Daher eine dringende Bitte: Wenn Sie eine bestimmte Position nicht einnehmen können, dann formulieren Sie das so: »Das kann ich noch nicht, das geht noch nicht, noch tut das weh!«

Anstatt alles sein zu lassen, gehen Sie dann ganz pragmatisch vor und machen einfach nur das, was geht. Und das, was nicht geht, lassen Sie aus. Versuchen es aber immer wieder mal. Bleiben Sie dabei unter 10, gehen Sie aber so dicht wie möglich an die 10 heran. Wenn Sie bei jedem erneuten Versuch nur einen Millimeter mehr schaffen, addiert sich das nach zehn Übungstagen auf einen Zentimeter, nach 20 Tagen auf zwei Zentimeter und so weiter. Unsere Biologie, unsere Gene sind so gemacht, dass jeder Versuch eine Veränderung bewirkt. Das nennt man Training. Die Funktion formt die Struktur, das ist ein fest in uns eingebautes Prinzip. Unserem Körper bleibt gar nichts anderes übrig, als sich an das, was wir von ihm fordern, anzupassen. Und das Tolle ist: Das funktioniert ein ganzes Leben lang, bis ins allerhöchste Alter.

AUF EINEN BLICK

Planen Sie für Ihr Abnehmprogramm fünf-, noch besser sechsmal pro Woche etwa 10 Minuten ein – je nach Level auch etwas mehr. Ich selbst übe am liebsten gleich morgens. Das schenkt mir jede Menge Energie. Worauf es noch ankommt, lesen Sie hier.

BEWUSST ÜBEN

Führen Sie alle Übungen bitte genau so aus, wie sie beschrieben sind. Üben Sie langsam und bewusst und nur, wenn Sie sich wach und geistig klar fühlen. Achten Sie darauf, die Intensität 10 nicht zu überschreiten.

SCHWIERIGKEITSGRAD

Manche Übungen müssen Sie erst mal erlernen. Das ist normal und wird jeden Tag leichter. Bitte versuchen Sie immer wieder, die jeweilige Position zu perfektionieren. Bleiben Sie nicht aus Bequemlichkeit bei der leichteren Variante. Freuen Sie sich über jeden noch so kleinen Fortschritt.

INTENSITÄT DER ANSPANNUNG

Spannen Sie Ihre Muskeln immer so kräftig an, wie Sie können. Je stärker Sie Ihre Muskulatur fordern, desto bessere Ergebnisse werden Sie erzielen: Ihre Dehnbarkeit wird schneller zunehmen, Ihre Durchblutung und Ihr Stoffwechsel werden sich intensivieren, Ihre Muskeln werden mehr Myokine produzieren und Ihr Gewicht wird sich schneller wieder normalisieren. Bleiben Sie aber auf jeden Fall unter einer Intensität von 10.

BEQUEME KLEIDUNG

Tragen Sie beim Üben lockere und bequeme Sportkleidung sowie leichte weiche Trainingsschuhe, die für Gymnastik geeignet sind. Benutzen Sie eine Gymnastik- oder Yogamatte, die rutschfest am Boden aufliegt.

ROUTINE SCHAFFEN

Am besten Sie üben immer im gleichen Outfit, auf der gleichen Matte, am gleichen Platz und zur gleichen Tageszeit. Das alles hilft beim Aufbauen einer unterstützenden Routine, die es Ihnen nach etwa zwei Wochen immer leichter machen wird, die Übungen regelmäßig durchzuführen. Sie werden sehen: Bald werden sie Ihnen so selbstverständlich erscheinen wie das tägliche Zähneputzen.

HANDY AUS

Die Übungszeit gehört ganz allein Ihnen. Genießen Sie das gute Gefühl, etwas für sich zu tun. Die Welt kann warten.

DIE ÜBUNGSFOLGE

Jetzt geht es los. Führen Sie an jedem Trainingstag alle zwölf Teilübungen beziehungsweise Positionen aus – in der auf Seite 68 angegebenen Wiederholungszahl.

1. POSITION

Schritt 1: Rumpf vorn

- Gehen Sie im Vierfüßlerstand mit den Knien so weit zurück, dass Sie das Becken mit den Leisten voran bequem durchhängen lassen können. Die Arme sollten senkrecht stehen. (1) Spannen Sie Ihre Knie so fest wie möglich gegen den Boden und lassen Sie sich immer tiefer durchhängen. Die Dehnung spüren Sie im Rücken, im Bauch und/oder in den Leisten.

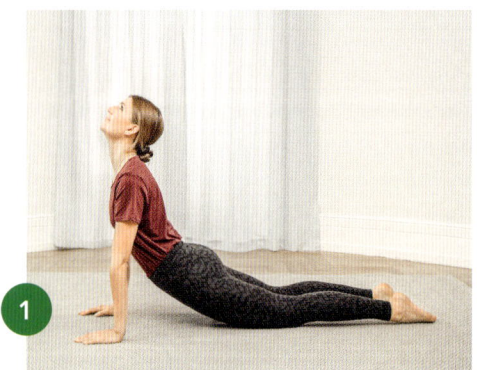

Schritt 2: Rumpf/Gesäß hoch

- Aus der Hängeposition drücken Sie mit gestreckten Knien das Gesäß so hoch wie möglich. Versuchen Sie dabei, die Fersen möglichst nah zum Boden zu bringen. (2) Anschließend kehren Sie rasch wieder in die Hängeposition zurück. (3)

Schritt 3: Wiederholen Sie Schritt 1.

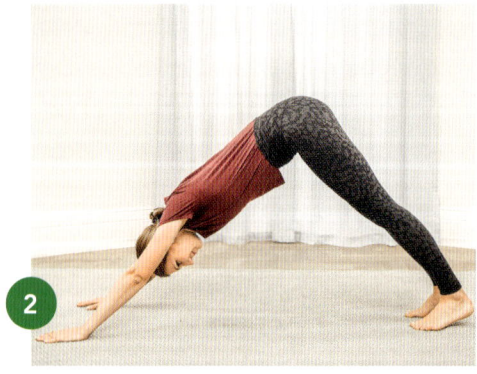

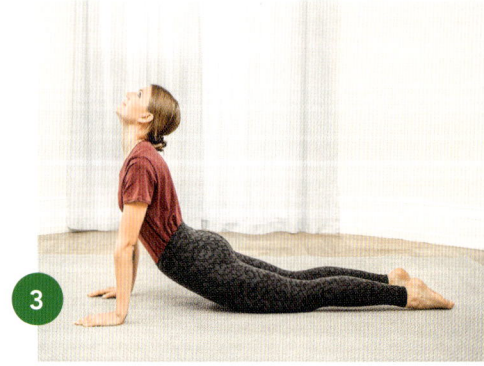

2. POSITION

Schritt 1: Rumpf und Gesäß

- Sie sitzen auf dem Boden und nehmen einen Schneidersitz ein, bei dem Ihre Knie sehr eng zusammen sind, was Sie mit den Armen »einstellen« können. Ziehen Sie sich bei möglichst geradem Rumpf zunehmend nach vorn. Ziehen Sie mit dem Rücken dagegen. (1) Die Dehnung spüren Sie im Gesäß, den Hüften und/oder an der Außenseite der Oberschenkel.

Schritt 2: Becken

- Legen Sie sich auf den Rücken und stellen Sie Ihre Unterschenkel auf. (2) Heben Sie aus dieser Position Ihr Becken so hoch wie möglich (3) und lassen Sie es dann wieder herab.

Schritt 3: Wiederholen Sie Schritt 1.

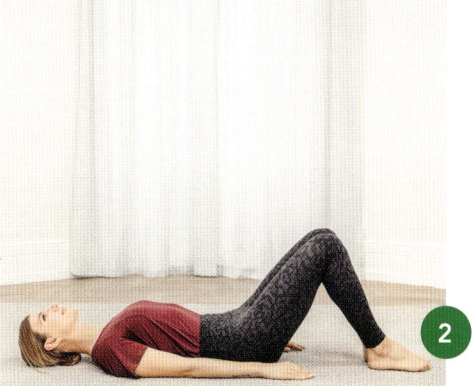

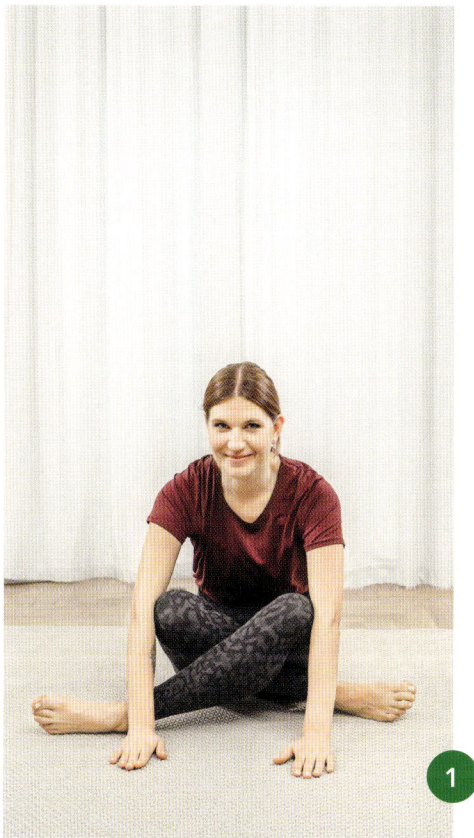

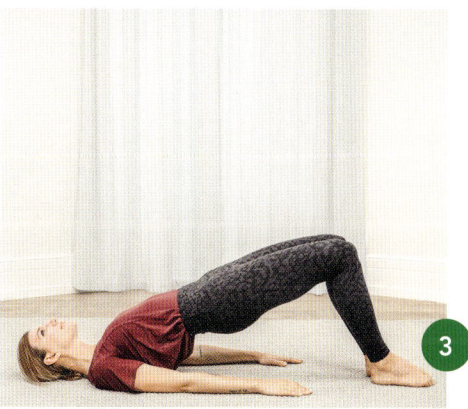

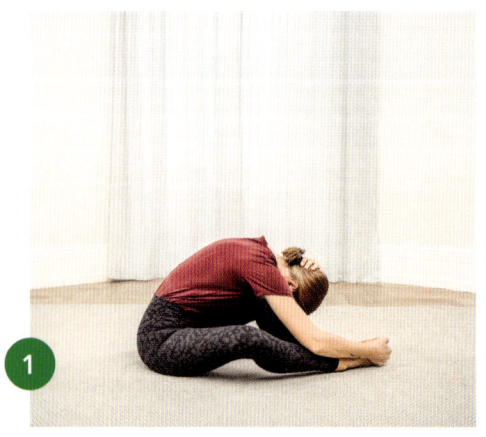

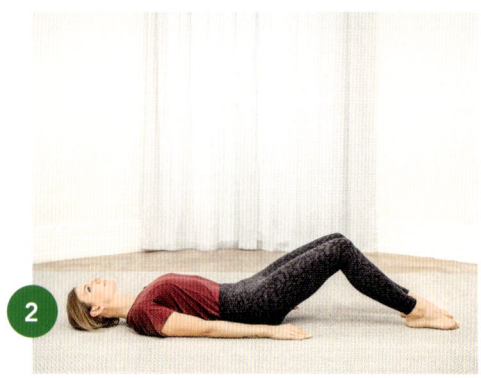

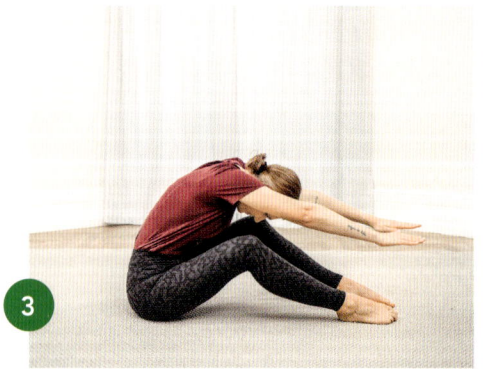

3. POSITION

Schritt 1: Rumpf hinten

- Setzen Sie sich mit leicht gebeugten Beinen auf die Matte. Ihre linke Hand greift an den oberen Hinterkopf, mit Ihrer rechten Hand greifen Sie beide Vorfüße. Ziehen Sie Ihren Rumpf mit der rechten Hand nun so weit wie möglich nach vorne und den Kopf mit der linken Hand so weit wie möglich nach unten. (1) Ziehen Sie mit Rücken und Kopf dagegen. Die Dehnung spüren Sie im Rücken, Nacken, Gesäß und/ oder an den äußeren Oberschenkeln.

Schritt 2: Aufsetzen

- Ziehen Sie aus der Rückenlage mit gebeugten Beinen (2) den Rumpf hoch und so weit es geht nach vorn. Die Arme streben ebenfalls möglichst weit nach vorn. (3)

Schritt 3: Wiederholen Sie Schritt 1.

TIPPS & HINTERGRÜNDE

Von den drei Schritten in dieser Position profitiert der gesamte Körper. Zunächst dehnen Sie sich hinten von den Fußsohlen bis zum Scheitel auf, durch das Gegenspannen sorgen Sie anschließend für regelrechte Stoffwechselsalven und die Produktion von Muskelhormonen, dann aktivieren Sie die gesamte Front und im letzten Schritt verstärken Sie all diese positiven Effekte noch einmal.

Versuchen Sie vor allem, den unteren Rücken und den Nacken zu beugen, und strecken Sie Ihre Knie so weit, dass Sie mit den Händen gerade noch die Füße erreichen können.

4. POSITION

Schritt 1: Rumpf und Oberschenkel vorn

- Legen Sie im Fersensitz den Rumpf möglichst weit nach hinten ab und versuchen Sie dabei, das Becken mit dem Rumpf als Einheit mitzunehmen. (1) Spannen Sie gegen, als wollten Sie Ihre Beine ausstrecken. Die Dehnung spüren Sie in den Fußgelenken, den Knien, den Hüften und/oder im Rücken.

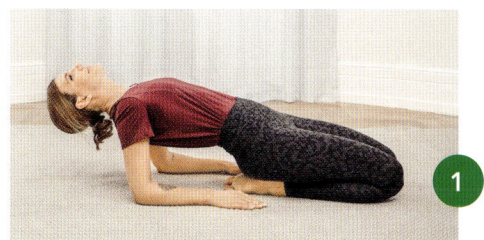

Schritt 2: Kniebeuge

- Stellen Sie sich etwas über schulterbreit, Füße leicht nach außen. Bauen Sie eine Außenrotationsspannung im Unterschenkel auf. (2) Nun senken Sie das Becken ab und gehen so tief wie möglich in eine Kniebeuge. Den Rumpf halten Sie dabei so gerade wie möglich. Die Fersen bleiben auf dem Boden. (3) Wieder hochkommen.

Schritt 3: Wiederholen Sie Schritt 1.

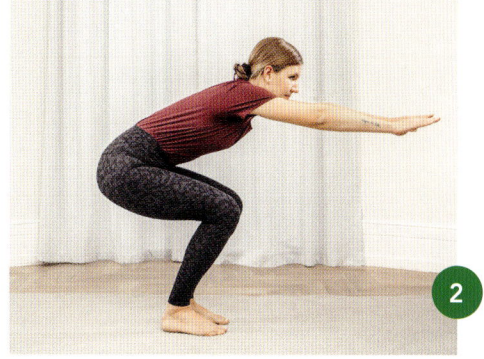

TIPPS & HINTERGRÜNDE

Auch wenn Sie zu Beginn nicht annähernd in den Fersensitz kommen, lohnt es sich gesundheitlich, ihn täglich zu üben. Angefangen von Fußgelenkproblemen über Knie- und Hüftgelenkbeschwerden bis hin zu Rückenschmerzen im unteren, oberen und sogar Nackenbereich: Sie alle werden sich dadurch mit der Zeit immer mehr auflösen. Wussten Sie, dass Sie, wenn Sie nicht mindestens zwei Minuten entspannt im Fersensitz verharren können, schon ein größeres Problem mit den Knien haben, auch wenn Sie sonst nichts davon merken?

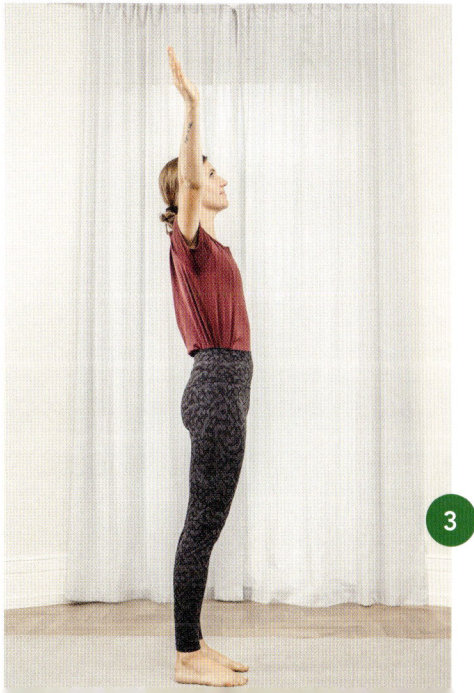

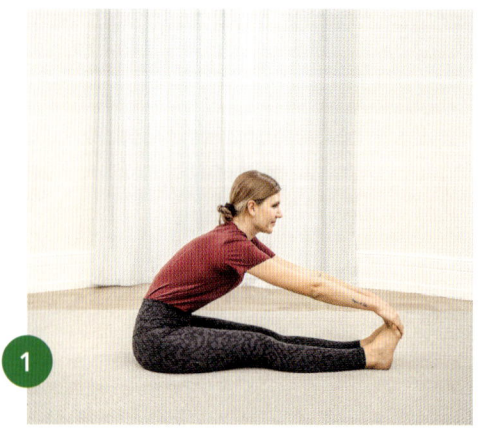

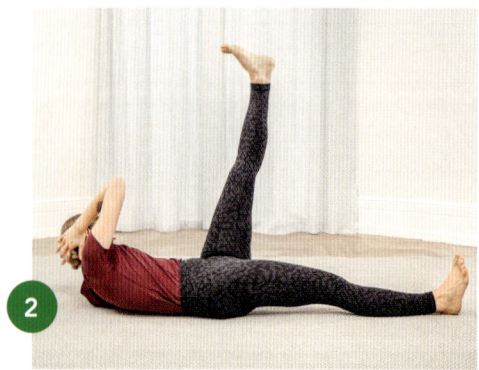

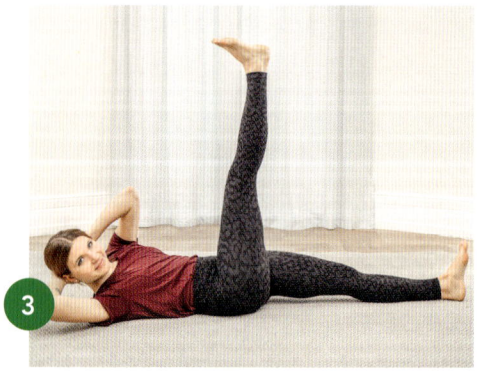

5. POSITION

Schritt 1: Rumpf und hintere Beine

• Strecken Sie die Knie vollständig und umfassen Sie beide Vorfüße mit den Händen, einer Übungsschlaufe, einem Handtuch oder einem Gürtel. Ziehen Sie Ihren Rumpf, der möglichst gerade bleibt, zunehmend nach vorn. (1) Zum Gegenspannen drücken Sie mit den Füßen nach vorn und ziehen mit dem Rumpf nach hinten. Die Dehnung spüren Sie in der Wade, der Kniekehle und/oder der Hüfte.

Schritt 2: Beine heben

• Ziehen Sie das gestreckte linke Bein so weit wie möglich hoch und nach hinten und führen Sie den rechten Ellbogen in Richtung linkes Knie. (2) Dann legen Sie das linke Bein ab, ziehen gleichzeitig das rechte Bein gestreckt hoch und führen den linken Ellbogen zu ihm. (3)

Schritt 3: Wiederholen Sie Schritt 1.

TIPPS & HINTERGRÜNDE

Wussten Sie, dass diese Position mit dem Gesundheitszustand Ihres Herz-Kreislauf-Systems zusammenhängt? Bei einer aufsehenerregenden Studie fand ein japanisches Ärzteteam heraus, dass eine größere Flexibilität des Rumpfs und der Beine mit einer Abnahme des Herzinfarktrisikos einhergeht – und das umso mehr, je älter wir sind. Sie sehen, wie untrennbar die verschiedenen Ebenen der Gesundheit im Körper verknüpft sind. Auf geht's: Dehnen und muskuläres Üben lohnen sich sehr.

6. POSITION

Schritt 1: Rumpf, Brust und Rücken

- Stellen Sie bei gestreckten Armen den Rücken im Winkel von 45 Grad über Schulterhöhe ein. (1) Senken Sie zunehmend Ihr Brustbein Richtung Boden. Zum Gegenspannen drücken Sie Ihre Hände gegen den Boden. (2) Die Dehnung spüren Sie in der Brust, den Schultern, den Ellbogen und/oder bis in die Handgelenke.

Schritt 2: Hochziehen

- Ziehen Sie in der Bauchlage Ihre Arme und Beine so hoch wie möglich. (3)

Schritt 3: Wiederholen Sie Schritt 1.

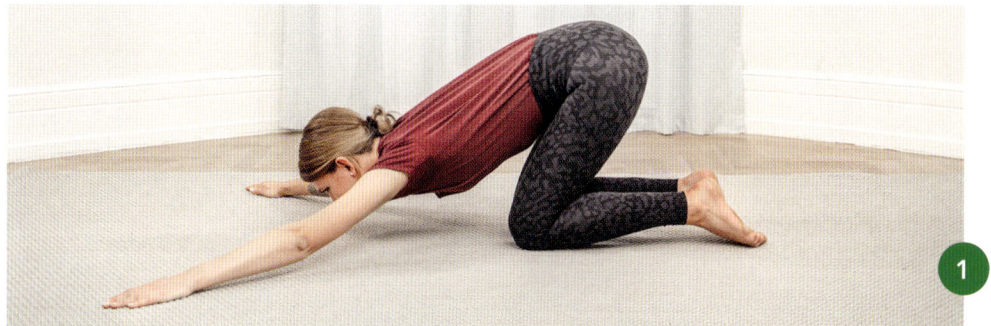

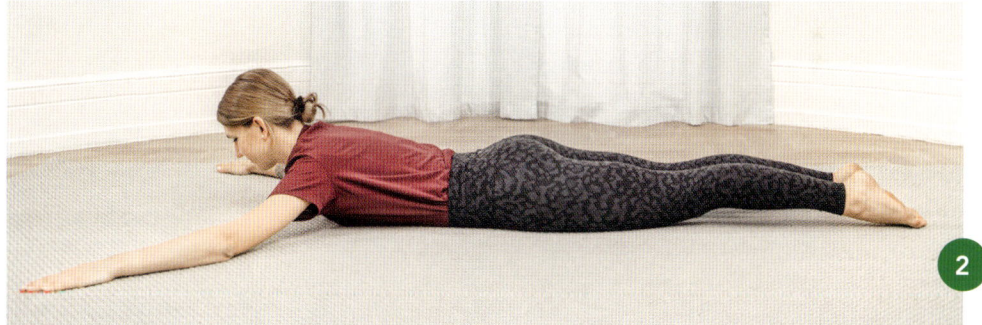

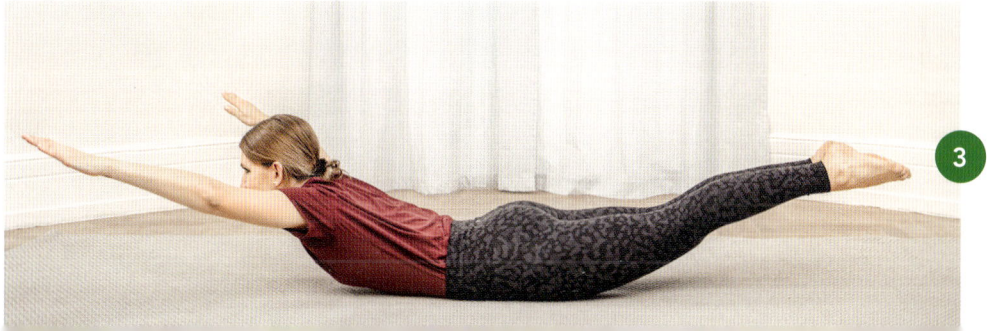

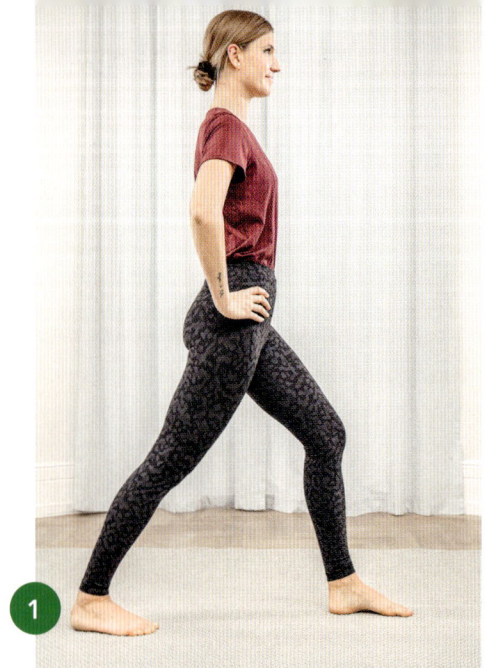

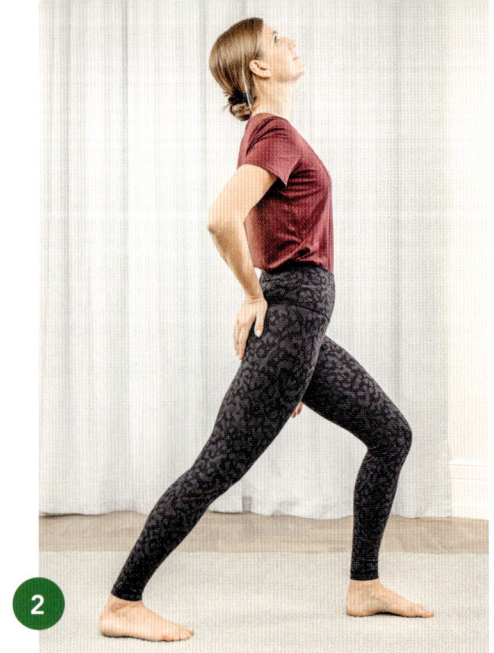

7. POSITION

Schritt 1: Rumpf, Waden und Leiste

- Setzen Sie den rechten Fuß ca. 1,5 Schritt-
  längen nach hinten, beide Fußspitzen zeigen nach vorn. (1) Beugen Sie das linke
  Knie so weit, bis es in der Wade zieht, und
  lehnen Sie sich dann mit dem Rumpf zurück, bis Sie das Ziehen auch in der Leiste
  spüren. (2) Zum Gegenspannen drücken
  Sie den rechten Vorfuß gegen den Boden.

Schritt 2: Ausfallschritt

- Bleiben Sie so stehen und setzen Sie dann
  Ihr rechtes Knie auf den Boden. (3)

Schritt 3: Wiederholen Sie Schritt 1.

- Wiederholen Sie, nachdem diese Seite fertig ist, alle drei Schritte dieser Position für
  die andere Seite.

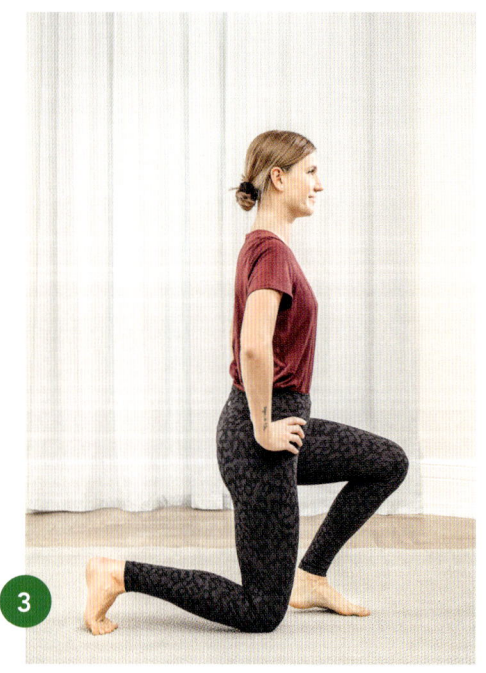

8. POSITION

Schritt 1: Rumpf und Armstrecker

- Legen Sie in Bauchlage den linken Arm in Verlängerung des Körpers nach vorn. Beugen Sie den Ellbogen, sodass Sie die linke Hand auf die linke Schulter legen können. Nun drücken Sie mit der rechten Hand das linke Handgelenk nach unten und die linke Achselhöhle gegen den Boden. (1) Gegenspannen, als wollten Sie den linken Ellbogen heben und gleichzeitig strecken. Die Dehnung spüren Sie in der Schulter und/oder im Oberarm.

Schritt 2: Vierfüßlerstütz

- Beugen Sie auf allen vieren die Arme und gehen Sie mit der Nase bis zum Boden in den Liegestütz. (2) Laufen Sie mit den Händen so weit nach vorn, wie es Ihre Kraft zulässt, um sich herunterlassen und wieder hochdrücken zu können. (3) Gehen Sie aber maximal so weit nach vorn, bis die Arme senkrecht stehen und die Knie voll gestreckt sind (Liegestützposition).

Schritt 3: Wiederholen Sie Schritt 1.

- Führen Sie Schritt 1 zunächst für beide Seiten aus, üben Sie dann Schritt 2 und wiederholen Sie danach in Schritt 3 noch einmal Schritt 1 für beide Seiten.

TIPPS & HINTERGRÜNDE

Freuen Sie sich über zunehmende Beweglichkeit in dieser Position. Sie ist einer der Hauptgründe für schmerzfreie, bewegliche Schultern.

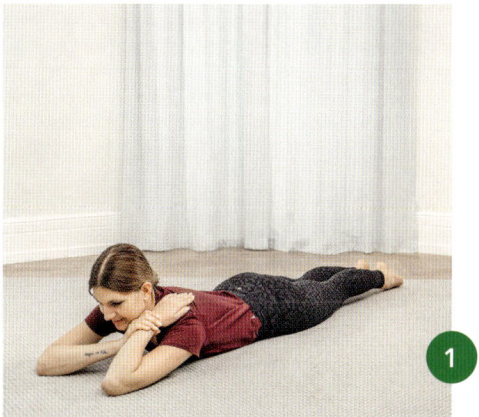

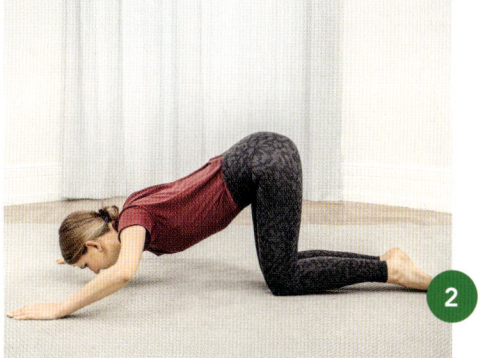

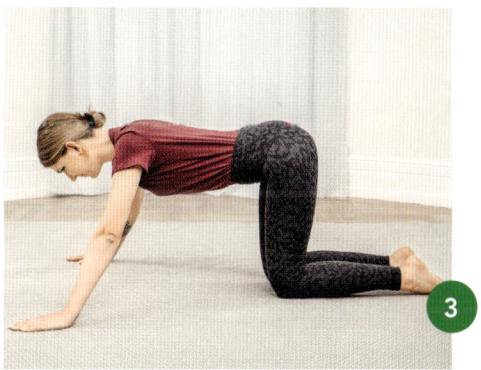

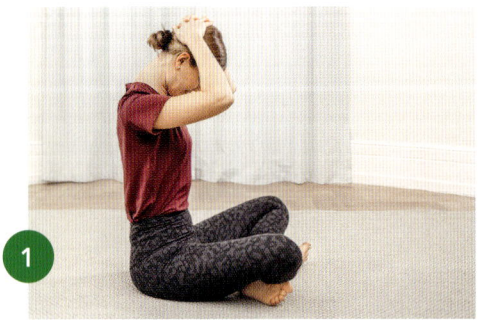

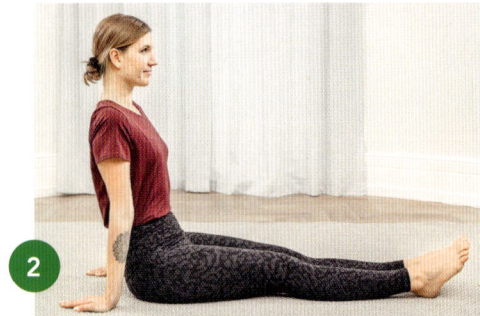

9. POSITION

Schritt 1: Rumpf und Nacken

- Sie sitzen im Schneidersitz auf dem Boden und stellen Lenden- und Brustwirbelsäule gerade, indem Sie das Brustbein anheben. Ziehen Sie mit den Fingerspitzen am oberen hinteren Kopfende den Kopf zunehmend nach vorn, ohne den obere Rücken mitzubeugen. (1) Zum Gegenspannen drücken Sie den Kopf nach oben hinten. Die Dehnung spüren Sie im Nacken und/oder dem oberen Rücken.

Schritt 2: Rückwärtsstütz

- Strecken Sie die Beine auf dem Boden aus und stützen Sie sich mit den Händen neben dem Gesäß ab. (2) Heben Sie nun das Becken nach vorn und oben. (3)

Schritt 3: Wiederholen Sie Schritt 1.

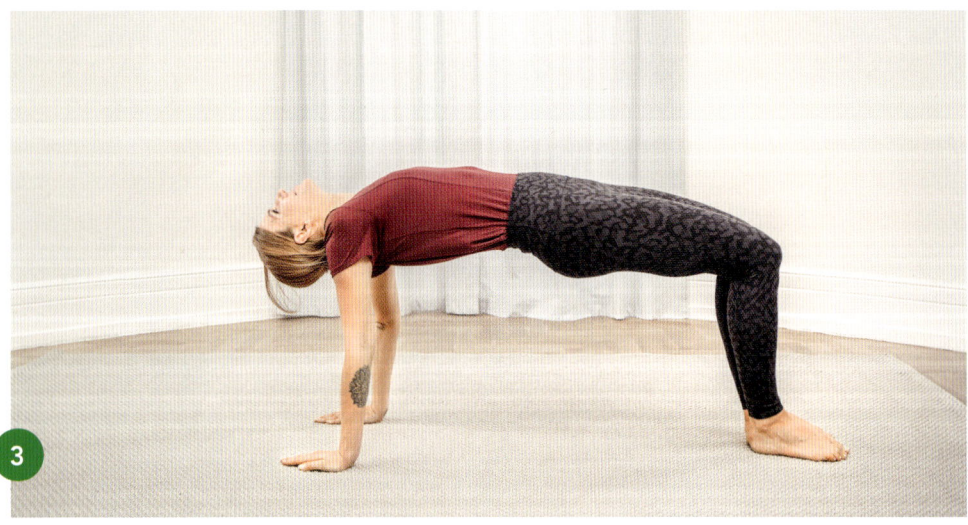

10. POSITION

Schritt 1: Rumpf und Körperseiten

- Stellen Sie Ihren rechten Fuß hinter dem linken nach links, schieben Sie das Becken nach rechts und ziehen Sie den rechten Arm mit dem Schultergürtel nach links. (1) Zum Gegenspannen drücken Sie mit dem rechten Bein nach rechts. Die Dehnung spüren Sie am rechten äußeren Oberschenkel, an der rechten Hüfte, Taille und/oder an der Schulter.

Schritt 2: Seitlicher Unterarmstütz

- Gehen Sie auf den Boden und begeben Sie sich in den seitlichen Unterarmstütz. (2) Legen Sie den linken Fuß auf das rechte Fußgelenk und heben Sie Ihr Becken so weit wie möglich an. (3)

Schritt 3: Wiederholen Sie Schritt 1.

- Wiederholen Sie, nachdem diese Seite fertig ist, noch einmal alle drei Schritte dieser Position für die andere Seite.

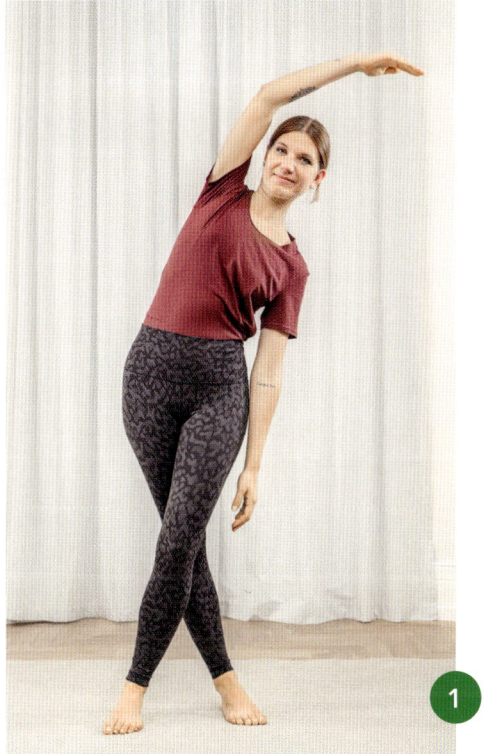

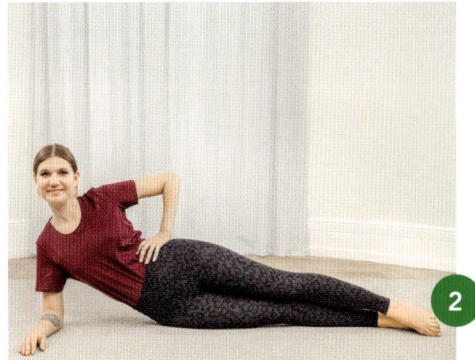

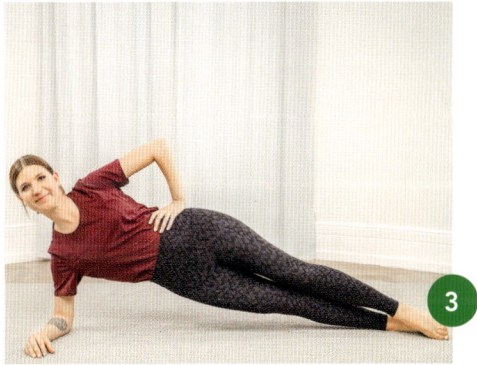

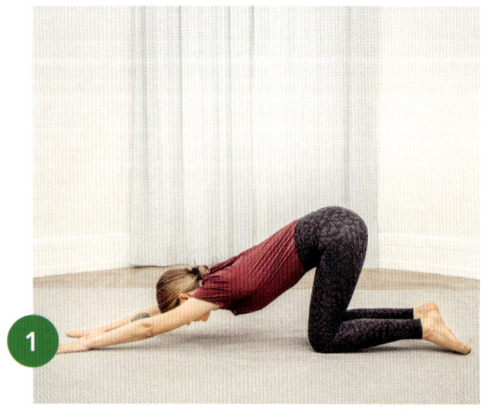

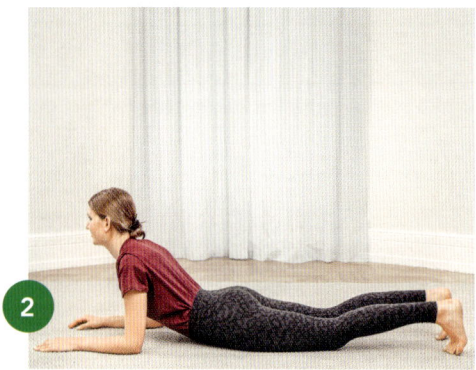

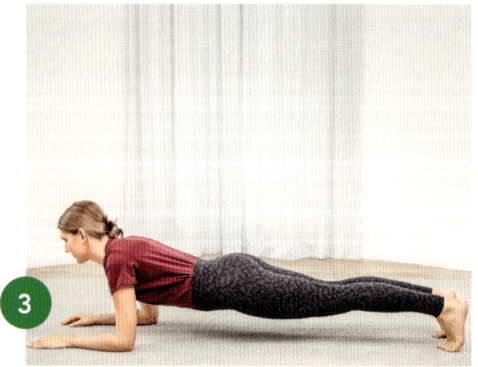

11. POSITION

Schritt 1: Rumpf, Schulter und Rücken

- Laufen Sie im Vierfüßlerstand mit beiden Händen so weit nach vorn, dass Sie bei gestreckten Ellbogen und senkrechten Oberschenkeln Ihr Brustbein zum Boden senken können. Ihre abgespreizten Daumen berühren sich. (1) Ziehen Sie nun mit vollständig geraden Ellbogen das Brustbein Richtung Knie. Zum Gegenspannen drücken Sie beiden Hände gegen den Boden. Die Dehnung spüren Sie in den Schultern, den Armen und/oder im Rücken.

Schritt 2: Unterarmstütz

- Begeben Sie sich in den Unterarmstütz mit abgelegtem Rumpf (2) und heben Sie Ihr Becken, bis Ihr Körper eine gerade Linie bildet. (3)

Schritt 3: Wiederholen Sie Schritt 1.

TIPPS & HINTERGRÜNDE

Machen Sie diese Übung bewusst regelmäßig und hören Sie nicht mehr auf damit, vor allem wenn Sie sich eine bessere Haltung antrainieren möchten. Sie müssen sehr exakt darauf achten, dass Ihre Ellbogen vollständig gestreckt sind. Dann trägt Ihre Positionierung der Schulter mehr und mehr dazu bei, dass Sie von verkürzten Muskeln und Faszien an Ihrer Vorderseite nicht mehr so in den Rundrücken gezogen werden. Wenn Sie die Haltungskorrektur beschleunigen möchten, können Sie diese Dehnung ruhig noch ein weiteres Mal am Tag als Einzelübung machen.

12. POSITION
Schritt 1: Rumpf und ganzer Körper

- Stellen Sie sich seitlich mit der linken Schulter an eine Wand, das Gewicht gleichmäßig auf beide Füße verteilt. Greifen Sie mit der rechten Handfläche an die Wand und mit dem linken Zeigefinger an die rechte Seite des Unterkiefers. Ziehen Sie sich mit beiden Händen in die Linksrotation des Rumpfs und des Kopfs. (1) Zum Gegenspannen versuchen Sie, den Rumpf und den Kopf nach rechts zu drehen. Die Dehnung spüren Sie in den Knien, den Hüften, im Rücken, in der Taille, in den Schultern und/oder im Nacken.
- Wiederholen Sie diese Dehnung für die Rechtsrotation.

Schritt 2: Rotieren

- Stellen Sie sich mit schulterbreit geöffneten Beinen frei in den Raum. Strecken Sie Ihren linken Arm horizontal zur Seite und legen Sie die rechte Hand auf die linke Brust. Drehen Sie Ihren Oberkörper so weit wie möglich nach links – der Kopf geht mit. (2) Wechseln Sie nun die Richtung und drehen Sie nach rechts. (3)

Schritt 3: Wiederholen Sie Schritt 1.

TIPPS & HINTERGRÜNDE

Diese Rotationen sind ein »Festmahl« für Ihre Bandscheiben. Sie werden dabei ganzflächig ausgedrückt wie ein Schwamm, sodass »Abfall« ausschwemmt. Anschließend saugen Sie sich wieder mit frischen Nährstoffen voll.

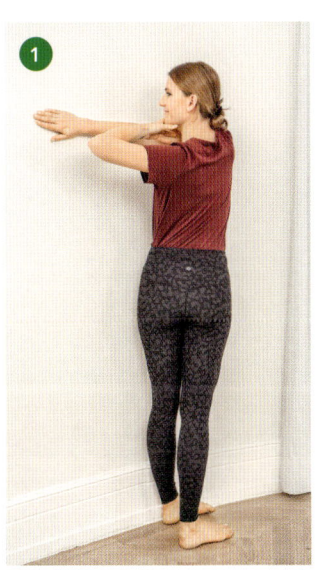
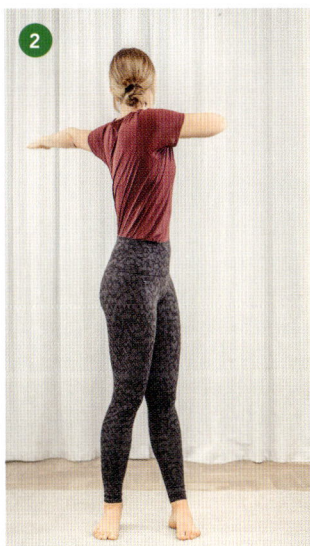
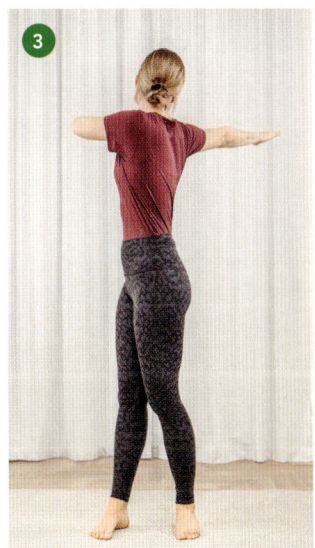

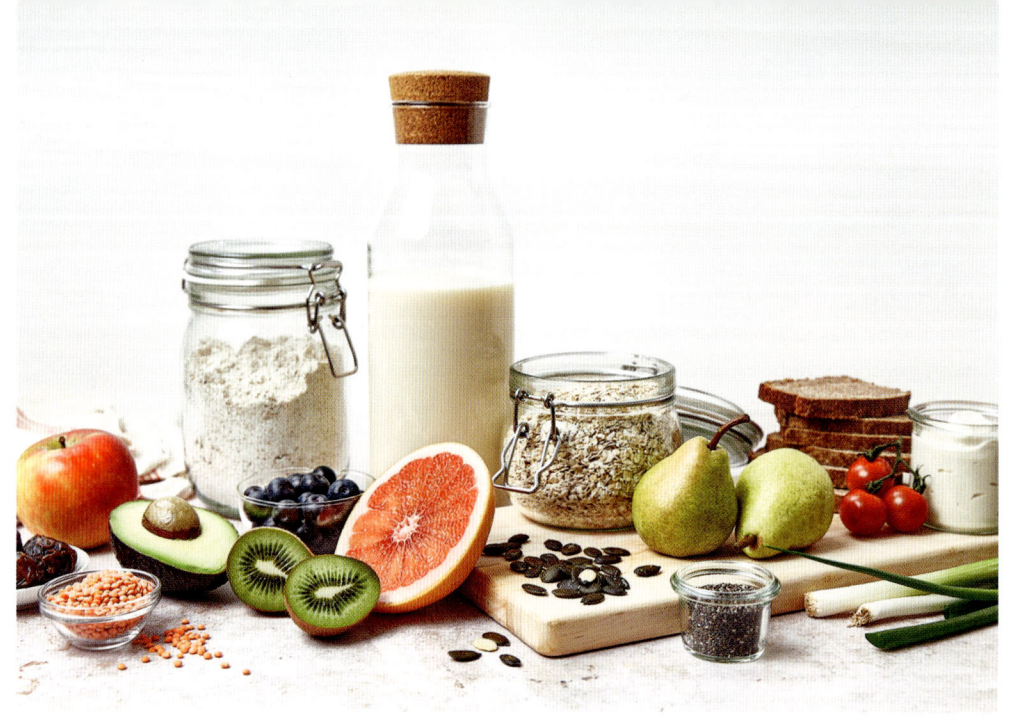

ERSTE MAHLZEIT

Sie starten den Tag mit einem vitalstoffreichen Smoothie, Frischkost, einem wärmenden Brei oder Müsli. Dadurch wird der Magen-Darm-Trakt nach der nächtlichen Fastenphase nicht gleich überfordert und außerdem kann Ihr Körper die gesunden Nähr- und Vitalstoffe jetzt besonders gut aufnehmen. Außerdem bringen die enthaltenen Ballaststoffe die Verdauung sanft wieder in Schwung.

Genauso wichtig ist gerade in der Früh, die Nahrung gut zu zerkleinern – alles andere ist Schwerstarbeit für den Verdauungstrakt. Das gilt übrigens nicht nur für die köstlichen Brote und Brötchen, deren Rezepte Sie ab **Seite 95** finden, sondern auch für Smoothies, Bowls und Breie, auch wenn diese durch ihre flüssige beziehungsweise weiche Konsistenz gern dazu einladen, sie einfach so runterzuschlucken. Um bewusst zu genießen, hilft es, sie mit einem kleinen Löffel zu essen und jeden »Bissen« achtsam zu kauen. Dadurch essen Sie übrigens auch automatisch sehr viel langsamer. Und Sie wissen ja: Es dauert eine Weile, bis die Sattsignale aus dem Magen ans Gehirn gesendet werden. Zudem kann zu schnelles Essen Heißhungerattacken auslösen, die die Ernährungsumstellung unnötig schwer machen.

NICHT GLEICH MIT ZUCKER BEGINNEN

Zwar enthalten alle Frühstücke auf den folgenden Seiten gesunde Kohlenhydrate in Form von Obst und/oder Vollkorngetreide. Worum es aber in erster Linie geht, sind die Ballaststoffe darin. Sie machen nicht nur satt, sondern auch fit. Hände weg heißt es dagegen von fertigen Müslimischungen und Granolas. Denn die sind fast immer wahre Zuckerbomben. Wenn Sie gern Süßes essen, sollten Sie lieber auf die natürliche Süße von Früchten oder auf Selbstgemachtes setzen. In diesem Kapitel finden Sie viele gesunde und leckere Ideen.

Aber auch die Menge macht's. Überfordern Sie Ihr Verdauungssystem nicht gleich mit der ersten Mahlzeit. Sonst ist der Körper die nächsten Stunden erst einmal mit Verdauungsarbeit beschäftigt und Sie haben nur noch wenig Energie für die anderen Sachen, die so anstehen.

WANN WIRD GEFRÜHSTÜCKT?

Sind Sie ein Frühstückstyp, ist es meist am einfachsten, wenn die erste Mahlzeit etwa zwischen acht und zehn Uhr ein »echtes« Frühstück ist. Vier Stunden später ist dann – pünktlich zur Mittagspause – Zeit für die zweite Mahlzeit. Das dritte Mal sollten Sie entsprechend bis spätestens acht Stunden darauf gegessen haben, damit danach die 16-stündige Fastenphase beginnen kann. Wenn Sie morgens einfach keinen Hunger haben, müssen Sie sich aber nicht zwingen. Das Frühstück ist kein Muss. Absolvieren Sie lieber Ihr Sportprogramm, als sich zum Essen zu zwingen. Das schenkt Ihnen ebenfalls viel Energie und obendrauf das gute Gefühl, dass Sie etwas für sich getan haben.

Damit Sie Ihren Magen-Darm-Trakt nicht überfordern, wenn Sie erst mittags mit dem Essen beginnen wollen, starten Sie, um den Magen-Darm-Trakt nicht zu überfordern, mit einem leckeren Smoothie (Rezepte finden Sie ab **Seite 84**) und hängen dann nach 30 bis 60 Minuten direkt die zweite Mahlzeit an, für die Sie ab **Seite 110** viele abwechslungsreiche Rezeptideen finden.

Wenn Sie morgens nicht essen, können Sie auch die letzte Mahlzeit weiter nach hinten verschieben. Das ist zum Beispiel praktisch, wenn Sie einmal eingeladen sind. Aber: Auch wenn Sie das 16-stündige Fastenintervall einhalten würden, sollten Sie nicht später als 20 Uhr essen, damit Ihr Körper vor dem Schlafen noch genug Zeit zum Verdauen hat.

GRÜNER-APFEL-SMOOTHIE

VITALSTOFFBOOSTER · DEUTSCHLAND

1 grüner Apfel (z. B. Gravensteiner oder Cox Orange) • 1 Kiwi • ½ Banane • 1 Mini-Salatgurke • 50 g junger Blattspinat • 3 Stiele Minze • Saft von 1 Limette • 2 TL Leinöl

Für 2 Gläser (à 350 ml) • 10 Min. Zubereitungszeit
Pro Portion: ca. 160 kcal • 2 g E • 6 g F • 22 g KH • 5 g BST

1. Apfel waschen, vierteln, vom Kerngehäuse befreien und würfeln. Kiwi und Banane schälen und grob schneiden. Gurke waschen, putzen und würfeln. Spinat verlesen, waschen und abtropfen lassen. Minze abbrausen, abzupfen und etwas zum Garnieren beiseitelegen.
2. Alle Zutaten mit dem Limettensaft, Leinöl und 250 ml Wasser in einen Standmixer geben und cremig mixen. In Gläser füllen, mit Minze garnieren und frisch servieren.

PAPAYA-MÖHREN-SMOOTHIE

FRUCHTIG-HERB · VIETNAM

200 g reife Papaya • 100 g Möhre • 1 rosa Grapefruit • 1 daumengroßes Stück Ingwer • 1 Medjoul-Dattel (entsteint) • Saft von ½ Zitrone • 2 TL Hanföl • 250 ml gekühltes Kokoswasser

Für 2 Gläser (à 350 ml) • 10 Min. Zubereitungszeit
Pro Portion: ca. 200 kcal • 3 g E • 6 g F • 29 g KH • 6 g BST

1. Papaya schälen, die runden Kerne mit einem Esslöffel herausschaben und das Fruchtfleisch in Stücke schneiden. Möhre waschen, schälen und klein würfeln. Grapefruit schälen und in Schnitze teilen. Ingwer schälen und würfeln. Medjoul-Dattel ebenfalls grob schneiden.
2. Alle Zutaten mit dem Zitronensaft, dem Hanföl und dem Kokoswasser in einen Standmixer geben und cremig pürieren. In Gläser füllen und frisch servieren.

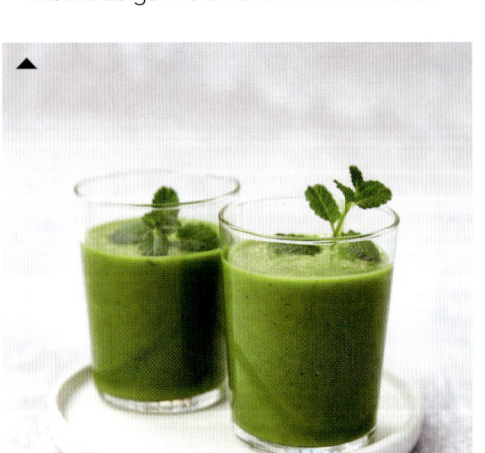

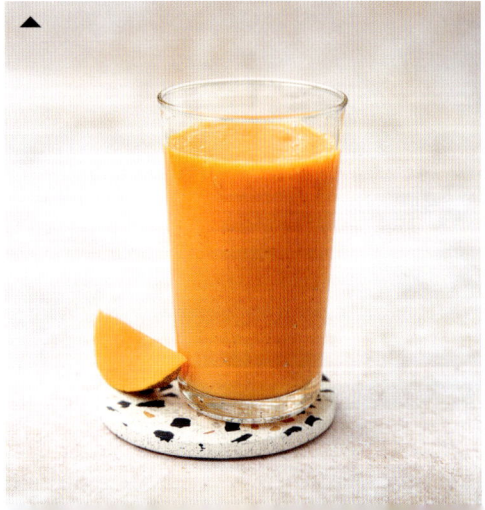

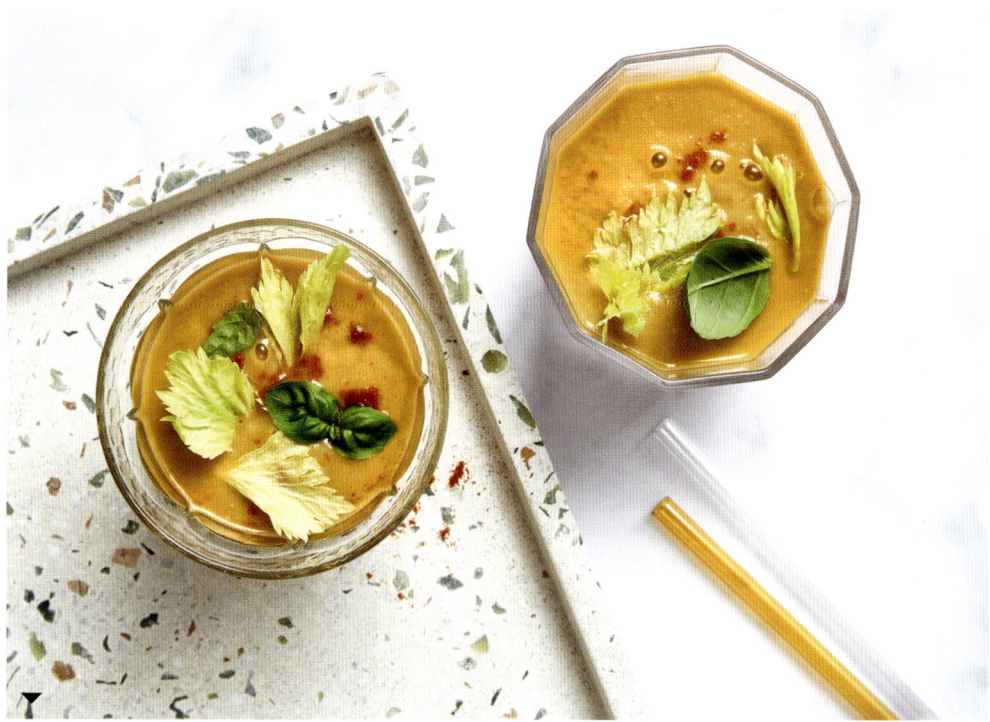

TOMATEN-AVOCADO-SMOOTHIE

CREMIG-PIKANT • MEXIKO

250 g reife Tomaten • 1 rote Spitzpaprika •
½ kleine reife Avocado • 1 Stange Staudensellerie
(mit Grün) • 1 kleine Frühlingszwiebel • 12 Basi-
likumblätter • 1 EL Zitronensaft • Meersalz •
2 Msp. Cayennepfeffer

Für 2 Gläser (à 350 ml) • 10 Min. Zubereitungszeit
Pro Portion: ca. 100 kcal • 3 g E • 5 g F • 8 g KH •
5 g BST

1. Tomaten waschen und vierteln. Spitzpaprika längs halbieren, putzen, waschen und grob schneiden. Avocado entkernen, Fruchtfleisch aus der Schale lösen. Staudensellerie und Frühlingszwiebel waschen, putzen und samt Grün in grobe Stücke schneiden. Basilikumblätter abbrausen und trocken schütteln. 4 Blätter beiseitelegen.

2. Alles mit Zitronensaft, Salz, Cayennepfeffer und 200 ml Wasser im Standmixer cremig pürieren. In Gläser füllen und mit Basilikum dekorieren. Sofort servieren.

BEEREN-MANDEL-SMOOTHIE

SOMMERFRISCHE • DEUTSCHLAND

150 g gemischte Beeren (frisch oder tiefgekühlt; z. B. Brombeeren, Himbeeren, Heidelbeeren) • ½ Banane • 2 Stiele Basilikum • 100 g Joghurtalternative aus Mandeln • 2 EL Zitronensaft • ½ TL gemahlene Bourbon-Vanille • 300 ml Mandeldrink (ungesüßt) • 4 Eiswürfel • 2 TL Reissirup (nach Belieben)

Für 2 Gläser (à 350 ml) • 10 Min. Zubereitungszeit
Pro Portion: ca. 100 kcal • 2 g E • 4 g F • 12 g KH • 3 g BST

1. Frische Beeren verlesen, vorsichtig abbrausen und trocken tupfen. TK-Beerenobst auftauen lassen – am besten über Nacht im Kühlschrank. Banane schälen und in Stücke schneiden. Basilikum kurz abbrausen, trocken schütteln und die Blätter abzupfen.

2. Alle Zutaten mit Joghurtalternative, Zitronensaft, Vanille, Mandeldrink und Eiswürfeln in einen Standmixer geben und cremig pürieren. Nach Belieben mit Reissirup süßen und dann in Gläser füllen und sofort servieren.

TIPP

Wer es exotisch mag, mixt den Drink mit Papaya und Kokosdrink (ungesüßt) statt mit Beeren und Mandeldrink und aromatisiert mit 1 TL frisch geriebenem Ingwer statt Vanille.

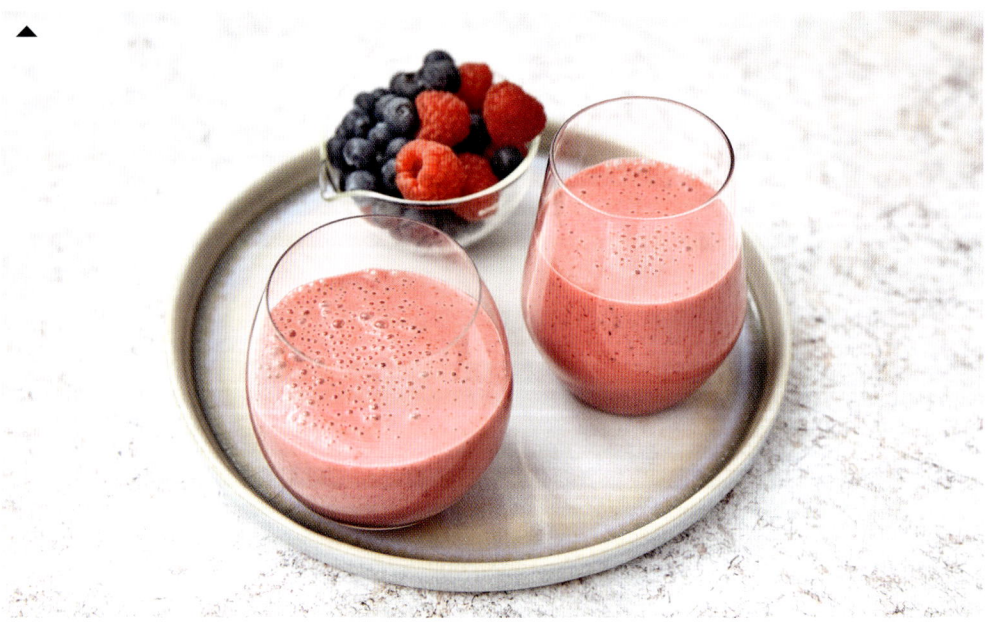

KURKUMA LATTE

AYURVEDISCH UND WÄRMEND • INDIEN

1 daumengroßes Stück Kurkuma (oder 1 TL Kurkumapulver) • 1 daumengroßes Stück Ingwer • 2 Msp. frisch geriebene Muskatnuss • 700 ml Sojadrink (ungesüßt) • 2 TL Reissirup • 1 TL Zimt

Für 2 Tassen (à 350 ml) • 10 Min. Zubereitungszeit
Pro Portion: ca. 140 kcal • 12 g E • 4 g F • 12 g KH • 4 g BST

1. Kurkuma und Ingwer schälen und fein reiben, dabei am besten Einweghandschuhe tragen, da die Gelbwurz stark färbt. Beides mit 100 ml Wasser und der geriebenen Muskatnuss in einem kleinen Topf verrühren, einmal aufkochen und bei milder Hitze weitere 2–3 Min. leise köcheln lassen, bis sich eine cremige Paste bildet. Den Topf vom Herd nehmen.

2. Den Sojadrink erhitzen. Kurkuma-Ingwer-Gewürzpaste, Reissirup, 2 Msp. Zimt und Kokosöl unterrühren und ca. 2 Min. bei milder Hitze köcheln lassen.

3. Kurkuma Latte in Tassen füllen, mit restlichem Zimt bestäuben und heiß servieren.

TIPP

Muskatnuss wirkt antibakteriell und verdauungsfördernd. In Milch kurz aufgekocht lösen sich die fettlöslichen Substanzen, denen beruhigende Eigenschaften zugeschrieben werden.

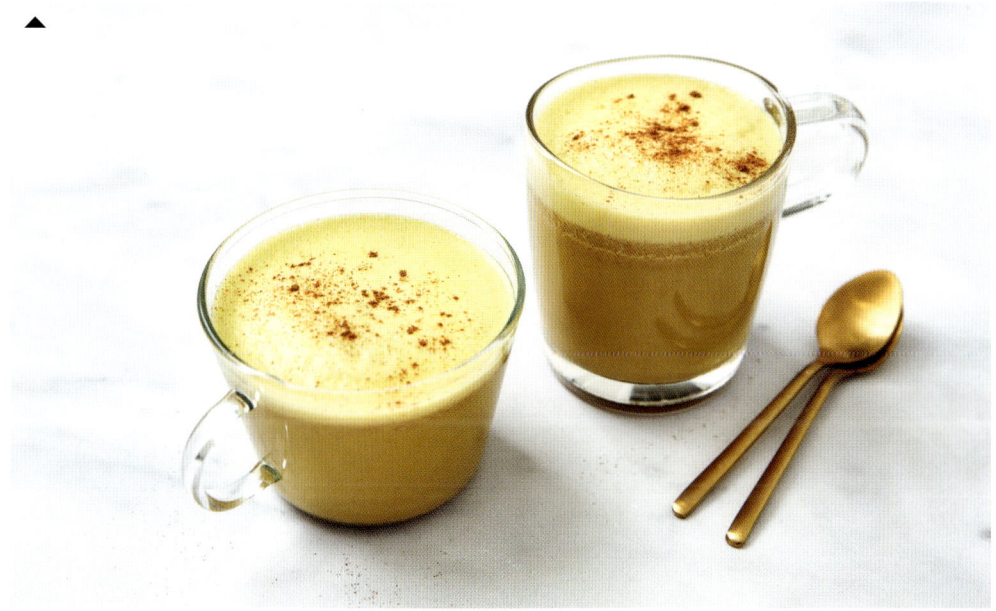

BUNTE SMOOTHIE-BOWL MIT MATCHA

ZUM WACHWERDEN • USA

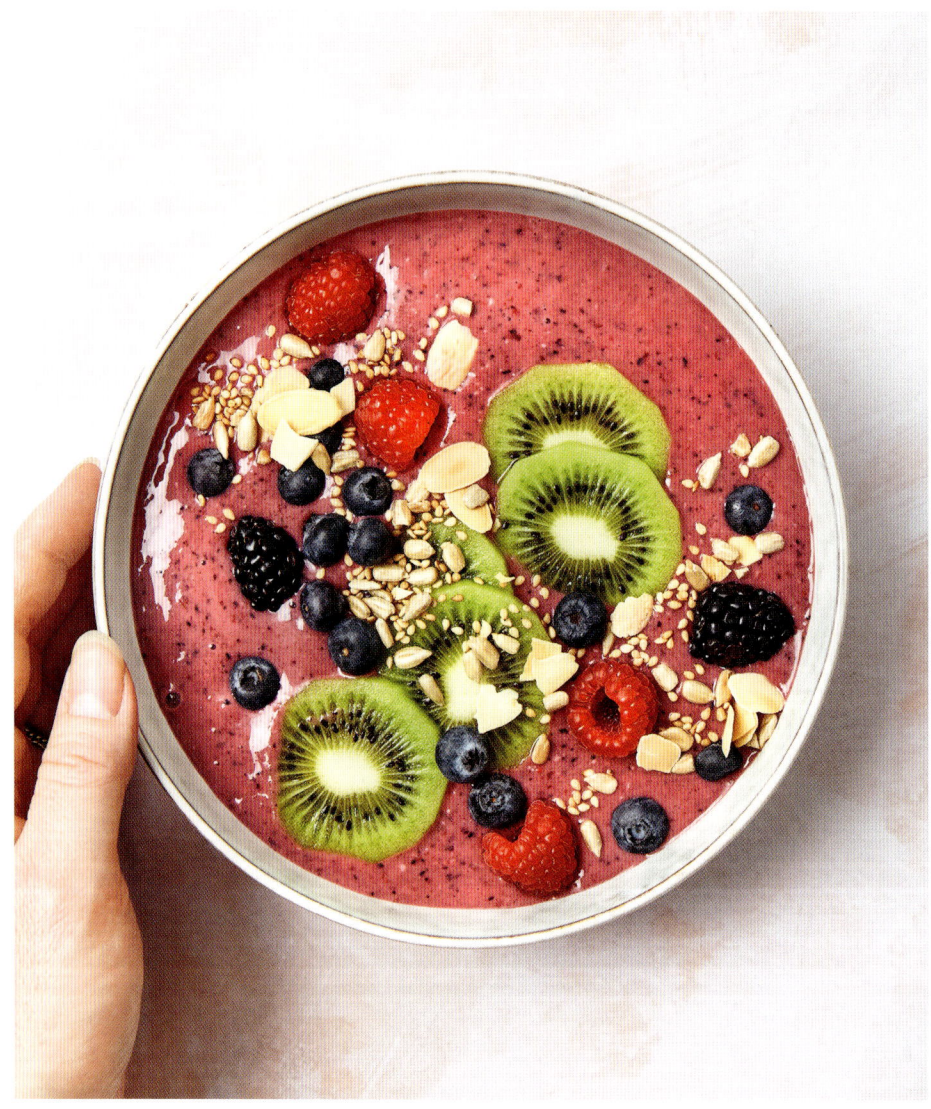

*1 EL ungeschälter Sesam • 1 EL Mandelblättchen •
1 EL Sonnenblumenkerne • 150 g gemischte Beeren
(frisch oder tiefgekühlt; z. B. Heidelbeeren, Himbeeren, Rote Johannisbeeren) • 3 Kiwis • ½ Banane • 3 EL zarte Haferflocken • Saft von ½ Limette •
1 TL Matchapulver (siehe Info) • 300 ml Sojadrink
(ungesüßt) • 2 TL Reissirup*

*Für 2 Personen • 20 Min. Zubereitungszeit
Pro Portion: ca. 350 kcal • 13 g E • 10 g F •
41 g KH • 13 g BST*

1. Sesam, Mandeln und Sonnenblumenkerne
   in einer Pfanne ohne Fett bei mittlerer Hitze rösten. Vom Herd nehmen und auf einem Teller abkühlen lassen.
2. Die Beeren verlesen, kurz abbrausen und
   trocken tupfen, tiefgekühlte Beeren ca.
   10 Min. antauen lassen. Die Hälfte der
   Beeren zum Garnieren beiseitelegen. Kiwis
   schälen, eine Frucht in Scheiben schneiden
   und auf die Seite legen, die übrigen Kiwis
   in Stücke schneiden. Banane schälen und
   grob schneiden.
3. Beeren, Kiwi- und Bananenstücke, Haferflocken, Limettensaft und Matchapulver
   mit dem Sojadrink in einen Standmixer
   geben und erst auf niedriger, dann auf
   höchster Stufe dickcremig pürieren. Sollte
   der Smoothie zu dickflüssig sein, einfach
   noch etwas kaltes Wasser zugeben und
   alles noch mal kurz mixen. Mit dem Reissirup süßen.
4. Den Smoothie in zwei Bowls (Schalen) verteilen. Mit den Kiwischeiben und den restlichen Beeren dekorieren. Den Kernemix
   auf die Bowl streuen und servieren.

GESUNDHEITSWISSEN

Mit Matcha tut man sich immer etwas Gutes: Die pulverisierten Grün-
teeblätter der kostbaren Tencha-
pflanze aus Japan enthalten reichlich
antioxidative Polyphenole. Diese sekundären Pflanzenstoffe unterstützen unter anderem das Abnehmen,
indem sie den Kohlenhydratstoffwechsel positiv beeinflussen, und
wirken entzündungshemmend. Matcha schmeckt leicht bitter und ist
aufgrund des hohen Teingehalts ein
echter Wachmacher.

SKYR-SMOOTHIE-BOWL MIT BIRNE

POWERMIX • ISLAND

20 g Nüsse nach Wahl (z. B. Haselnüsse, Walnüsse, Pekannüsse) • 2 kleine reife Birnen (z. B. Gute Luise; ca. 300 g) • 1 EL Zitronensaft • 250 g veganer Skyr • 50 g zarte Haferflocken • 100 ml Mandeldrink (ungesüßt) • ½ TL gemahlene Bourbon-Vanille • 150 g Erdbeeren • 2 TL Mohn • 2 TL Reissirup (nach Belieben)

Für 2 Personen • 20 Min. Zubereitungszeit
Pro Portion: ca. 370 kcal • 14 g E • 15 g F • 54 g KH • 11 g BST

1. Die Nüsse grob hacken und in einer Pfanne ohne Fett bei mittlerer Hitze rösten. Vom Herd nehmen und abkühlen lassen.

2. Die Birnen waschen, vierteln, entkernen. Vier Birnenviertel sofort mit dem Zitronensaft beträufeln, damit sie sich nicht bräunlich färben, und beiseitelegen. Übrige Birnenviertel grob würfeln und mit Skyr, Haferflocken, Mandeldrink und Vanille im Standmixer oder in einem hohen Rührgefäß mit dem Pürierstab cremig pürieren.

3. Den Smoothie auf zwei Bowls (Schalen) verteilen und ca. 5 Min. quellen lassen.

4. Inzwischen die Erdbeeren kurz abbrausen, putzen und je nach Größe halbieren oder vierteln. Birnenviertel in feine Scheiben schneiden.

5. Die Smoothie-Bowl mit Birnenscheiben, Erdbeeren, Nüssen und je 1 TL Mohn bestreuen. Nach Belieben mit je 1 TL Reissirup beträufeln und servieren.

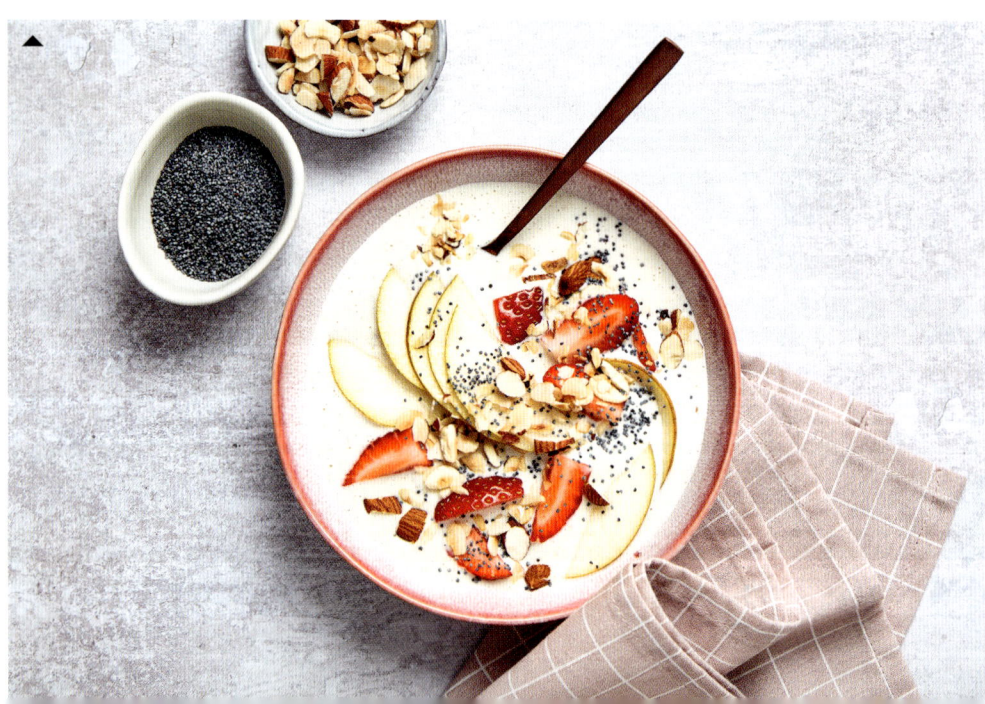

SCHOKO-CHIA-MÜSLI MIT BEEREN

MINERALSTOFFREICH • SÜDAMERIKA

*50 g Emmerflocken oder kernige Haferflocken •
2 EL Chiasamen • 1 EL Kakaopulver (schwach ent-
ölt) • 2 EL Mandeln • 100 g Heidelbeeren •
100 g Himbeeren • 150 ml Mandeldrink (ungesüßt) • 100 g Joghurtalternative aus Kokos, Soja
oder Mandeln • 2 TL Kakaonibs*

*Für 2 Personen • 20 Min. Zubereitungszeit
Pro Portion: ca. 350 kcal • 12 g E • 18 g F •
26 g KH • 15 g BST*

1. Flocken, Chiasamen und Kakaopulver
   in einer Schüssel mischen. Mit 200 ml
   kochendem Wasser übergießen und ca.
   10 Min. quellen lassen.

2. Inzwischen die Mandeln grob hacken und
   in einer Pfanne ohne Fett rösten. Vom
   Herd nehmen und abkühlen lassen.

3. Heidelbeeren und Himbeeren verlesen,
   kurz abbrausen und trocken tupfen. Mandeldrink unter die Flocken-Chia-Mischung
   rühren und auf zwei Müslischalen verteilen.
   Die Joghurtalternative daraufgeben. Mit
   den Beeren, den Mandeln und den Kakaonibs garnieren und servieren.

TIPP

Für ein Overnight-Müsli den Flocken-Chia-
Mix bereits am Vorabend mit Wasser und
Mandeldrink verrühren und über Nacht zugedeckt im Kühlschrank quellen lassen. Am
nächsten Morgen mit Joghurt, Beeren, Mandeln und Kakaonibs toppen. Fertig!

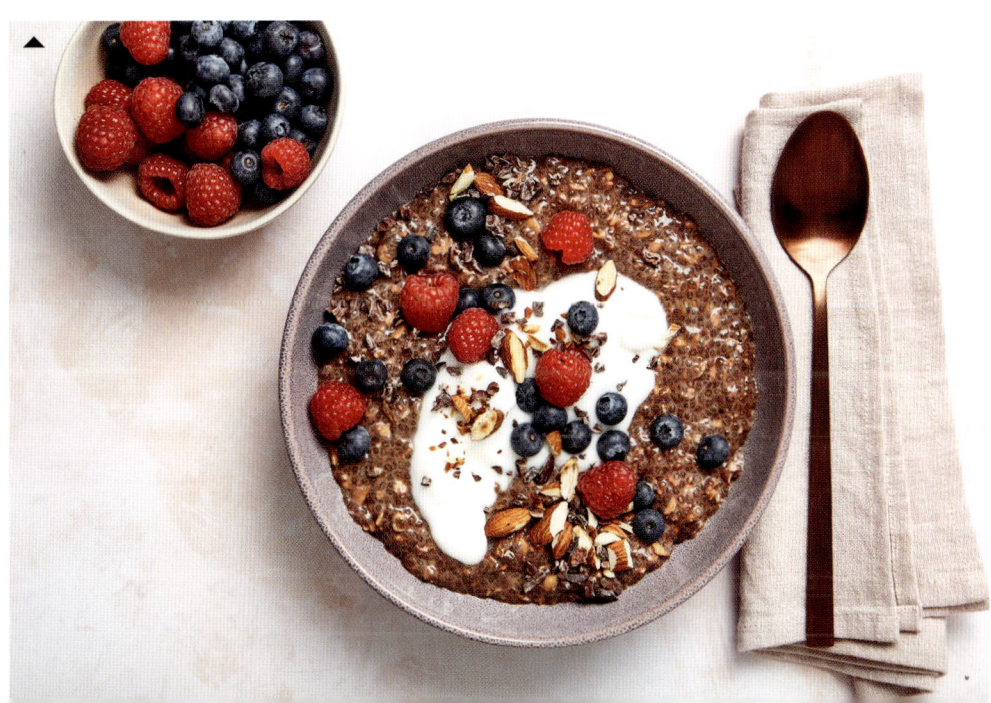

KASTANIEN-MANDEL-PORRIDGE

40 g Kastanienmehl • 2 EL zarte Haferflocken •
1 EL geschroteter Leinsamen • ½ TL Zimt •
250 ml Mandel- oder Sojadrink (ungesüßt) •
50 g gegarte Maronen (vakuumverpackt) •
1 EL Walnusskerne • 2 blaue Feigen • 1 klei-
ner Apfel (z. B. Elstar) • 50 g grüne Weintrauben •
200 g Joghurtalternative aus Mandeln

Für 2 Personen • 20 Min. Zubereitungszeit
Pro Portion: ca. 380 kcal • 7 g E • 12 g F • 54 g KH •
12 g BST

1. Kastanienmehl, Haferflocken, Leinsamen, Zimt, Mandel- oder Sojadrink und 150 ml Wasser in einem Topf unter Rühren aufkochen. Bei milder Hitze und ständigem Rühren 3–4 Min. köcheln lassen. Dann das Porridge auf dem abgeschalteten Herd ca. 10 Min. quellen lassen.

2. Inzwischen Maronen und Walnüsse grob hacken und in einer Pfanne ohne Fett bei mittlerer Hitze rösten. Vom Herd nehmen und abkühlen lassen.

3. Die Feigen waschen, putzen und in Spalten schneiden. Den Apfel waschen, vierteln, entkernen und in Stücke schneiden. Die Trauben abbrausen, von den Stielen zupfen und halbieren.

4. Die Hälfte der Joghurtalternative unter das Porridge mengen, auf tiefe Teller oder Schalen verteilen. Den übrigen Joghurt daraufgeben. Mit den Früchten belegen und mit der Maronenmischung bestreuen.

GESUNDHEITSWISSEN

Ob als Mehl oder gegart – Esskastanien oder Maronen bringen einen süßen und nussigen Geschmack in den Frühstücksbrei, zusätzlich süßen muss man also nicht. Zudem sorgt ihr großer Anteil an komplexen Kohlenhydraten für ein gutes Sättigungsgefühl. Infolgedessen steigt der Blutzuckerspiegel nur langsam an und bleibt lange stabil. Weitere Pluspunkte: Die Nussfrüchte polstern mit reichlich B-Vitaminen die Nerven und regulieren dank der hohen Konzentration an Kalium den Blutdruck und Herzschlag.

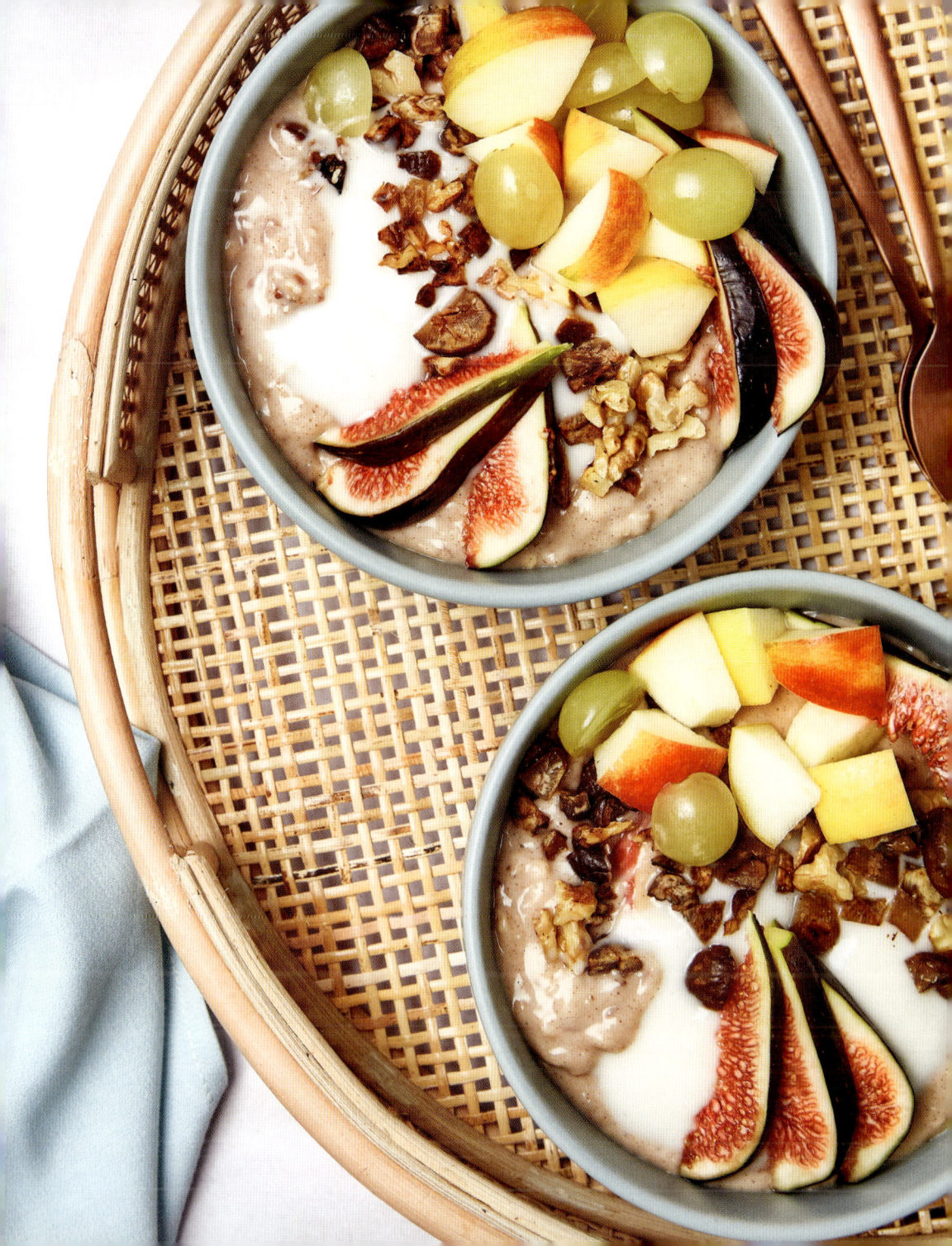

VOLLKORNPANCAKES MIT APRIKOSENQUARK

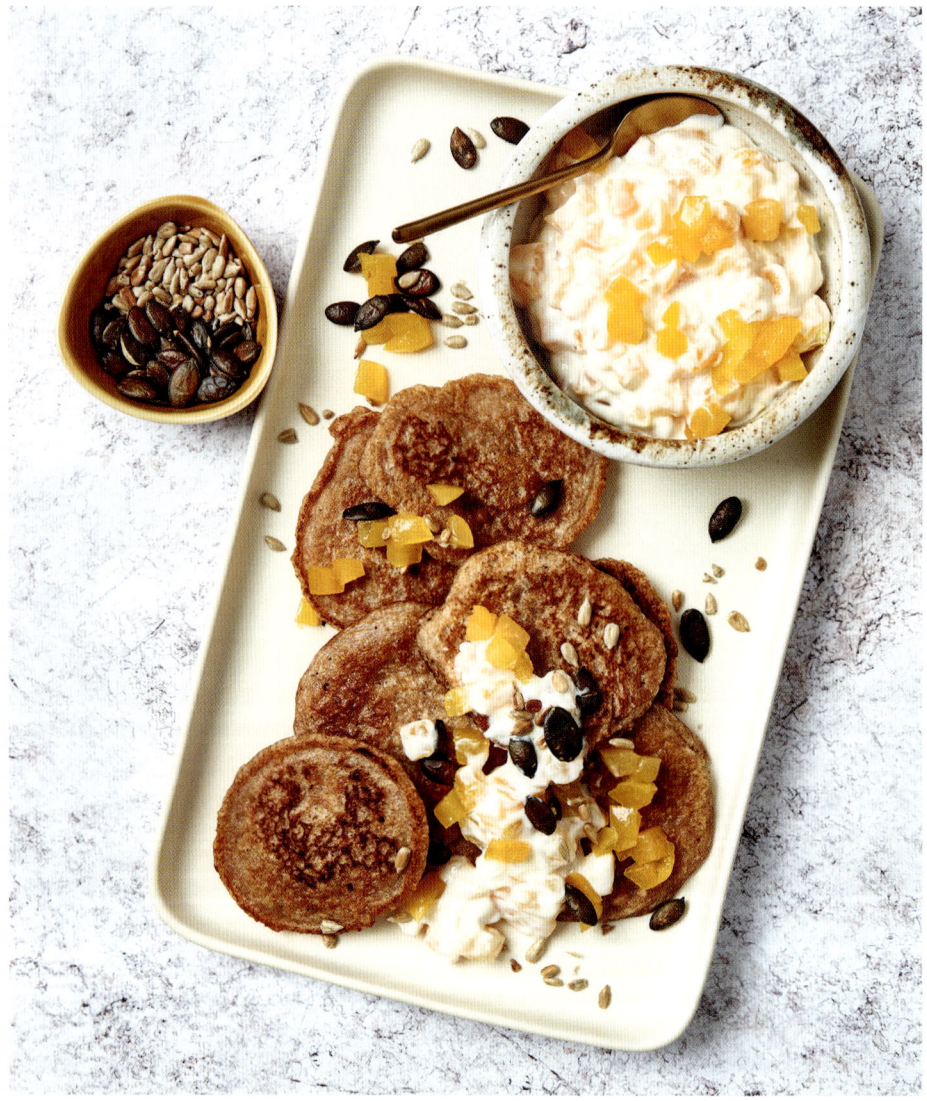

*Für die Pancakes: 80 g Dinkelvollkornmehl •
1 EL Flohsamenschalen • 2 TL Weinsteinbackpulver • 1 Prise Salz • 150 ml Haferdrink (ungesüßt) • 1 TL Haselnuss- oder Mandelöl • ½ TL gemahlene Bourbon-Vanille • 2 TL Yacon-Sirup
(siehe Info; ersatzweise Reissirup)• ½ EL Sonnenblumenkerne • ½ EL Kürbiskerne • 4 TL Rapsöl
Für den Quark: 200 g Aprikosen • ½ TL geriebene
Schale von 1 Bio-Zitrone • 100 g vegane Quarkalternative mit Soja oder Mandeln*

*Für 2 Personen • 30 Min. Zubereitungszeit
Pro Portion: ca. 400 kcal • 11 g E • 19 g F •
43 g KH • 9 g BST*

1. Mehl, Flohsamenschalen, Backpulver und
   Salz vermischen. Haferdrink, Nuss- oder
   Mandelöl, Vanille und Yacon-Sirup dazugeben, zu einem glatten, nicht zu flüssigen
   Teig verrühren und ca. 10 Min. quellen lassen. Anschließend 4–5 EL Wasser zufügen
   und den Teig nochmals durchrühren.
2. Inzwischen die Sonnenblumen- und Kürbiskerne in einer Pfanne ohne Fett bei mittlerer Hitze rösten. Vom Herd nehmen und
   abkühlen lassen.
3. Für den Quark die Aprikosen waschen, halbieren, entsteinen und in kleine Würfel
   schneiden. Die Hälfte davon mit der Zitronenschale unter den Quark rühren. Übrige
   Aprikosenwürfel beiseitelegen.

4. Den Backofen auf 80° vorheizen. In einer
   großen beschichteten Pfanne 2 TL Öl erhitzen. Aus der Hälfte des Teiges darin in
   4–5 Min. bei mittlerer bis starker Hitze
   4–5 Pancakes backen, dabei pro Pancake
   1 EL Teig in die Pfanne geben. Sobald der
   Rand der Pancakes bräunt, vorsichtig wenden und auf der anderen Seite weitere
   2–3 Min. backen. Herausnehmen und im
   Ofen warm halten. Restlichen Teig und Öl
   ebenso verarbeiten.
5. Zum Servieren die Pancakes mit dem Apri-
   kosenquark und den übrigen Aprikosen-
   stücken auf Tellern anrichten. Mit den ge-
   rösteten Kernen bestreut servieren.

GESUNDHEITSWISSEN

Yacon-Sirup ist ein Süßungsmittel
aus Südamerika und wird aus der
Yacon-Wurzel gewonnen. Dank der
hohen Konzentration an Fructose-
oligosacchariden (FOS), die ähnlich
wie das ebenfalls enthaltene Inulin
im Darm nicht verdaut werden, verhindert er einen zu starken Anstieg
des Blutzuckerspiegels. Dafür dienen
die FOS den gesunden Darmbakterien als Nahrung. Yacon-Sirup wirkt
somit als natürliches Präbiotikum.

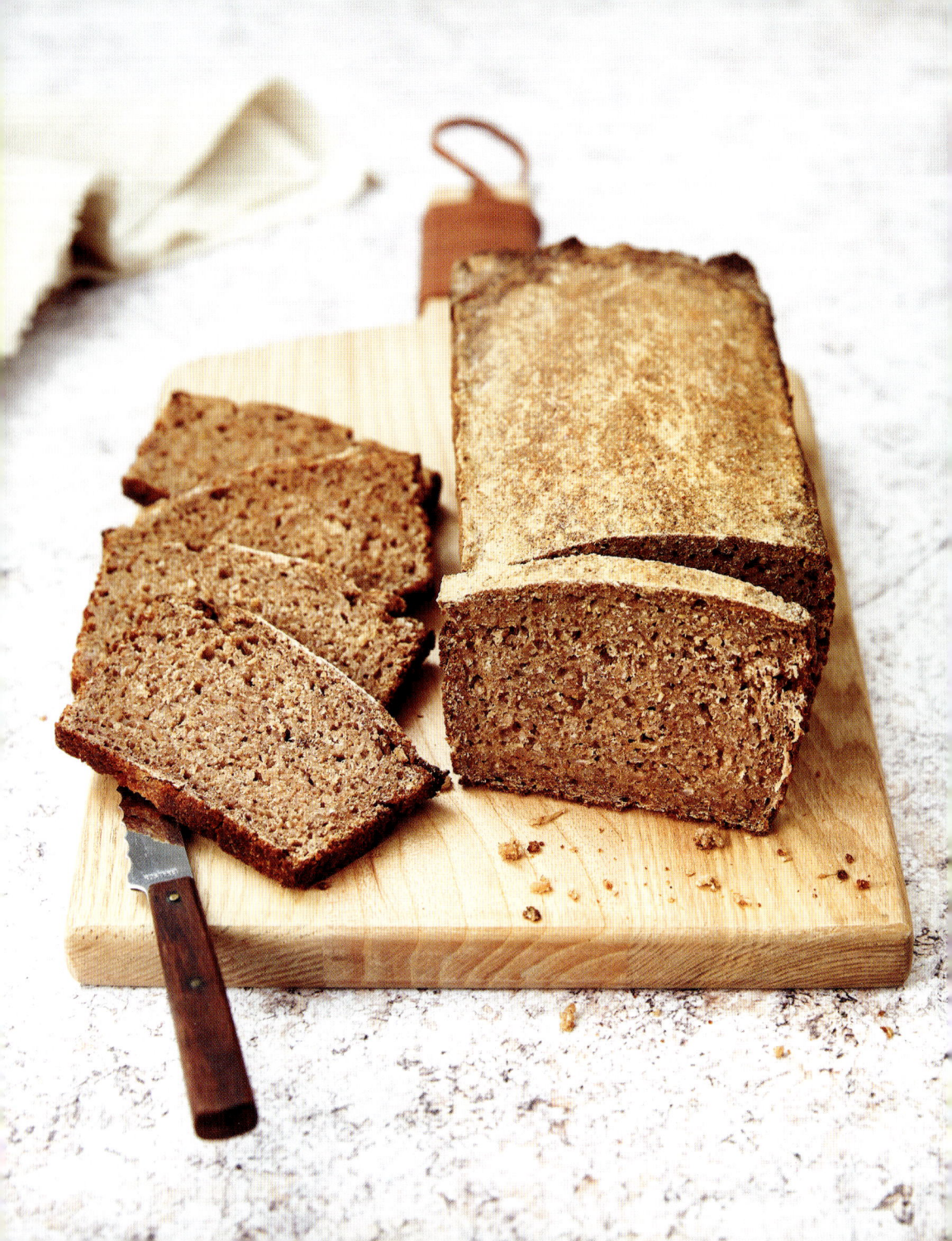

ROGGENSCHROTBROT MIT SAUERTEIG

HERZHAFTER KRAFTPROTZ • DEUTSCHLAND

400 g Roggenvollkornschrot • 100 g Roggenmehl (Type 1150) • ½ Würfel Hefe (21 g) • 1 TL Zuckerrübensirup • 150 g flüssiger Roggensauerteig (Frischebeutel) • 1 ½ TL Brotgewürzmischung • 2 TL feines Meersalz • 1 EL Apfelessig
Außerdem: Mehl zum Arbeiten und Bestäuben • Öl für die Form

Für 1 Laib (20 Scheiben) • 25 Min. Zubereitungszeit • 2 Std. Gehzeit • 1 Std. Backzeit
Pro Scheibe: ca. 100 kcal • 3 g E • 0,5 g F • 18 g KH • 3 g BST

1. Roggenschrot und -mehl in einer Schüssel mischen. In die Mitte eine Vertiefung drücken, Hefe hineinbröckeln und mit 50 ml lauwarmem Wasser und Zuckerrübensirup verrühren. Den Vorteig zugedeckt an einem warmen Ort ca. 15 Min. gehen lassen.

2. Dann 300 ml lauwarmes Wasser, Sauerteig, Brotgewürz, Salz und Essig zum Vorteig geben. Alle Zutaten mit den Knethaken des Handrührgeräts oder in der Küchenmaschine zu einem glatten, weichen Teig verarbeiten. Den Teig leicht mit Mehl bestäuben und zugedeckt an einem warmen Ort 1 Std. gehen lassen.

3. Den gegangenen Teig auf der gut bemehlten Arbeitsfläche kräftig durchkneten und in eine gefettete Kastenform (25 cm lang) füllen. Glatt streichen, mit Mehl bestäuben

und zugedeckt noch mal an einem warmen Ort 45 Min. gehen lassen, bis sich auf der Teigoberfläche kleine Risse bilden.

4. Inzwischen den Backofen auf 200° vorheizen. Den gegangenen Teig in der Form mit Wasser bestreichen und im Ofen (unteres Drittel) ca. 1 Std. backen.

5. Das Brot aus dem Ofen nehmen und ca. 5 Min. abkühlen lassen, dann vorsichtig aus der Form lösen und auf einem Kuchengitter vollständig auskühlen lassen.

GESUNDHEITSWISSEN

Der Sauerteig treibt den Teig natürlich auf, lockert und fermentiert gleichzeitig das Roggenmehl. Durch die »Vorverdauung« durch Sauerteigbakterien und -hefen ist Roggenbrot besser bekömmlich und gesünder. Die Phytinsäuren im Getreide werden abgebaut und die Bioverfügbarkeit von Mineralstoffen wie Zink, Kalzium und Magnesium erhöht sich, das heißt, die Mineralien werden im Darm besser aufgenommen. Die Sauerteigführung verlängert außerdem die Haltbarkeit, da die Milchsäurebakterien die Bildung von Schimmelkulturen hemmen.

BUCHWEIZEN-DINKEL-BROT

BALLASTSTOFFREICH • DEUTSCHLAND

250 g Dinkelvollkornmehl • 250 g Buchweizen-mehl • 50 g Leinsamen • 30 g Sonnenblumenkerne • 1 TL gemahlener Koriander • ½ TL gemahlener Kümmel • 2 TL feines Meersalz • ½ Würfel Hefe (21 g) • 100 g Joghurtalternative aus Hafer • 1 EL Apfelessig • 75 g flüssiger Sauerteig (Frischebeutel) Außerdem: Mehl zum Arbeiten

Für 1 Laib (18 Scheiben) • 25 Min. Zubereitungs-zeit • 1 ½ Std. Gehzeit • 45 Min. Backzeit
Pro Scheibe: ca. 135 kcal • 5 g E • 3 g F • 21 g KH • 3 g BST

1. Beide Mehlsorten mit Leinsamen, Sonnen-blumenkernen, Koriander, Kümmel und Salz in einer Schüssel gut vermischen.

2. Hefe zerbröseln, mit 200 ml lauwarmem Wasser, Joghurtalternative, Essig und Sauerteig verrühren und zur Mehlmischung geben. Alles mit den Knethaken des Hand-rührgeräts zu einem glatten Teig verarbei-ten und zugedeckt an einem warmen Ort 1 Std. gehen lassen.

3. Teig auf der bemehlten Arbeitsfläche noch einmal gut durchkneten. Falls er zu weich ist, noch etwas Dinkelmehl einarbeiten. Einen ovalen Laib formen und zugedeckt auf einem mit Backpapier belegten Back-blech 30 Min. gehen lassen.

4. Backofen auf 200° vorheizen. Teigober-fläche mit einem Messer mehrmals schräg ca. 1 cm tief einschneiden und den Laib im Ofen (mittlere Schiene) ca. 45 Min. backen.

5. Das Brot herausnehmen und auf einem Ku-chengitter abkühlen lassen.

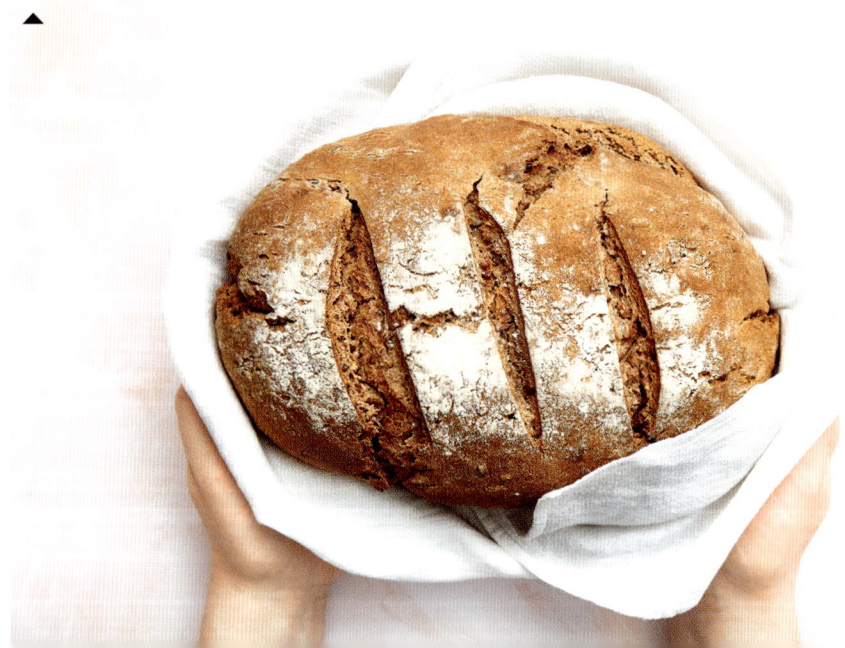

FRÜHSTÜCKS-BLITZBRÖTCHEN

WIE VOM BÄCKER • ÖSTERREICH

*250 g Dinkelvollkornmehl • 250 g Dinkelmehl
(Type 630) • 2 TL Weinsteinbackpulver • ½ TL feines Meersalz • 1 TL Reissirup • 1 EL Rapsöl •
2 TL ungeschälter Sesam • 1 TL Mohnsamen*

*Für 10 Brötchen • 20 Min. Zubereitungszeit •
15–20 Min. Backzeit*
*Pro Stück: ca. 190 kcal • 7 g E • 3 g F • 30 g KH •
3 g BST*

1. Backofen auf 200° vorheizen. Beide Mehlsorten, Backpulver und Salz vermischen. Reissirup, Rapsöl und 350 ml Wasser dazugeben und alles mit den Quirlen des Handrührgeräts oder in der Küchenmaschine zu einem glatten Teig verrühren.

2. Aus dem Teig mit feuchten Händen 10 Portionen abnehmen und zu runden Brötchen formen. Mit Abstand auf ein mit Backpapier belegtes Backblech setzen und mit Wasser bestreichen. Sesam und Mohn mischen, die Teiglinge damit bestreuen und die Samen leicht andrücken. Die Brötchen im Ofen (mittlere Schiene) in 15–20 Min. goldbraun backen.

3. Brötchen aus dem Ofen nehmen und auf einem Kuchengitter abkühlen lassen.

TIPP

Sie können die Brötchen nach dem Abkühlen auch portionsweise in Gefrierbeutel verpacken und einfrieren. Vor dem Servieren vollständig auftauen lassen – am besten über Nacht. Dann im vorgeheizten Backofen (mittlere Schiene) bei 180° 8–10 Min. aufbacken.

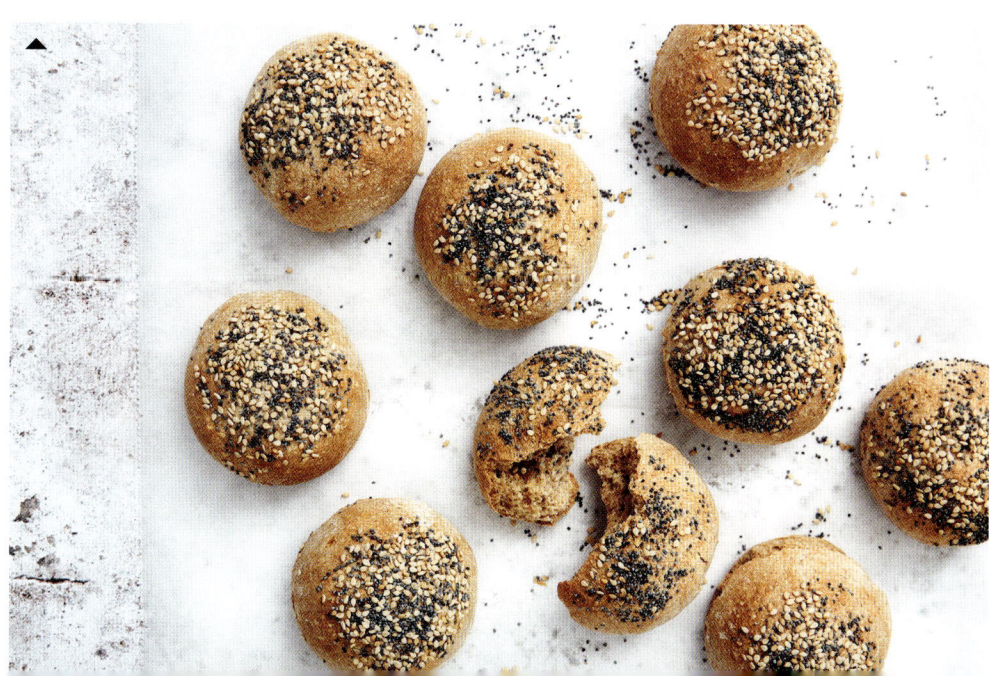

TOFU-»RÜHREI« MIT GEMÜSE

EIWEISSPOWER PLUS · ENGLAND

*150 g Zucchini • 3 Frühlingszwiebeln • 2 Schalot-
ten • 200 g Tofu natur • 1 EL Olivenöl • 2 TL Kurkuma • 100 g Seidentofu • Meersalz • Pfeffer •
200 g Kirschtomaten • 40 g Rucola • 1 EL Aceto
balsamico • 2 Scheiben Roggenschrotbrot (Rezept
Seite 95)*

*Für 2 Personen • 30 Min. Zubereitungszeit
Pro Portion: ca. 380 kcal • 25 g E • 14 g F •
33 g KH • 9 g BST*

1. Die Zucchini waschen, putzen und in kleine
   Würfel schneiden. Die Frühlingszwiebeln
   waschen, putzen und in feine Ringe schneiden. Die Schalotten schälen und fein würfeln. Den Tofu fein hacken.

2. Das Olivenöl in einer Pfanne erhitzen und
   die Schalotten darin bei mittlerer Hitze
   glasig dünsten. Den klein gehackten Tofu
   dazugeben, mit Kurkuma bestäuben und
   unter Wenden leicht anbraten. Frühlingszwiebeln, Zucchini und Seidentofu in die
   Pfanne geben und bei mittlerer Hitze ca.
   3 Min. weiterbraten, bis die Flüssigkeit fast
   verdampft ist. Mit Salz und Pfeffer würzen
   und das »Rührei« warm halten.

3. Tomaten waschen und halbieren. Rucola
   verlesen, waschen und trocken schütteln,
   dabei grobe Stiele entfernen. Tomaten und
   Rucola in eine Schüssel geben, Aceto balsamico zufügen, salzen, pfeffern und alles
   miteinander vermengen.

4. Das »Rührei« mit dem Tomaten-Rucola-
   Salat auf zwei Tellern anrichten. Das Roggenschrotbrot dazu servieren.

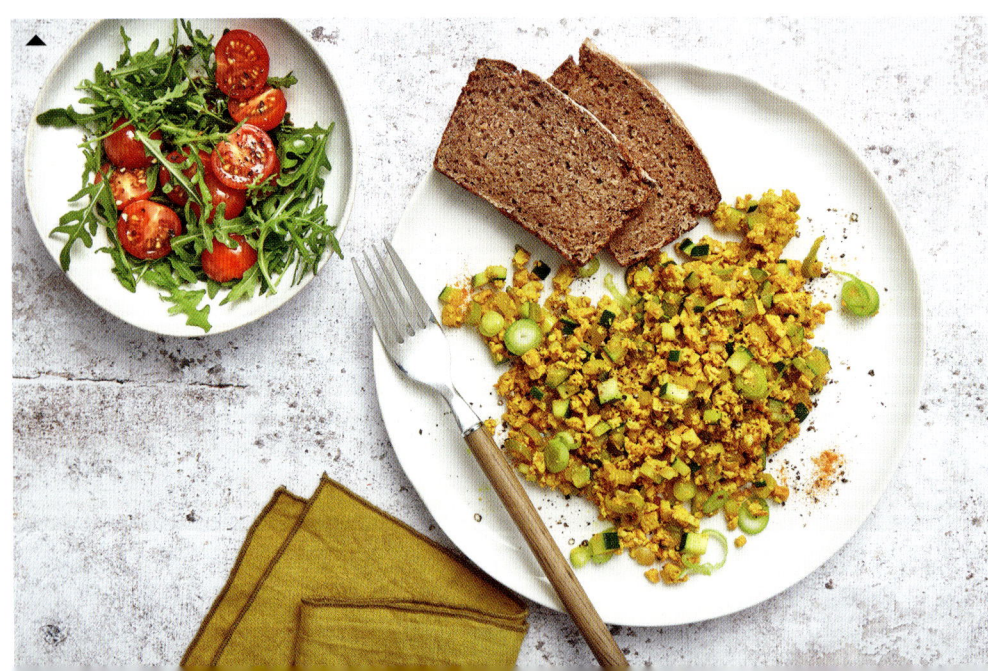

KICHERERBSENOMELETT MIT TAHINSALAT

SATTMACHER • VORDERER ORIENT

*80 g Kichererbsenmehl • 2 TL Flohsamenschalen •
1 TL gemahlener Kreuzkümmel • Meersalz • Pfeffer • 1 Mini-Romanasalat • 6 Radieschen • 100 g
bunte Snack-Paprikas • 30 g frische Sprossen (z. B.
Alfalfa, Radieschen) • 2 EL Tahin (Sesampaste) •
2 EL Zitronensaft • 1 EL Olivenöl • ½ Beet Kresse*

*Für 2 Personen • 30 Min. Zubereitungszeit
Pro Portion: ca. 360 kcal • 15 g E • 18 g F •
32 g KH • 11 g BST*

1. Das Kichererbsenmehl mit den Flohsamenschalen und 250 ml Wasser in einer kleinen
Schüssel glatt rühren. Mit Kreuzkümmel,
Salz und Pfeffer würzen und ca. 10 Min.
quellen lassen.

2. Inzwischen den Salat waschen, putzen, trocken schütteln und mundgerecht zerpflü-
cken. Radieschen und Paprika waschen
und putzen. Radieschen in dünne Scheiben, Paprika in feine Streifen schneiden.
Sprossen abbrausen und abtropfen lassen.
Alle Zutaten mischen.

3. Für das Dressing Tahin mit Zitronensaft und
4 EL lauwarmem Wasser glatt ruhren, mit
Salz und Pfeffer würzen. Die Hälfte davon
mit der Salatmischung vermengen.

4. Das Öl in einer kleinen beschichteten Pfanne (Ø 18 cm) erhitzen. Aus dem Teig bei
mittlerer bis starker Hitze in ca. 5 Min.
nacheinander zwei goldbraune Omeletts
backen, zwischendurch wenden.

5. Omeletts auf Teller legen, mit der übrigen
Tahinsauce beträufeln und den Salat darauf
verteilen. Mit Kresse bestreut servieren.

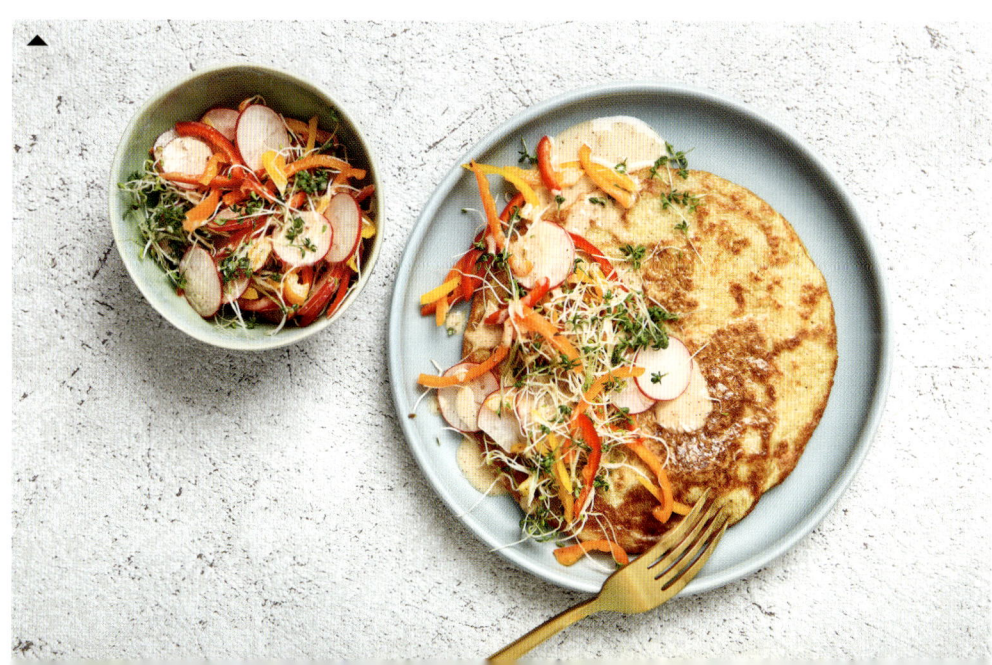

HIRSE-KRÄUTER-MÜSLI MIT APFEL UND GURKE

FIT- UND BEAUTYFOOD • DEUTSCHLAND

100 g Hirse • 20 g Walnusskerne • Meersalz •
150 ml Haferdrink (ungesüßt) • 1 kleiner Apfel
(z. B. Elstar) • 1 EL Zitronensaft • ½ Salatgurke •
½ Bund Schnittlauch • 4 Stiele Dill • 4 Stiele Peter-
silie • Pfeffer • 100 g Joghurtalternative aus Soja •
2 TL Leinöl

Für 2 Personen • 30 Min. Zubereitungszeit
Pro Portion: ca. 410 kcal • 10 g E • 17 g F •
51 g KH • 6 g BST

1. Die Hirse in einem Sieb lauwarm abbrausen und abtropfen lassen. Nüsse hacken.
Beides mit 200 ml Wasser und 1 Prise Salz
in einen Topf geben. Zum Kochen bringen
und zugedeckt bei milder Hitze 10–15 Min.
köcheln lassen, bis die Hirse das Wasser
fast vollständig aufgesogen hat. Dann den
Haferdrink dazugießen und den Hirsebrei
weitere 5–10 Min. bei milder Hitze quellen
lassen, dabei gegen Ende der Garzeit den
Herd ausschalten.

2. Inzwischen den Apfel waschen, vierteln,
entkernen, knapp 1 cm groß würfeln und
mit dem Zitronensaft mischen. Die Gurke
waschen, putzen, längs vierteln und die
Kerne entfernen. Die Viertel ebenfalls in
kleine Würfel schneiden. Die Kräuter waschen und trocken schütteln, Schnittlauch

in feine Röllchen schneiden. Dill und Petersilie abzupfen und nicht zu fein hacken.

3. Etwa zwei Drittel der Apfel-, Gurkenstücke
und Kräuter unter die Hirse mischen, mit
Salz und Pfeffer würzen.

4. Die Hirsemischung auf Schalen verteilen
und den Joghurt daraufgeben. Übrige Ap-
fel- und Gurkenstücke sowie Kräuter darü-
berstreuen. Zum Schluss je 1 TL Leinöl
über das Müsli träufeln und servieren.

TIPP

Statt mit Hirse können Sie das Müsli auch mit
Quinoa, dem Pseudogetreide aus den Anden,
zubereiten.

GESUNDHEITSWISSEN

Für Veganer und Vegetarier ist Hirse
eine gute pflanzliche Eiweißquelle.
Zudem bieten die gelben Körnchen
glutenfreien Genuss und sind leicht
verdaulich. Dank vieler wichtiger
Mineralstoffe und Spurenelemente
wie Eisen, Silizium, Magnesium und
Kalzium sorgt Hirse für schöne
Haut, glänzende Haare und feste
Fingernägel.

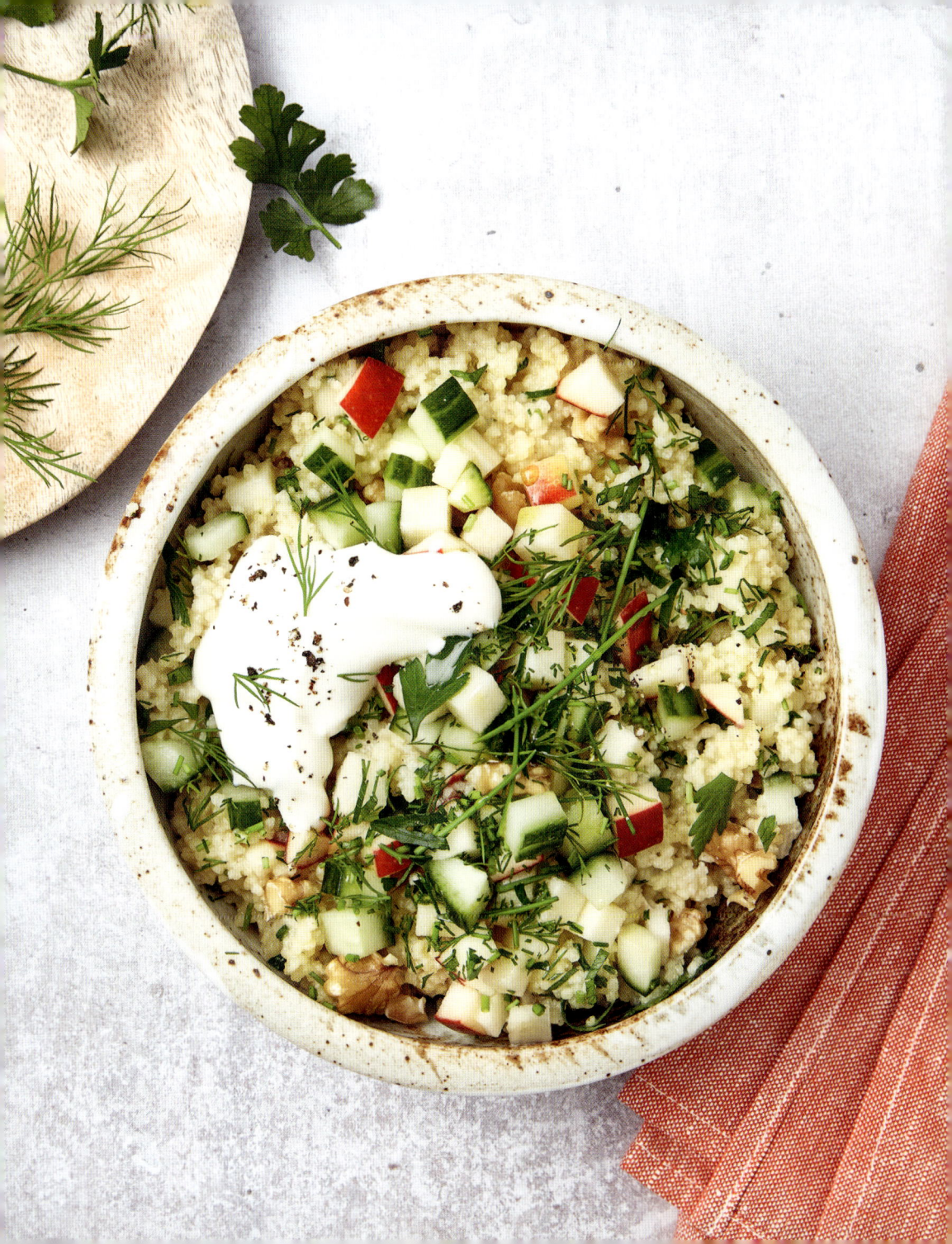

ROTE-LINSEN-AUFSTRICH MIT ROHKOST

WANDELBARES MULTITALENT • TÜRKEI

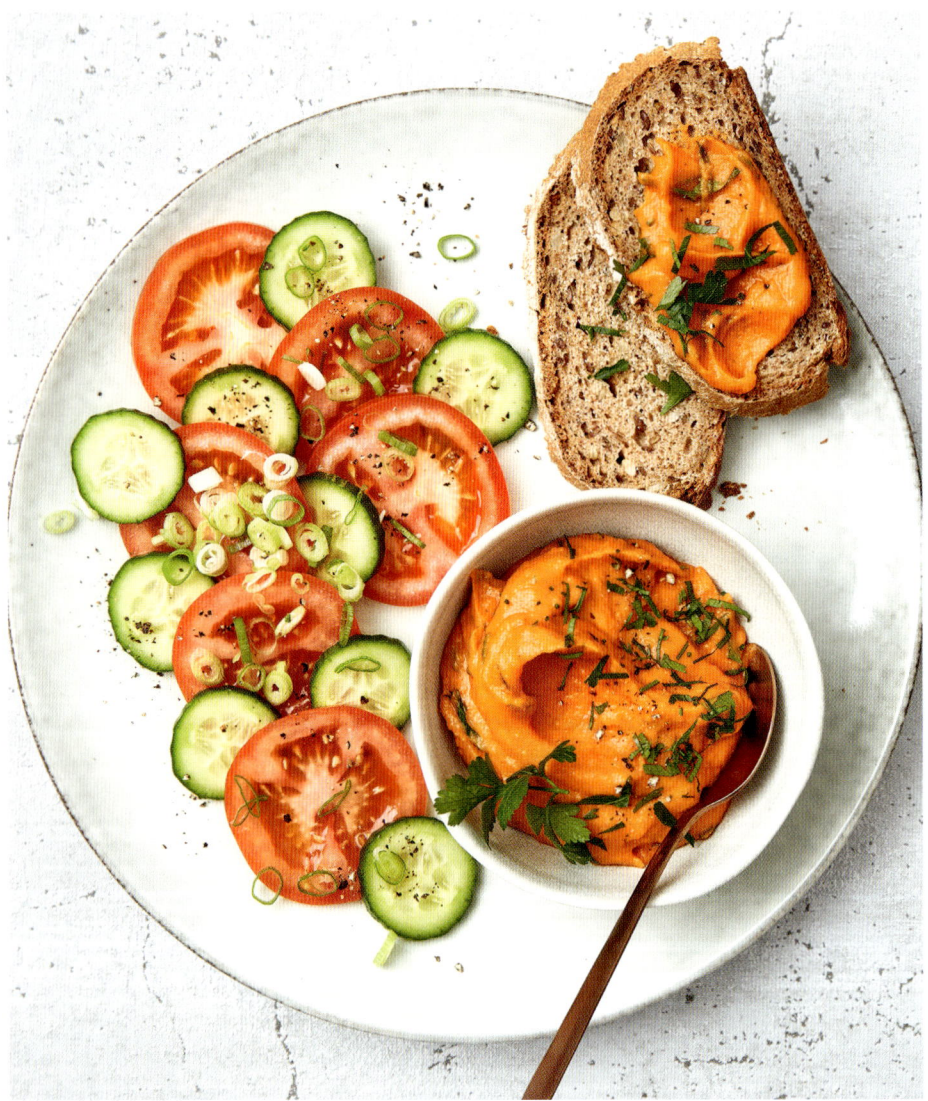

100 g rote Paprika • 1 kleine Zwiebel • 1 kleine Knoblauchzehe • 1 EL Olivenöl • 50 g rote Linsen • Meersalz • Pfeffer • ¼ TL gemahlener Kreuzkümmel • ¼ TL Chiliflocken (Pulbiber) • 100 ml vegane Gemusebruhe • 4 kleine Strauchtomaten • 1 Mini-Salatgurke • 1 Frühlingszwiebel • 4 Stiele Petersilie • 2 TL Apfelessig • 2 Scheiben Buchweizen-Dinkel-Brot (Rezept Seite 96)

Für 2 Personen • 30 Min. Zubereitungszeit • 1 Std. Abkühlzeit
Pro Portion: ca. 290 kcal • 11 g E • 10 g F • 36 g KH • 7 g BST

1. Paprika putzen und waschen. Zwiebel und Knoblauch schälen. Alles klein würfeln und in einem Topf im heißen Öl bei mittlerer Hitze ca. 3 Min. andünsten. Linsen dazugeben, mit Salz, Pfeffer, Kreuzkümmel und Chiliflocken würzen. Brühe zugießen, aufkochen und zugedeckt bei milder Hitze ca. 15 Min. garen, bis die Flüssigkeit vollständig aufgenommen ist. Linsenmix offen ca. 5 Min. ausdampfen, dann in ein hohes Rührgefäß füllen und abkühlen lassen.

2. Vor dem Servieren Tomaten waschen, vom Stielansatz befreien, in Scheiben schneiden. Gurke waschen, putzen und schräg in Scheiben schneiden. Frühlingszwiebel waschen, putzen und die weißen und hellgrünen Teile in feine Ringe schneiden.

3. Die Linsenmischung mit dem Schneidstab fein pürieren. Petersilie abbrausen und trocken schütteln, Blätter abzupfen, fein hacken und untermischen. Den Aufstrich mit Apfelessig, Salz und Pfeffer abschmecken.

4. Tomaten- und Gurkenscheiben leicht überlappend auf Tellern anrichten, mit den Frühlingszwiebeln bestreuen, leicht salzen und pfeffern. Den Rote-Linsen-Aufstrich daneben anrichten. Mit je 1 Scheibe Buchweizen-Dinkel-Brot servieren.

TIPP

Bereiten Sie vom Linsenaufstrich am besten gleich eine größere Menge zu. In einem sauberen Twist-off-Glas hält er sich im Kühlschrank 4–5 Tage.

VARIANTE

Rote Linsen werden beim Kochen sämig und der Aufstrich schön streichfähig. Wer es lieber stückiger mag, nimmt am besten eine andere Linsensorte wie Berglinsen, Belugalinsen oder grüne Puy-Linsen. Auch das Gemüse lässt sich super austauschen: Statt der Paprika zur Abwechslung Möhren, Rote Beten, Pastinaken, Knollensellerie oder Kürbis verwenden. Wenn Sie den Aufstrich mit 250 ml veganer Gemüsebrühe verrühren und erhitzen, wird daraus eine leckere Linsencremesuppe.

BRÖTCHEN MIT BROKKOLIAUFSTRICH

SUPER-GRÜNGEMÜSE • FRANKREICH

*100 g Brokkoli • 1 Schalotte • 30 g Cashewkerne •
1 EL Olivenöl • 25 g Brunnenkresse (siehe Tipp) •
Meersalz • Pfeffer • ½ TL geriebene Schale von
1 Bio-Zitrone • 2 Frühstücks-Blitzbrötchen (Rezept
S. 97) • 8 bunte Kirschtomaten (rot und gelb)*

*Für 2 Personen • 30 Min. Zubereitungszeit
Pro Portion: ca. 370 kcal • 14 g E • 15 g F •
53 g KH • 7 g BST*

1. Den Brokkoli waschen, putzen und in Röschen teilen, Stiele schälen und klein würfeln. Schalotte schälen und fein würfeln.
   Cashewkerne fein hacken. Alles drei im
   heißen Öl in einer Pfanne bei mittlerer
   Hitze ca. 3 Min. anbraten. 50 ml Wasser
   zugießen und zugedeckt bei milder Hitze
   ca. 5 Min. dünsten. Brokkolimix vom Herd
   nehmen und abkühlen lassen.

2. Inzwischen die Brunnenkresse verlesen,
   waschen, trocken schütteln und bis auf ein
   paar Blätter zum Garnieren grob hacken.
   Brokkolimischung im Blitzhacker fein pürieren. Brunnenkresse untermischen, mit
   Salz, Pfeffer und abgeriebener Zitronenschale abschmecken.

3. Brötchen waagrecht halbieren und mit
   Brokkolicreme bestreichen. Tomaten waschen, abtrocknen, vierteln und darauf verteilen. Mit Brunnenkresse bestreuen.

TIPP

Brunnenkresse ist eine Rarität. Mit etwas
Glück findet man sie zwischen März und Mai
und im November und Dezember auf dem
Markt oder im Gemüseladen. Und ansonsten
ersetzen Sie sie durch Feldsalat oder Rucola.

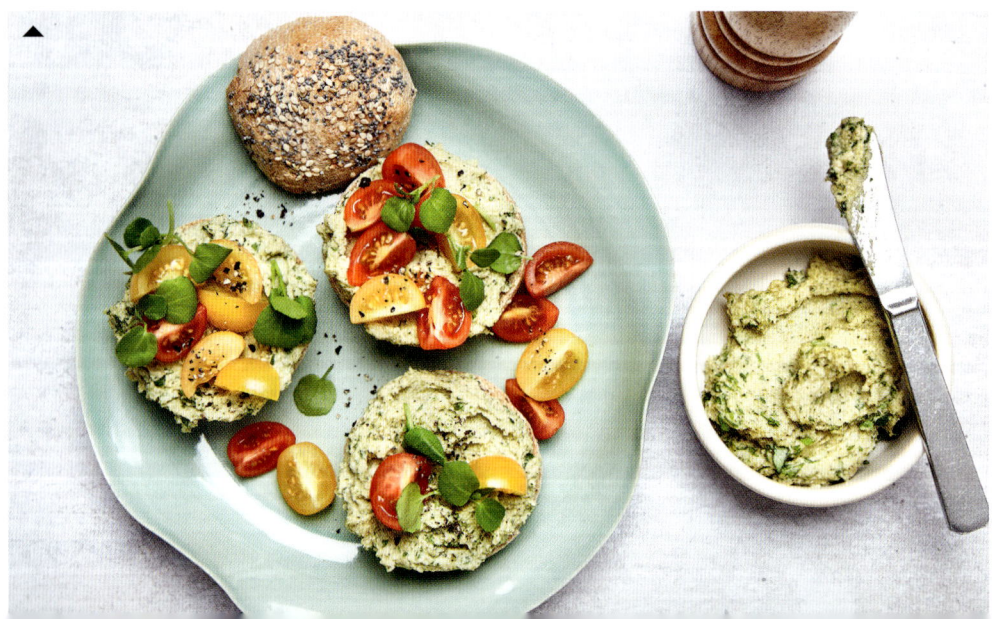

ROHKOST
MIT ERBSENDIP

KNABBERSPASS AM MORGEN • ITALIEN

100 g TK-Erbsen • 200 g vegane Quark- oder Skyr-
alternative • 1 EL Zitronensaft • Meersalz • Pfeffer •
4 Stiele Petersilie • 3 Stiele Basilikum • 2 Möhren •
1 Stange Staudensellerie • 1 Mini-Salatgurke •
1 rote Paprika • 8 Radieschen • 4 längliche Radic-
chioblätter (Rosso di Treviso)

Für 2 Personen • 20 Min. Zubereitungszeit
Pro Portion: ca. 190 kcal • 13 g E • 4 g F • 18 g KH •
10 g BST

1. Die Erbsen mit kochendem Wasser übergießen, ca. 5 Min. ziehen lassen, dann abgießen und abtropfen lassen.
2. Quark- oder Skyralternative, Erbsen, Zitronensaft und 2–3 EL Wasser in einem hohen
   Rührgefäß mit dem Schneidstab zu einem
   cremigen Dip pürieren. Mit Salz und Pfeffer
   abschmecken. Petersilie und Basilikum abbrausen und trocken schütteln, die Blätter
   abzupfen, hacken und unter die Erbsen-
   creme rühren. Dip in Schälchen verteilen.
3. Gemüse je nach Sorte waschen und putzen
   oder schälen. Möhren, Sellerie, Gurke und
   Paprika in dicke Stifte schneiden. Bei den
   Radieschen einen kleinen grünen Stiel stehen lassen. Radicchioblätter waschen, trocken schütteln und längs halbieren.
4. Das Gemüse dekorativ auf Teller verteilen
   und mit dem Dip servieren.

TIPP

Die länglichen Blätter des Rosso di Treviso
enthalten besonders viele gesunde und appe-
titzügelnde Bitterstoffe. Sie können für dieses
Rezept aber natürlich auch »normalen« Radicchio verwenden.

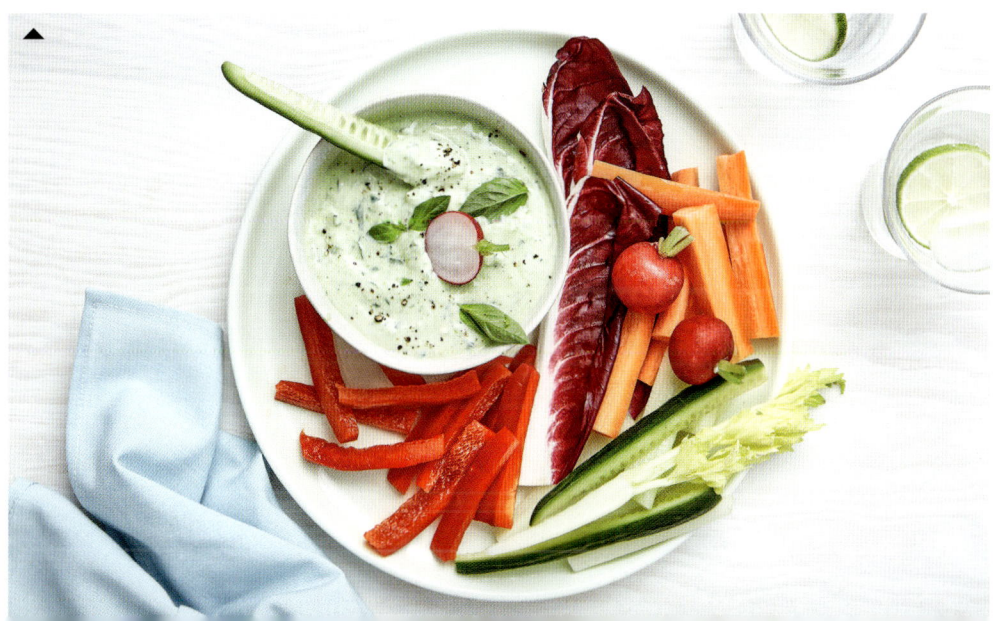

TOFUPUFFER MIT AVOCADO-TOMATEN-SALSA

MIT FEINER RAUCHNOTE • MEXIKO

*75 g Dinkelvollkornmehl • 2 EL zarte Haferflocken •
2 TL Apfelessig • ½ TL Weinsteinbackpulver •
Meersalz • 75 g Räuchertofu • Pfeffer • 100 g Kirschtomaten • 30 g Rucola • 1 kleine reife Avocado •
1 EL Zitronensaft • 1 EL Aceto balsamico bianco •
1 EL Olivenöl • 100 g Joghurtalternative aus Ca-
shew • 2 EL Kürbiskerne (nach Belieben geröstet)*

*Für 2 Personen • 30 Min. Zubereitungszeit
Pro Portion: ca. 420 kcal • 18 g E • 20 g F •
38 g KH • 8 g BST*

1. Mehl, Haferflocken, Apfelessig, Backpulver und ½ TL Salz in einer Schüssel mischen. 125 ml Wasser dazugießen und alles zu einem glatten Teig verrühren. Den Tofu trocken tupfen, grob raspeln und unterrühren. Den Teig mit Pfeffer würzen und etwa 15 Min. quellen lassen.

2. Inzwischen für die Salsa die Kirschtomaten waschen und vierteln. Rucola verlesen, waschen, trocken schütteln und grob schneiden. Avocado halbieren, entkernen, das Fruchtfleisch mit einem Löffel aus der Schale lösen und in ca. 1 cm große Würfel schneiden. Sofort mit dem Zitronensaft und Essig beträufeln. Tomaten und Rucola vorsichtig mit der Avocado mischen, mit Salz und Pfeffer abschmecken.

3. Den Backofen auf 80° vorheizen. Eine große beschichtete Pfanne erhitzen. ½ EL Olivenöl darin verstreichen. Mit einem Esslöffel 4–5 Teigportionen in die Pfanne geben und bei mittlerer bis starker Hitze 2–3 Min. backen, bis der Rand etwas braun geworden ist. Dann die Puffer vorsichtig wenden und noch weitere 2–3 Min. backen.

4. Die fertig gebackenen Puffer auf einem Teller im Ofen warm halten und den restlichen Teig portionsweise auf die gleiche Art ausbacken – insgesamt sollten es am Schluss 8–10 Puffer sein.

5. Die Puffer mit der Salsa und der Joghurtalternative auf Tellern anrichten. Mit den Kürbiskernen bestreut servieren.

TIPP

Die Salsa können Sie auch schon am Vortag zubereiten. Wichtig dabei ist, sie mit Zitronensaft zu marinieren, damit sich die Avocado nicht bräunlich verfärbt.

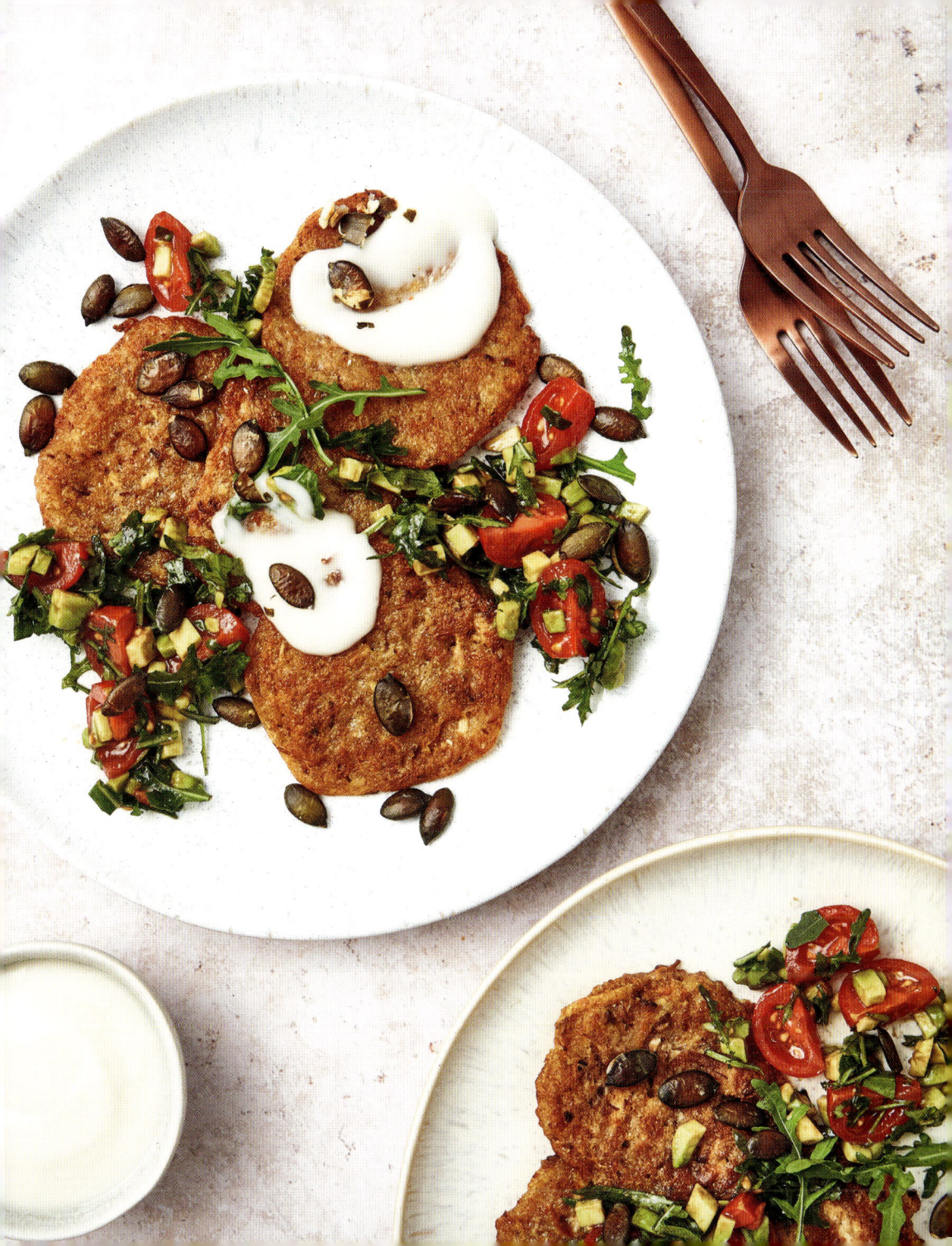

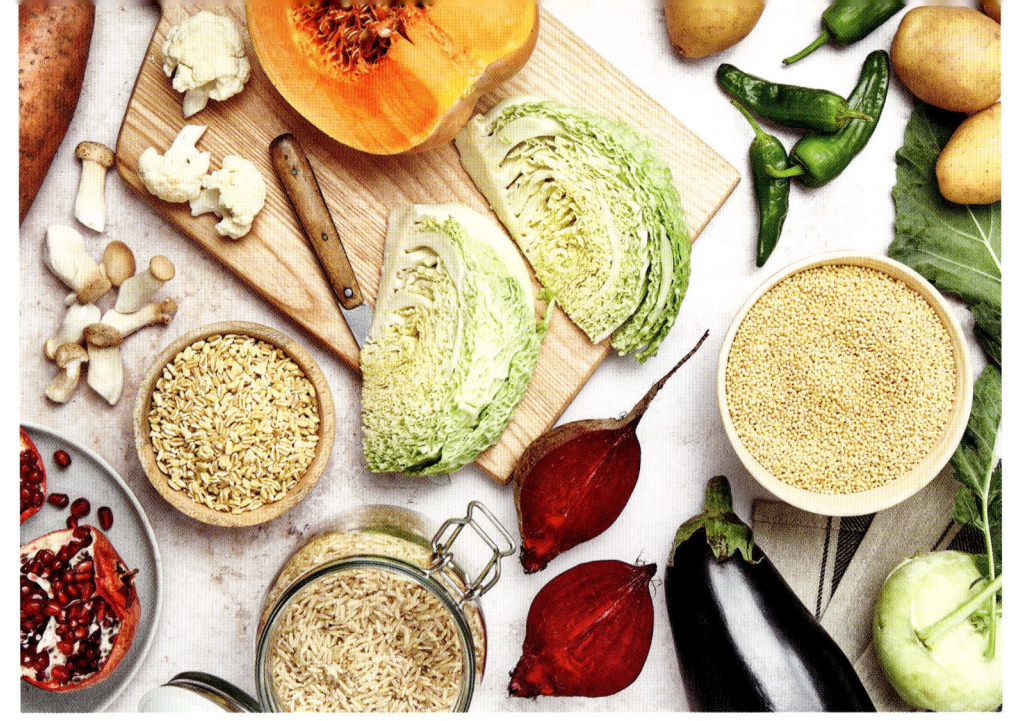

ZWEITE MAHLZEIT

Das Mittagessen ist Ihre Hauptmahlzeit und der Fokus liegt auf Kohlenhydraten und Ballaststoffen. Sie liefern die nötige Energie, um in der zweiten Tageshälfte noch mal richtig durchzustarten. Denn egal ob Sie einer körperlich anstrengenden oder einer eher sitzenden Tätigkeit nachgehen: Sie brauchen Energie – auch damit der Kopf richtig arbeiten kann und die Konzentration nicht nachlässt.

Damit Sie richtig schön satt werden, können Sie vorab zusätzlich noch einen Salat oder eine Suppe essen – oder auch beides. Keine Sorge, die schlagen kalorienmäßig nicht sehr zu Buche. Denn die Energiedichte ist ziemlich gering, weil sie viel Wasser und viele Ballaststoffe enthalten. Ihre Mikronährstoffdichte ist dafür umso höher. Sie können also ganz ohne schlechtes Gewissen richtig zugreifen.

Ob Sie mittags warm oder kalt essen, ist übrigens egal – und reine Typsache. Die Rezepte aus diesem Buch lassen sich daher alle gut vorbereiten und in Lunchboxen, Bügelgläsern oder Thermobehältern mit ins Büro nehmen. Bei frischen Salaten empfehle ich Ihnen, das Dressing in ein extra Schraubglas abzufüllen und erst kurz vor dem Essen über den Salat zu geben. So bleibt er schön knackig.

WANN WIRD GEGESSEN?

Die meisten Menschen haben etwa vier Stunden nach einer Mahlzeit langsam wieder Hunger. So lang dauert es in etwa, bis der Magen wieder leer ist. Wenn Sie früher schon wieder Hunger haben, ist das meistens ein Zeichen dafür, dass Sie zu schnell oder zu wenig ballaststoffreich gefrühstückt haben. Auf keinen Fall sollten Sie nur deshalb essen, weil das die »normale« Zeit dafür ist. Erinnern Sie sich an die Sache mit den Gewohnheiten. Es ist wichtig, dass Sie (wieder) lernen, auf die Signale Ihres Körpers zu achten und nicht einfach so weiterzumachen wie bisher. Appetit wird eher von äußeren Reizen ausgelöst, zum Beispiel dem Duft frisch gebackenen Brotes, der Auslage eines Feinkostgeschäfts, dem Süßigkeitenregal im Supermarkt oder auch wenn sich die Kollegen darüber unterhalten, was es heute in der Kantine gibt. »Echter« Hunger dagegen ist ein Zeichen dafür, dass die Energie fehlt, um weiter so leistungsfähig zu bleiben wie bisher.

Wenn Sie unsicher sind, ob Sie wirklich Hunger haben oder nur Appetit, trinken Sie ein großes Glas Wasser und spüren Sie dann noch einmal in sich hinein. Mit etwas Übung und dem Fokus auf Ihren Körper wissen Sie schon bald, was er Ihnen sagen möchte.

TRINKEN NICHT VERGESSEN

Der Vormittag ist auch zum Trinken da. Versuchen Sie, in diesen Stunden zwei Liter zu trinken. Damit unterstützen Sie Ihren Organismus in der Ausscheidungsphase und haben zugleich bis zum Mittag bereits einen Großteil des täglichen Flüssigkeitssolls zu sich genommen.

Trinken Sie die Menge aber nicht auf einmal, sondern schön über die Vormittagsstunden verteilt. Nur so kann das Wasser über die Wand des Dünndarms in den Körper gelangen. Anderenfalls wird es direkt in den Dickdarm weitergeleitet und einfach wieder ausgeschieden – und spült dabei nicht selten sogar wertvolle Mineralstoffe mit aus dem Körper. Am besten zum Trinken geeignet ist reines, mineralarmes Wasser, Quellwasser oder Osmosewasser. Wenn Ihnen das zu langweilig ist, können Sie das Wasser auch aromatisieren. Ein paar tolle Iden dafür zeige ich Ihnen auf **Seite 168 f.**

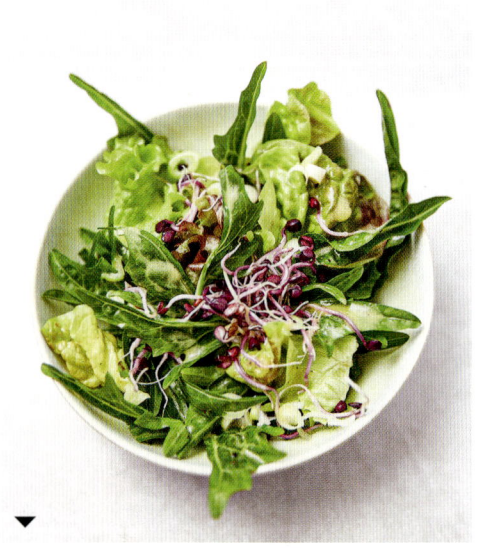

LÖWENZAHNSALAT
MIT ZITRUSVINAIGRETTE

DETOXKUR IM FRÜHLING • FRANKREICH

150 g junger Pflücksalat (z. B. Lollo rosso/bionda, Eichblattsalat) • 50 g junge Löwenzahnblätter • 2 Frühlingszwiebeln • 40 g Sprossen (z. B. Rettich) Für die Vinaigrette: 2 EL Orangensaft • 1 EL Zitronensaft • 1 EL Weißweinessig • Meersalz • Pfeffer • 1 EL Olivenöl

*Für 2 Personen • 20 Min. Zubereitungszeit
Pro Portion: ca. 110 kcal • 3 g E • 6 g F • 7 g KH • 3 g BST*

1. Salat und Löwenzahn verlesen, waschen, trocken schleudern und in mundgerechte Stücke zupfen. Frühlingszwiebeln waschen, putzen, das Weiße und Hellgrüne in feine Ringe schneiden. Sprossen kurz abbrausen und abtropfen lassen.

2. Für die Vinaigrette Orangen- und Zitronensaft sowie Essig mit Salz und Pfeffer in einer Schüssel verquirlen. Das Olivenöl unter ständigem Rühren unterschlagen, bis die Sauce schön cremig ist. Salat und Löwenzahn dazugeben und untermischen. Sprossen über dem Salat verteilen und servieren.

TIPP

Im März oder April können Sie Löwenzahn selbst pflücken – bevor er seine gelben Blüten entwickelt. Sie finden ihn auf Wiesen, an Wegrändern oder im eigenen Garten. Wichtig: Wegen der höheren Schadstoffbelastung immer abseits viel befahrener Straßen ernten.

WILDKRÄUTERSALAT
MIT APFELDRESSING

VITAMINBOMBE • DEUTSCHLAND

125 g gemischte Wildkräuter (z. B. Giersch, Gänseblümchen, Sauerampfer, Sauerklee, Schafgarbe, Spitzwegerich, Vogelmiere) • 100 g bunte Kirschtomaten (rot und gelb) Für das Dressing: ½ Apfel (z. B. Boskop) • 2 TL Limettensaft • 2 EL Aceto balsamico bianco • 1 EL Walnussöl • 1 Schalotte • Meersalz • Pfeffer

*Für 2 Personen • 20 Min. Zubereitungszeit
Pro Portion: ca. 130 kcal • 3 g E • 6 g F • 13 g KH • 5 g BST*

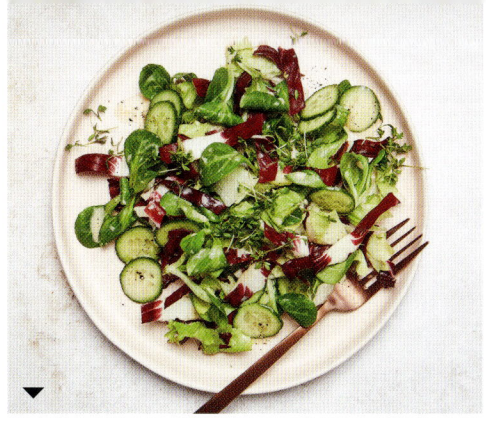

1. Die Kräuter verlesen, gründlich waschen, trocken schütteln und grob schneiden. Die Kirschtomaten waschen und halbieren.
2. Für das Dressing den Apfel halbieren, schälen, entkernen und grob würfeln. Mit Limettensaft, Balsamicoessig, 2 EL Wasser und Walnussöl in ein hohes Rührgefäß geben und feincremig pürieren. Schalotte schälen, fein würfeln und unterrühren, mit Salz und Pfeffer abschmecken.
3. Salat und Tomaten erst kurz vor dem Servieren mit dem Dressing vermengen.

TIPP

Keine Zeit zum Kräutersammeln? Dann tauschen Sie die wilden Kräuter einfach gegen Baby-Leaf-Salat (z. B. Mangold, Spinat, Rucola, Mizuna) aus.

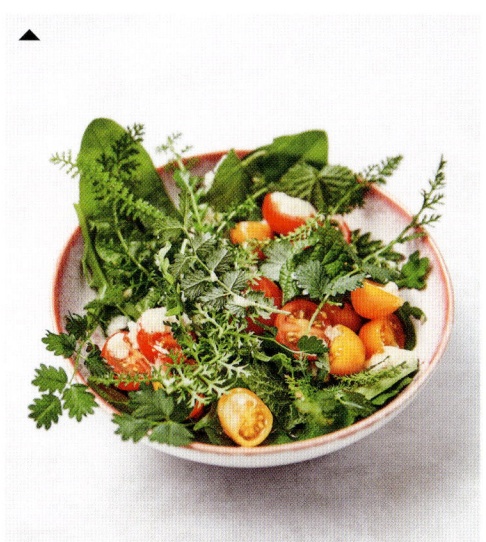

BUNTER BLATTSALAT MIT MANDELSAUCE

LEICHT HERB • DEUTSCHLAND

½ kleiner Endiviensalat • 1 roter Chicorée • 30 g Feldsalat • 1 Mini-Salatgurke • ½ Beet Kresse
Für das Dressing: 100 ml Mandeldrink (ungesüßt) • Meersalz • Pfeffer • 1 EL Zitronensaft • 1 EL Apfelessig • 1 EL Walnussöl • 1 TL Reissirup

Für 2 Personen • 15 Min. Zubereitungszeit
Pro Portion: ca. 100 kcal • 3 g E • 6 g F • 6 g KH • 4 g BST

1. Endiviensalat waschen, putzen und trocken schleudern. Chicorée längs halbieren, vom Strunk befreien, beide Salate in 1–2 cm breite Streifen schneiden. Feldsalat verlesen, waschen und trocken schütteln. Gurke waschen und in dünne Scheiben schneiden.
2. Für das Dressing Mandeldrink, Salz, Pfeffer, Zitronensaft, Apfelessig, Walnussöl und Reissirup in einer Schüssel gründlich verrühren. Die Salate und Gurke mit dem Dressing mischen. Kresse abschneiden und vor dem Servieren über den Salat streuen.

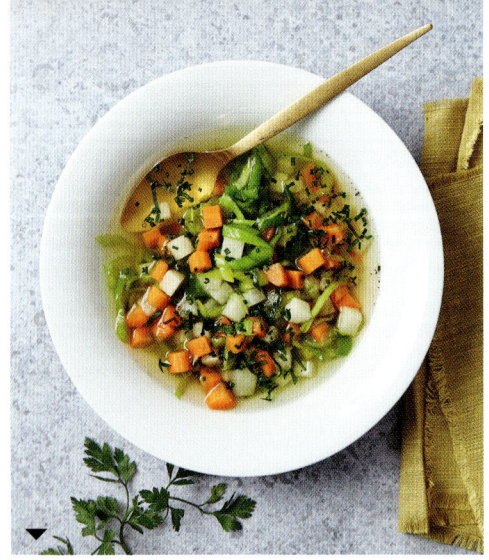

BUNTE GEMÜSESUPPE

VITALSTOFFREICH • DEUTSCHLAND

*2 Möhren • 1 kleiner Kohlrabi • 100 g Knollenselle-
rie • 1 dünne Stange Lauch • 500 ml vegane Gemüsebrühe • 4 Stiele Petersilie • ¼ Bund Schnittlauch •
Meersalz • Pfeffer • frisch geriebene Muskatnuss*

*Für 2 Personen • 25 Min. Zubereitungszeit
Pro Portion: ca. 140 kcal • 6 g E • 5 g F • 13 g KH •
9 g BST*

1. Möhren, Kohlrabi und Sellerie putzen,
   schälen und in ca. 1 cm große Würfel
   schneiden. Lauch waschen, putzen und
   schräg in dünne Scheiben schneiden.
2. Brühe zum Kochen bringen. Das Gemüse
   hineingeben, erneut aufkochen und zugedeckt bei mittlerer Hitze 10–12 Min. garen.
3. Inzwischen die Kräuter abbrausen und
   trocken schütteln. Petersilie abzupfen und
   hacken, Schnittlauch fein schneiden. Die

Suppe mit Salz, Pfeffer und Muskat würzen.
Auf tiefe Teller verteilen und mit den Kräutern bestreut servieren.

TIPP

Wer es lieber »smoothy« statt stückig mag,
kann die fertige Gemüsesuppe auch pürieren.

KRÄUTERWÜRZIGE TOMATENSUPPE

LYCOPINBOMBE • ITALIEN

*400 g reife Tomaten • 1 Zwiebel • 1 Knoblauchzehe •
1 EL Olivenöl • 2 TL getrocknete italienische Kräuter (z. B. Oregano, Basilikum, Thymian, Rosmarin) • 500 ml vegane Gemüsebrühe • Meersalz •
Pfeffer • einige Basilikumblätter*

*Für 2 Personen • 20 Min. Zubereitungszeit
Pro Portion: ca. 150 kcal • 3 g E • 10 g F • 9 g KH •
4 g BST*

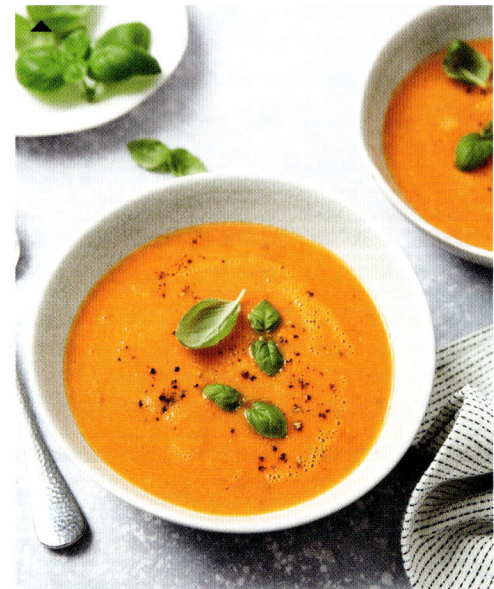

1. Tomaten waschen, vom Stielansatz befreien und in kleine Stücke schneiden. Zwiebel und Knoblauch schälen, würfeln und im heißen Olivenöl in einem Topf bei mittlerer Hitze glasig dünsten. Kräuter und Tomaten zugeben und kurz mitdünsten. Mit Brühe aufgießen, aufkochen und zugedeckt bei mittlerer Hitze ca. 10 Min. köcheln lassen.
2. Die Suppe vom Herd nehmen und fein pürieren. Mit Salz und Pfeffer abschmecken. Auf tiefen Tellern oder in Schalen anrichten und mit zerzupftem Basilikum bestreuen.

TIPP

Wenn es fix gehen muss, können Sie die frischen Tomaten auch gegen eine Dose stückige Tomaten (400 g) austauschen.

KARTOFFEL-SPINAT-SUPPE

MIT SCHÄRFEKICK • INDIEN

150 g Kartoffeln (mehligkochend) • 1 kleine Zwiebel • 1 daumengroßes Stück Ingwer • 1 EL Olivenöl • ½ TL Currypulver • 500 ml vegane Gemüsebrühe • 200 g junger Blattspinat (ersatzweise TK-Blattspinat) • Meersalz • Pfeffer • 1 EL Orangensaft

Für 2 Personen • 25 Min. Zubereitungszeit
Pro Portion: ca. 170 kcal • 5 g E • 10 g F • 12 g KH • 4 g BST

1. Kartoffeln schälen, waschen und in kleine Stücke schneiden. Zwiebel und Ingwer schälen, fein würfeln und im heißen Öl in einem Topf bei mittlerer Hitze andünsten. Kartoffeln dazugeben, mit Curry bestäuben und kurz mitdünsten. Mit der Brühe aufgießen, aufkochen und zugedeckt bei mittlerer Hitze ca. 10 Min. garen.
2. Inzwischen den Spinat verlesen, waschen, abtropfen lassen und putzen (tiefgekühlten Spinat nach Packungsanweisung auftauen). Einige zarte Spinatblätter zum Garnieren abnehmen, übrigen Spinat in die Suppe geben und einmal kurz aufkochen lassen.
3. Topf vom Herd ziehen, die Suppe mit dem Schneidstab fein pürieren und mit Meersalz, Pfeffer und Orangensaft abschmecken. Auf tiefe Teller oder Schalen verteilen und mit restlichem Spinat garnieren.

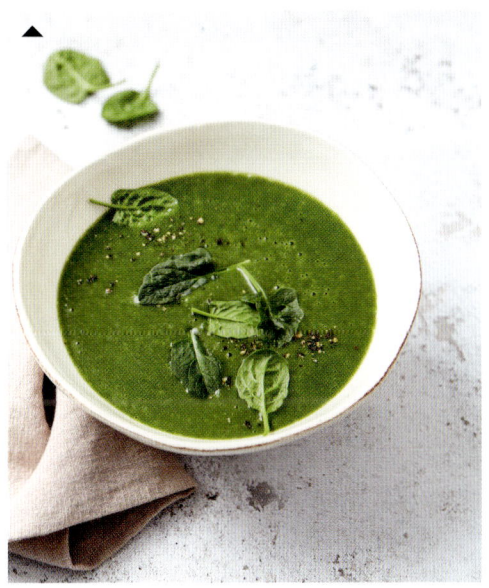

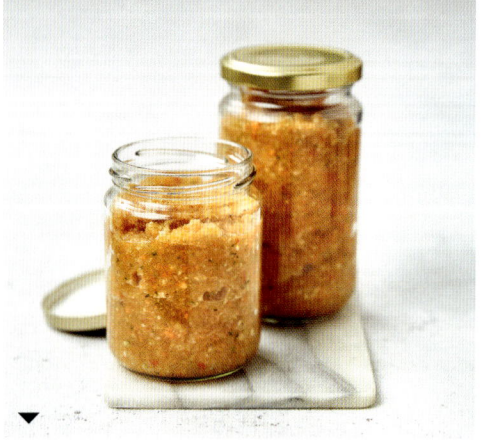

GEMÜSEBRÜHEPASTE

AROMA AUS DEM GLAS • DEUTSCHLAND

*100 g Knollensellerie • 100 g Möhren • 100 g
Lauch • 100 g Staudensellerie • 1 kleine Zwiebel •
1 Knoblauchzehe • 1 kleine Tomate • ½ Bund Petersilie • 4 Liebstöckelblätter • 5 schwarze Pfefferkörner • 60 g feines Meersalz*

*Für 2 Schraubgläser (à 250 ml) • 30 Min. Zuberei-
tungszeit*
*Pro EL (20 g): ca. 5 kcal • 0 g E • 0 g F • 1 g KH •
0,5 g BST*

1. Sellerie und Möhren putzen, schälen und
   klein würfeln. Lauch und Staudensellerie
   waschen, putzen und in dünne Ringe bzw.
   Scheiben schneiden. Zwiebel und Knoblauch schälen und klein würfeln. Tomate
   waschen, vom Stielansatz befreien und
   würfeln. Petersilie und Liebstöckel waschen, trocken schütteln und hacken.
2. Alles mit den Pfefferkörnern und dem
   Meersalz im Mixer oder Blitzhacker zu einer
   sämigen, leicht stückigen Paste pürieren.

3. Die Paste in saubere, heiß ausgespülte
   Twist-off-Gläser füllen und fest verschließen. Im Kühlschrank hält sich die Paste
   3–4 Monate.

TIPP

Zur Verwendung die Gemüsebrühepaste in einem Topf mit Wasser mischen (ca. 1 EL Paste
auf 500 ml Wasser) und ca. 10 Min. bei milder
Hitze köcheln lassen. Fertig!

VEGANER SAHNEMEERRETTICH

WÜRZIG-SCHARFE CREME • ÖSTERREICH

*200 g frischer Meerrettich • 2 EL Weißweinessig •
1 TL Reissirup • 1 gehäufter TL Meersalz • 125 g
Sahnealternative aus Hafer oder Soja*

*Für 1 Schraubglas (à 250 ml) • 20 Min. Zuberei-
tungszeit*
*Pro EL (20 g) ca. 11 kcal • 0 g E • 0,5 g F • 1 g KH •
0,5 BST*

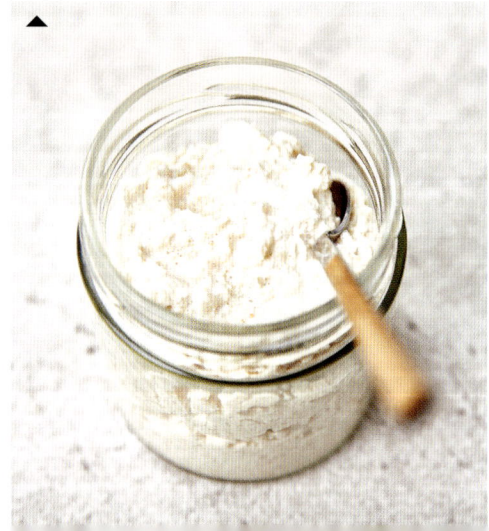

1. Den Meerrettich schälen, waschen und reiben. Mit Weißweinessig, Reissirup, Salz und Hafer- oder Sojasahne im Blitzhacker oder in einem hohen Rührgefäß mit dem Schneidstab so lange pürieren, bis eine cremige Konsistenz entsteht.
2. Die Meerrettichpaste in ein sauberes Twist-off-Glas füllen und verschließen. Im Kühlschrank hält sie sich 1–2 Monate. Schmeckt in Suppen, Eintöpfen, Dips und Dressings.

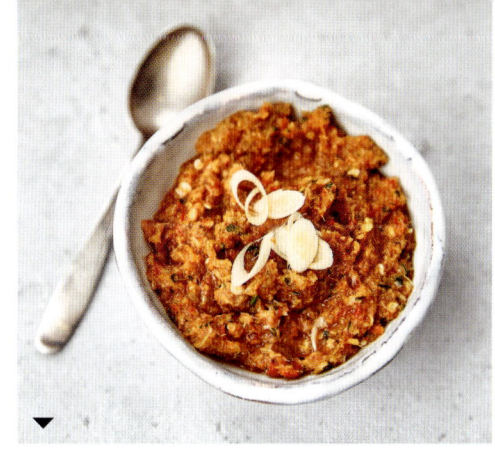

TIPP

Alternativ können Sie die Paste auch portionsweise einfrieren, z. B. in Eiswürfelbehältern. Im Tiefkühler hält sie sich ca. 6 Monate.

ROTE CURRYPASTE

BASIC FÜR ASIAGERICHTE • THAILAND

10 getrocknete rote Thai-Chilischoten • 1 EL Korianderkörner • 1 TL Kreuzkümmel • ½ TL schwarze Pfefferkörner • 4 Stangen Zitronengras • 30 g Galgant • 3 Knoblauchzehen • 2 Schalotten • 5 Stiele Koriandergrün • 1 Tl edelsüßes Paprikapulver • abgeriebene Schale von 1 Bio-Limette • 2 TL Meersalz

Für 1 Schraubglas (à 150 ml) • 45 Min. Zubereitungszeit
Pro EL (20 g) ca. 24 kcal • 1 g E • 1 g F • 3 g KH • 1 g BST

1. Chilischoten entkernen, mit kochendem Wasser übergießen und ca. 15 Min. einweichen, dann in ein Sieb abgießen und abtropfen lassen.
2. Inzwischen Korianderkörner, Kreuzkümmel und Pfeffer in einer Pfanne ohne Fett bei mittlerer Hitze rösten, bis sie duften. Abkühlen lassen und im Mörser zermahlen.
3. Die äußeren Schichten vom Zitronengras entfernen, nur die unteren 10 cm verwenden. Galgant schälen. Beides in Scheiben schneiden. Knoblauch und Schalotten schälen und fein hacken. Die eingeweichten Chili in dünne Ringchen schneiden. Das Koriandergrün abbrausen, trocken schütteln und samt Stielen grob hacken.
4. Die vorbereiteten Zutaten mit Paprikapulver, Limettenschale und Salz im Blitzhacker zu einer glatten Paste verarbeiten. In ein sauberes Twist-off-Glas füllen. Die Paste hält sich im Kühlschrank ca. 2 Monate, im Tiefkühler bis zu 1 Jahr.

TIPP

Für eine grüne Currypaste die getrockneten roten Chilischoten durch 10 frische grüne Thai-Chilischoten ersetzen – für eine mildere Version diese zuvor entkernen.

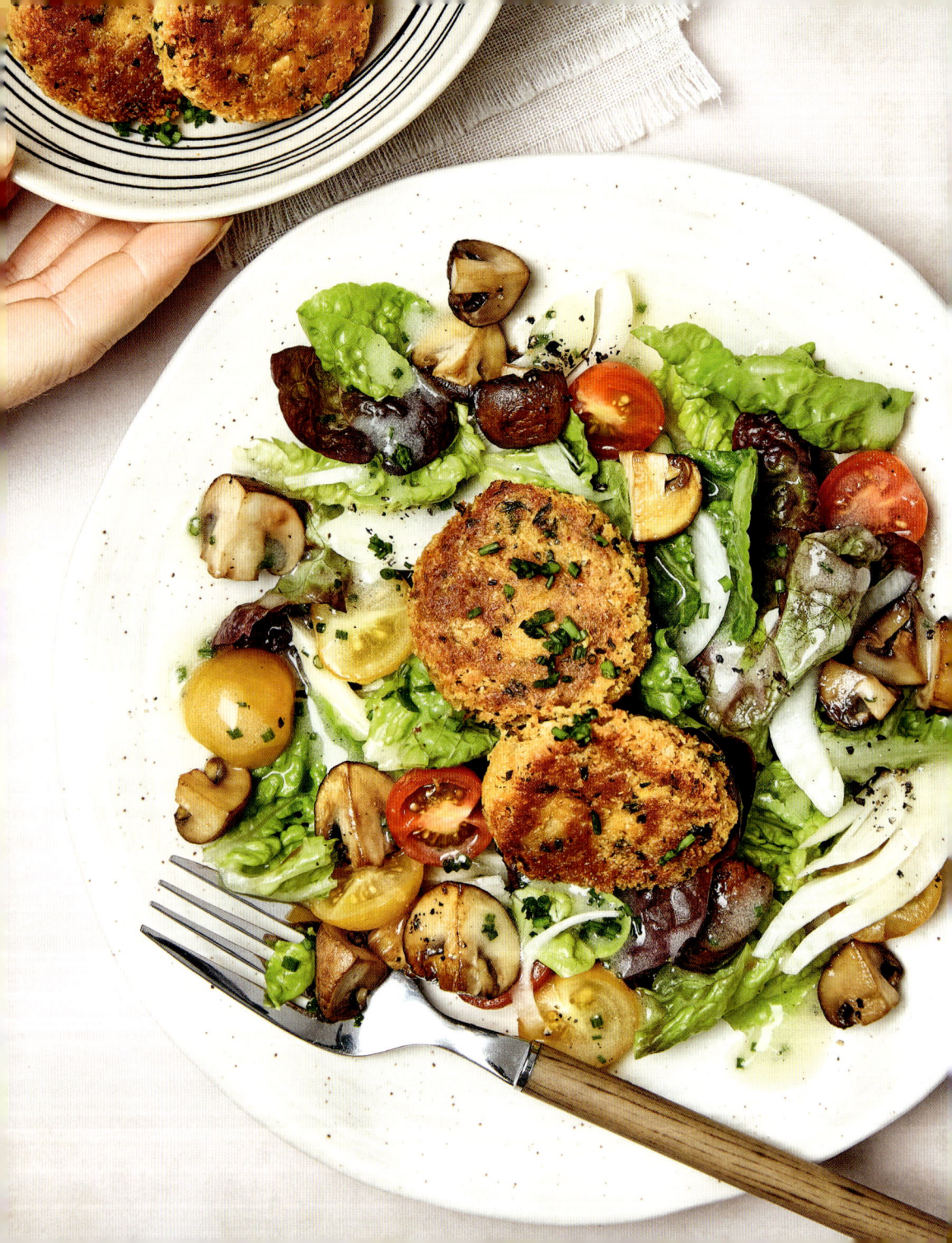

BUNTER SALAT MIT FALAFELN

KNUSPRIG TRIFFT KNACKIG • MITTLERER OSTEN

1 Dose Kichererbsen (250 g) • 1 Zwiebel • 1 Knoblauchzehe • je 4 Stiele Petersilie und Koriandergrün • 2 EL veganes scharfes Ajvar (Paprikapaste) • 1 EL Zitronensaft • 4 EL Kichererbsenmehl • 1 TL gemahlener Kreuzkümmel • Meersalz • Pfeffer • ½ Kopf Eichblattsalat • 1 Mini-Römersalat • 200 g Fenchelknolle • 200 g bunte Kirschtomaten (rot und gelb) • 200 g Champignons • 3 EL Olivenöl
Für das Dressing: 100 g Pellkartoffel (vom Vortag) • 150 ml vegane Gemüsebrühe • 2 EL Aceto balsamico bianco • Meersalz • Pfeffer • ½ Schnittlauch

Für 2 Personen • 35 Min. Zubereitungszeit
Pro Portion: ca. 570 kcal • 25 g E • 23 g F • 57 g KH • 18 g BST

1. Die Kichererbsen in ein Sieb abgießen, kalt abbrausen und gut abtropfen lassen. Zwiebel und Knoblauch schälen und fein würfeln. Kräuter abbrausen, trocken schütteln, die Blätter abzupfen und hacken.

2. Die vorbereiteten Zutaten mit Ajvar, Zitronensaft und Kichererbsenmehl in eine hohe Rührschüssel geben und zu einer cremigen Paste pürieren. Mit Kreuzkümmel, Salz und Pfeffer würzen. Mit angefeuchteten Händen 12 Bällchen aus der Masse formen, etwas flach drücken und ruhen lassen.

3. Inzwischen Blattsalate waschen, putzen, trocken schleudern und in mundgerechte Stücke zupfen. Fenchel waschen, halbieren, putzen und in sehr feine Streifen hobeln oder schneiden. Kirschtomaten waschen und halbieren. Pilze putzen, vierteln und in 1 EL Öl in einer beschichteten Pfanne 3–4 Min. anbraten. Vom Herd nehmen und abkühlen lassen.

4. Für das Dressing Pellkartoffel schälen und grob schneiden. Mit Brühe und Essig cremig pürieren, salzen und pfeffern. Schnittlauch abbrausen, trocken schütteln, fein schneiden und bis auf 1 EL zum Garnieren unterrühren.

5. Übriges Öl in einer großen beschichteten Pfanne erhitzen. Die Falafeln darin bei mittlerer bis starker Hitze in 5–6 Min. auf beiden Seiten hellbraun anbraten, nach der Hälfte der Bratzeit wenden.

6. Salatblätter, Fenchel, Tomaten und Pilze mit der Hälfte des Dressings mischen und auf Teller verteilen. Übriges Dressing darüberträufeln. Falafeln darauf anrichten und mit Schnittlauch bestreut servieren.

PASTA-BROKKOLI-SALAT MIT KICHERERBSEN

SOMMERLICH • ITALIEN MEETS ORIENT

250 g Brokkoli • 125 g Dinkelvollkornnudeln (z. B. Penne, Farfalle) • Meersalz • 1 EL Sonnenblumenkerne • 1 EL Kürbiskerne • 120 g Kichererbsen (aus der Dose) • 4 Stiele Koriandergrün • 1 EL Tahin (Sesammus) • 1 EL Olivenöl • 1 EL Zitronensaft • 2 EL Joghurtalternative mit Hafer oder Soja • Pfeffer • 150 g kleine Strauchtomaten • 2 Frühlingszwiebeln • 30 g junger Blattspinat

Für 2 Personen • 45 Min. Zubereitungszeit
Pro Portion: ca. 520 kcal • 23 g E • 17 g F • 60 g KH • 16 g BST

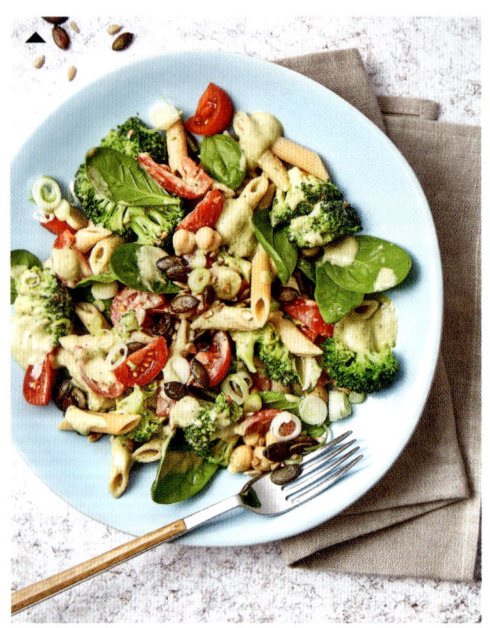

1. Den Brokkoli waschen, putzen, in Röschen teilen, Stiele schälen und fein würfeln. Die Nudeln in reichlich Salzwasser nach Packungsanleitung bissfest garen, ca. 3 Min. vor Ende der Garzeit den Brokkoli dazugeben und bis zum Ende mitgaren.

2. Inzwischen die Sonnenblumen- und Kürbiskerne in einer Pfanne ohne Fett rösten. Vom Herd nehmen und abkühlen lassen.

3. Für das Dressing Kichererbsen abgießen, abspülen und abtropfen lassen. Koriander abbrausen, trocken schütteln, abzupfen und hacken. Die Hälfte der Kichererbsen mit Tahin, Koriander, Olivenöl, Zitronensaft, Joghurtalternative und 50 ml lauwarmem Wasser pürieren. Mit Salz und Pfeffer abschmecken.

4. Brokkolinudeln abgießen, abschrecken und abtropfen lassen. Tomaten waschen und in Spalten schneiden. Frühlingszwiebeln waschen, putzen, das Weiße und Hellgrüne in feine Scheiben schneiden. Spinat verlesen, waschen und abtropfen lassen.

5. Die Nudelmischung noch lauwarm mit Tomaten, Zwiebeln, übrigen Kichererbsen, Spinat und dem Dressing gut vermengen. Mit Salz und Pfeffer abschmecken und mit den Kernen bestreut servieren.

TIPP

Der Salat eignet sich auch super zum Mitnehmen ins Büro. Am Vorabend zubereiten und über Nacht in einer Frischhaltebox im Kühlschrank aufbewahren.

ROHKOST-NUDELSALAT MIT ERDNUSS-TOFU

SCHÖN LEICHT • THAILAND

*80 g Emmervollkornspaghetti • Meersalz •
200 g Möhren • 200 g Zucchini • 1 kleine rote Paprika • 150 g Spitzkohl • 1 kleine rote Zwiebel •
2 EL geröstete Erdnusskerne (ungesalzen) •
250 g Tofu natur • 1 EL helles Sesamöl zum Braten*
Für das Dressing: 1 Knoblauchzehe • 3 Stiele Minze • 2 EL heller Reisessig oder Apfelessig • 2 EL Sojasauce (Tamari) • 2 TL geröstetes Sesamöl

*Für 2 Personen • 40 Min. Zubereitungszeit
Pro Portion: ca. 560 kcal • 33 g E • 24 g F •
68 g KH • 13 g BST*

1. Die Spaghetti nach Packungsangabe in Salzwasser bissfest garen. Dann abgießen, abschrecken und abtropfen lassen.
2. Inzwischen die Möhren schälen und die Zucchini waschen und putzen. Beide Gemüse in feine Streifen (Julienne) schneiden. Paprika und Spitzkohl waschen, putzen und ebenfalls in dünne Streifen schneiden. Zwiebel schälen, halbieren und in feine Halbringe schneiden.

3. Für das Dressing Knoblauch schälen und fein würfeln, Minze abbrausen, abzupfen und bis auf ein paar Blätter fein hacken. Knoblauch, Minze, Reis- oder Apfelessig, 2 EL Wasser, Sojasauce und Sesamöl verrühren. Nudeln und Gemüse in der Marinade wenden und ziehen lassen.
4. Die Erdnüsse grob hacken. Den Tofu trocken tupfen, in Scheiben schneiden und diese schräg halbieren. Tofuecken in einer beschichteten Pfanne im heißen Sesamöl auf jeder Seite ca. 2 Min. braten. Erdnüsse dazugeben und kurz mitbraten, salzen.
5. Nudelsalat auf Teller verteilen, Tofu daraufgeben und mit Erdnüssen bestreuen. Mit der restlichen Minze garniert servieren.

GESUNDHEITSWISSEN

Emmer ist ein Urgetreide und enthält deutlich weniger Gluten als Weizen. Auch wegen des hohen Proteinanteils und Mikronährstoffgehalts ist er eine tolle Alternative.

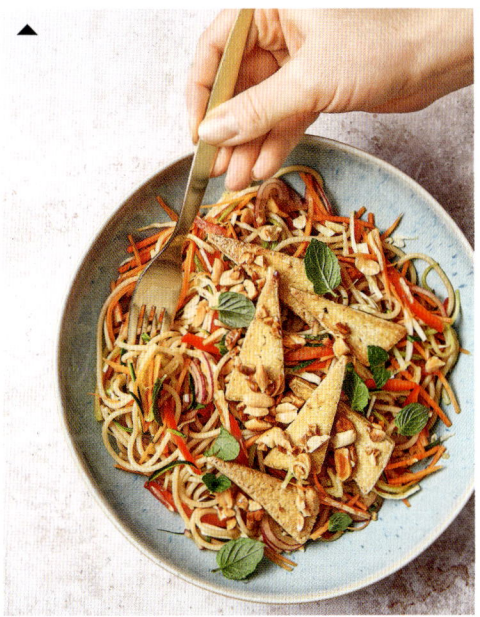

DINKEL-LUNCHSALAT IM GLAS

VITALMIX FÜRS BÜRO • USA

120 g Zartdinkel (z. B. Dinkel wie Reis) • Salz •
100 g Radieschen • 2 Möhren • 50 g Baby-Blatt-
spinat • 40 g frische Sprossen (z. B. Radieschen, Lin-
sen) • 100 g Kräutermischung für Grüne Sauce (z. B.
Petersilie, Kresse, Schnittlauch, Sauerampfer, Pim-
pernelle, Kerbel, Borretsch) • 1 EL Vital-Kerne-Mix
(z. B. Sonnenblumen-, Kürbis-, Pinienkerne)
Für das Dressing: 200 g Seidentofu • 2 EL Apfel-
essig • 2 TL Dijonsenf • 1 TL Reissirup • 1 EL Oli-
venöl • 1 EL Leinöl • Meersalz • Pfeffer
Außerdem: 2 Gläser mit Bügel- oder Drehverschluss
(à 1 l)

Für 2 Personen • 35 Min. Zubereitungszeit
Pro Portion: ca. 450 kcal • 20 g E • 17 g F •
49 g KH • 11 g BST

1. Dinkel nach Packungsanleitung in Salzwasser kochen, dann in ein Sieb abgießen, kalt abschrecken und gut abtropfen lassen.

2. Für das Dressing den Seidentofu mit Essig, Senf, Reissirup und 3 EL Wasser in ein Rührgefäß geben und mit dem Schneidstab fein pürieren. Oliven- und Leinöl untermixen, die Sauce mit Salz und Pfeffer abschmecken.

3. Die Radieschen waschen, putzen und in feine Scheiben schneiden. Möhren schälen und grob raspeln. Spinat verlesen, waschen und trocken schleudern, harte Stiele entfernen. Sprossen in einem Sieb abbrausen und gut abtropfen lassen. Die Kräuter waschen, trocken schütteln, Blättchen von den Stielen zupfen und fein schneiden.

4. Zuerst den Dinkel in die Gläser füllen, mit den Kräutern bestreuen. Das Dressing daraufgeben, dann nacheinander Radieschen und Möhren darüberschichten. Den Spinat darauf verteilen. Mit Sprossen und Kernen bestreuen. Die Gläser verschließen und (über Nacht) in den Kühlschrank stellen. Zum Servieren den Salat auf einen Teller stürzen und gut mischen.

TIPP

Wichtig beim Schichten ins Glas ist, dass die einzelnen Zutaten dicht aufeinanderliegen. Denn je weniger Luft dazwischensteckt, desto länger bleibt der Salat frisch und knackig. Im Kühlschrank hält er sich – gut verschlossen – mindestens 2 Tage.

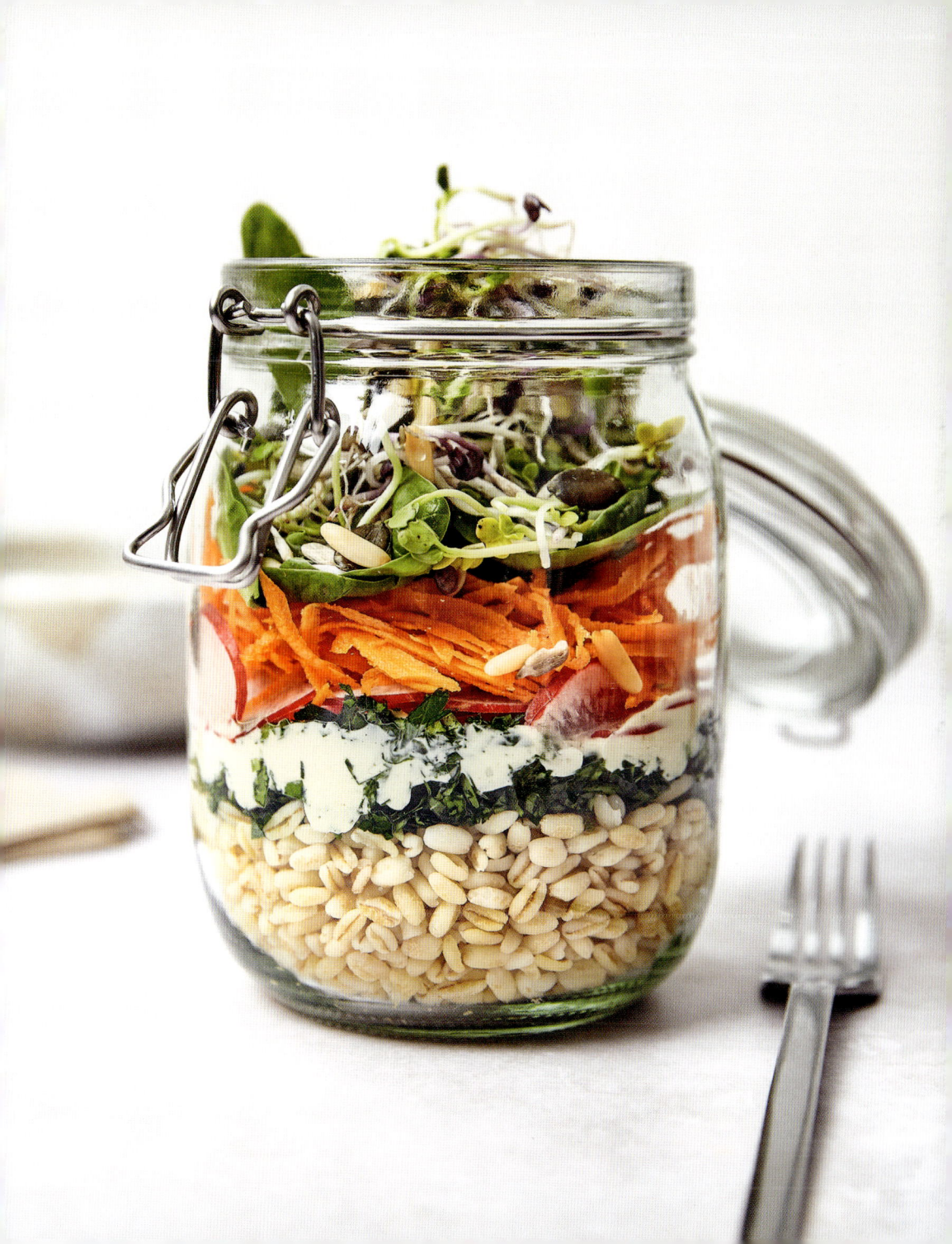

REISSALAT MIT GRANATAPFELKERNEN

ORIENTALISCH INSPIRIERT • MAROKKO

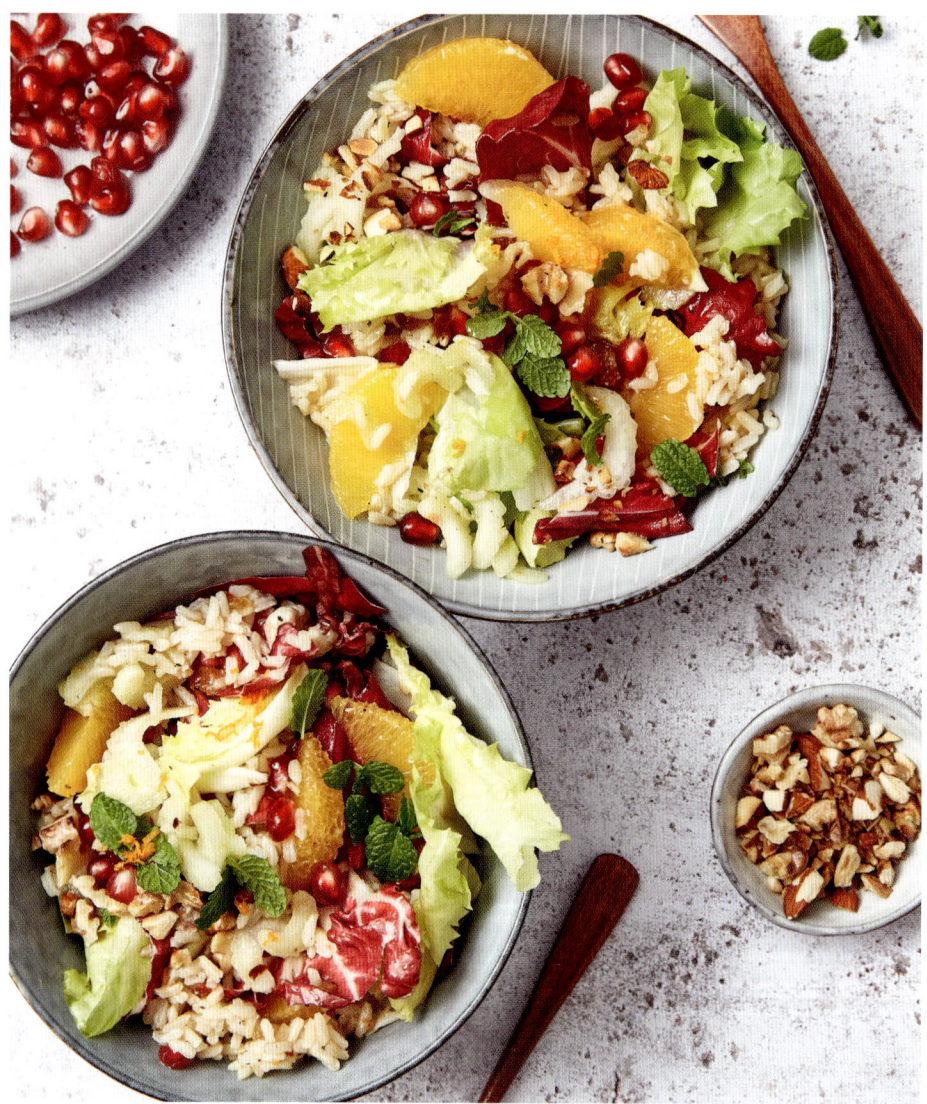

100 g Naturreis • Meersalz • 20 g Walnusskerne •
20 g Mandeln • ½ kleiner Granatapfel • 1 Medjoul-
Dattel • 100 g Staudensellerie • 1 kleiner Radicchio •
150 g Endiviensalat • 1 EL kleine Minzeblätter •
1 Bio-Orange • 3 EL Weißweinessig • ¼ TL Chili-
flocken (Pulbiber) • 1 ½ EL Olivenöl • Pfeffer

Für 2 Personen • 35 Min. Zubereitungszeit
Pro Portion: ca. 510 kcal • 11 g E • 22 g F •
61 g KH • 9 g BST

1. Den Reis nach Packungsangabe in Salzwasser kochen, dann abgießen, kalt abschrecken und gut abtropfen lassen.

2. Inzwischen die Walnüsse und Mandeln hacken und in einer Pfanne ohne Fett bei mittlerer Hitze rösten. Herausnehmen und abkühlen lassen.

3. Granatapfel über einer Schüssel vorsichtig andrücken, dann die Kerne herauslösen und von den weißen Häutchen befreien. Dattel längs aufschneiden, entkernen und klein würfeln. Staudensellerie waschen, putzen und in dünne Scheiben schneiden. Radicchio und Endiviensalat waschen, trocken schütteln, putzen und in mundgerechte Stücke zupfen. Minze abbrausen und trocken schütteln.

4. Die Orange heiß waschen, abtrocknen und ½ TL Schale abreiben. Die Frucht samt der weißen Haut schälen. Filets zwischen den Trennwänden herausschneiden, Saft dabei auffangen und Fruchtgerippe ausdrücken.

5. Für das Dressing aufgefangenen Orangensaft und Orangenschale mit Essig, Salz, Chiliflocken und Olivenöl in einer Schüssel verrühren. Reis, Sellerie, Orangenfilets, Dattel, Radicchio und Endivien dazugeben und untermischen. Jeweils die Hälfte der Minze, Nussmischung und Granatapfelkerne untermengen. Mit Salz und Pfeffer abschmecken. Den Salat anrichten und mit den übrigen Granatapfelkernen, Nüssen und Minze bestreut servieren.

GESUNDHEITSWISSEN

Was den Granatapfel zum Superfood macht, ist vor allem sein hoher Gehalt an Polyphenolen. Diese Pflanzenstoffe schützen uns vor antioxidativem Stress. So stimulieren sie die körpereigenen Abwehrkräfte, wirken entzündungshemmend und verlangsamen den Alterungsprozess der Zellen – sind also auch eine echte Anti-Aging-Geheimwaffe. Gegessen werden nur die Granatapfelkerne, empfehlenswert ist aber auch Granatapfelsaft (ohne Zucker!) – er hat die volle Antioxidanzienpower.

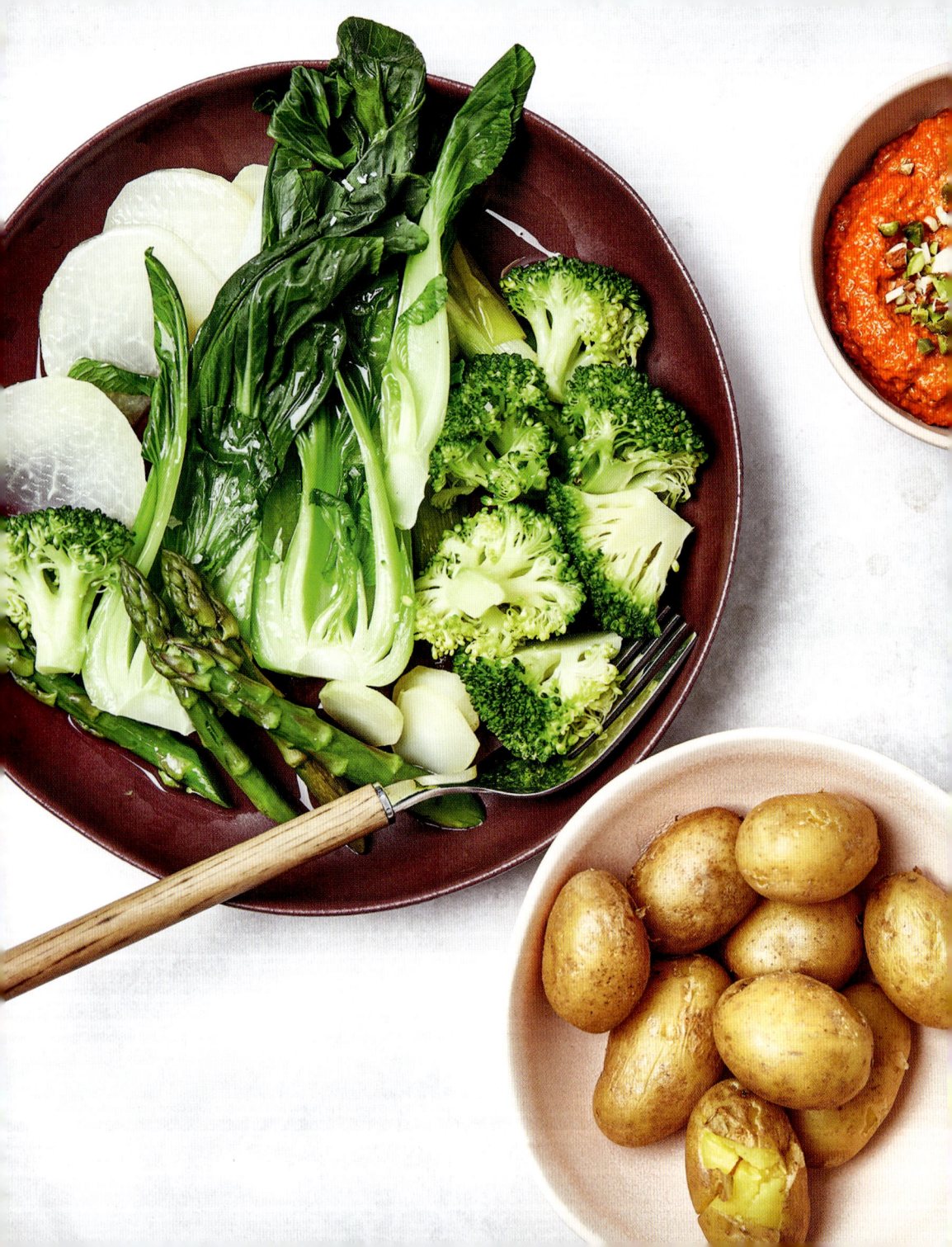

GEDÄMPFTES GRÜNES GEMÜSE MIT ROMESCOSAUCE

GEBALLTE NÄHRSTOFFE UND AROMEN • SPANIEN

250 g grüner Spargel • 300 g Brokkoli • 1 junger Kohlrabi • 4 Frühlingszwiebeln • 200 g Mini-Pak-Choi • Meersalz • Pfeffer • 300 g kleine Kartoffeln (z. B. Drillinge)
Für die Sauce: 30 g Mandeln • 30 g Pistazienkerne (ungesalzen) • 100 g gegrillte Spitzpaprika (aus dem Glas) • 1 Knoblauchzehe • 2 EL Olivenöl • 1 EL Rotweinessig • abgeriebene Schale von ½ Bio-Zitrone • 2 TL Zitronensaft • ½ TL Salz • ½ TL geräuchertes Paprikapulver • ¼ TL Chiliflocken (Pulbiber)

Für 2 Personen • 40 Min. Zubereitungszeit
Pro Portion: ca. 430 kcal • 16 g E • 19 g F • 42 g KH • 13 g BST

1. Den Spargel waschen, holzige Enden abschneiden, die Stangen im unteren Drittel schälen und quer halbieren. Brokkoli waschen, putzen und in Röschen teilen. Den Strunk schälen und quer in dünne Scheiben schneiden. Kohlrabi schälen, halbieren und in ca. 1 cm breite Spalten schneiden. Frühlingszwiebeln waschen, putzen, weiße und hellgrüne Teile in ca. 4 cm lange Stücke schneiden. Pak Choi waschen, Strunk knapp abschneiden, Pak Choi je nach Größe längs halbieren.

2. In einem Topf ca. 2 cm hoch Salzwasser einfüllen und zum Kochen bringen. Spargel, Brokkoli, Kohlrabi und Frühlingszwiebeln auf dem dazu passenden Siebeinsatz verteilen. Pak Choi obendrauf legen. Das Gemüse leicht salzen und pfeffern, den Dämpfeinsatz in den Topf stellen (er soll das Wasser nicht berühren!) und mit dem Deckel verschließen. Dann das Gemüse in 25–30 Min. bissfest dämpfen.

3. Inzwischen die Kartoffeln gründlich waschen und mit Schale mit Salzwasser bedeckt in ca. 20 Min. garen, dann abgießen und ausdampfen lassen.

4. Für die Sauce Mandeln und Pistazien in einer Pfanne ohne Fett bei mittlerer Hitze rösten. Abkühlen lassen und hacken.

5. Die gegrillte Paprika abtropfen lassen. Den Knoblauch schälen und grob hacken. Beides mit dem Nuss-Mix, Olivenöl, Essig, Zitronenschale und Zitronensaft im Blitzhacker oder in einem hohen Rührgefäß mit dem Schneidstab zu einer groben Paste pürieren. Mit Salz, Paprikapulver und Chiliflocken abschmecken. Die Sauce in Schälchen füllen.

6. Das gedämpfte Gemüse auf Teller verteilen, mit etwas Dämpfsud beträufeln. Kartoffeln und Romescosauce dazu anrichten und servieren.

ROTE-BETE-BULGUR-PATTYS MIT TOMATENSALSA

BISSFEST, HERZHAFT, GRILLBAR • TEXMEX

75 g Dinkelvollkornbulgur • 1 EL Flohsamenscha-
len • 125 ml vegane Gemüsebrühe • 150 g gegarte
Rote Beten (vakuumiert) • 1 kleine Knoblauchzehe •
2 dünne Frühlingszwiebeln • 2 EL Kichererbsen-
mehl • 2 EL Vollkornsemmelbrösel • Meersalz •
Pfeffer • 1 EL Olivenöl zum Braten • 4 kleine
Strauchtomaten • 1 Mini-Salatgurke • 30 g Feld-
salat • 1 EL Apfelessig
Für die Salsa: 1 Tomate • 1 gelbe Spitzpaprika •
½ rote Chilischote • 1 kleine rote Zwiebel • 4 Stiele
Petersilie • 1 EL Tomatenmark • 2 TL Apfelessig •
Salz • Pfeffer

Für 2 Personen • 35 Min. Zubereitungszeit
Pro Portion: ca. 360 kcal • 12 g E • 9 g F • 59 g KH •
13 g BST

1. Für die Pattys Bulgur und Flohsamenschalen mit kochender Brühe übergießen
   und zugedeckt ca. 10 Min. quellen lassen.
2. Inzwischen die Roten Beten fein raspeln.
   Knoblauch schälen und fein würfeln. Frühlingszwiebeln waschen, putzen, weiße und
   hellgrüne Teile in kleine Würfel schneiden.
3. Bulgur mit Gemüse, Knoblauch, Kichererbsenmehl und Brösel gut vermischen
   und mit Salz und Pfeffer kräftig abschmecken. Aus der Masse mit angefeuchteten
   Händen vier gleich große Pattys formen
   und diese ca. 10 Min. ruhen lassen.
4. Für die Salsa die Tomate waschen, vom
   Stielansatz befreien. Spitzpaprika halbieren, putzen und waschen. Chilischote aufschneiden, entkernen und abbrausen. Die
   Zwiebel schälen. Alles grob würfeln. Petersilie waschen, trocken schütteln und Blätter
   abzupfen. Alle Zutaten mit Tomatenmark
   und Essig im Blitzhacker oder im Rührbecher mit dem Schneidstab zu einer stückigen Sauce mixen. Salzen und pfeffern.
5. Eine Grillpfanne erhitzen und mit dem Öl
   ausstreichen. Pattys bei mittlerer bis starker
   Hitze von jeder Seite 3–4 Min. braten.
6. Inzwischen kleine Tomaten und Gurke waschen und in Scheiben schneiden. Feldsalat verlesen, waschen und trocken schütteln. Alles drei auf Tellern anrichten, mit
   Essig beträufeln, leicht salzen und pfeffern.
7. Pattys aus der Pfanne nehmen und auf die
   Teller verteilen. Je einen Klecks Salsa daraufgeben und servieren. Übrige Sauce
   dazu reichen.

TIPP

Für Burger 2 Dinkelvollkornbrötchen aufschneiden, Unterseite mit Tomatendip bestreichen, mit Feldsalat belegen, Patty daraufsetzen, mit Gurke und Tomate belegen und
Brötchendeckel aufsetzen.

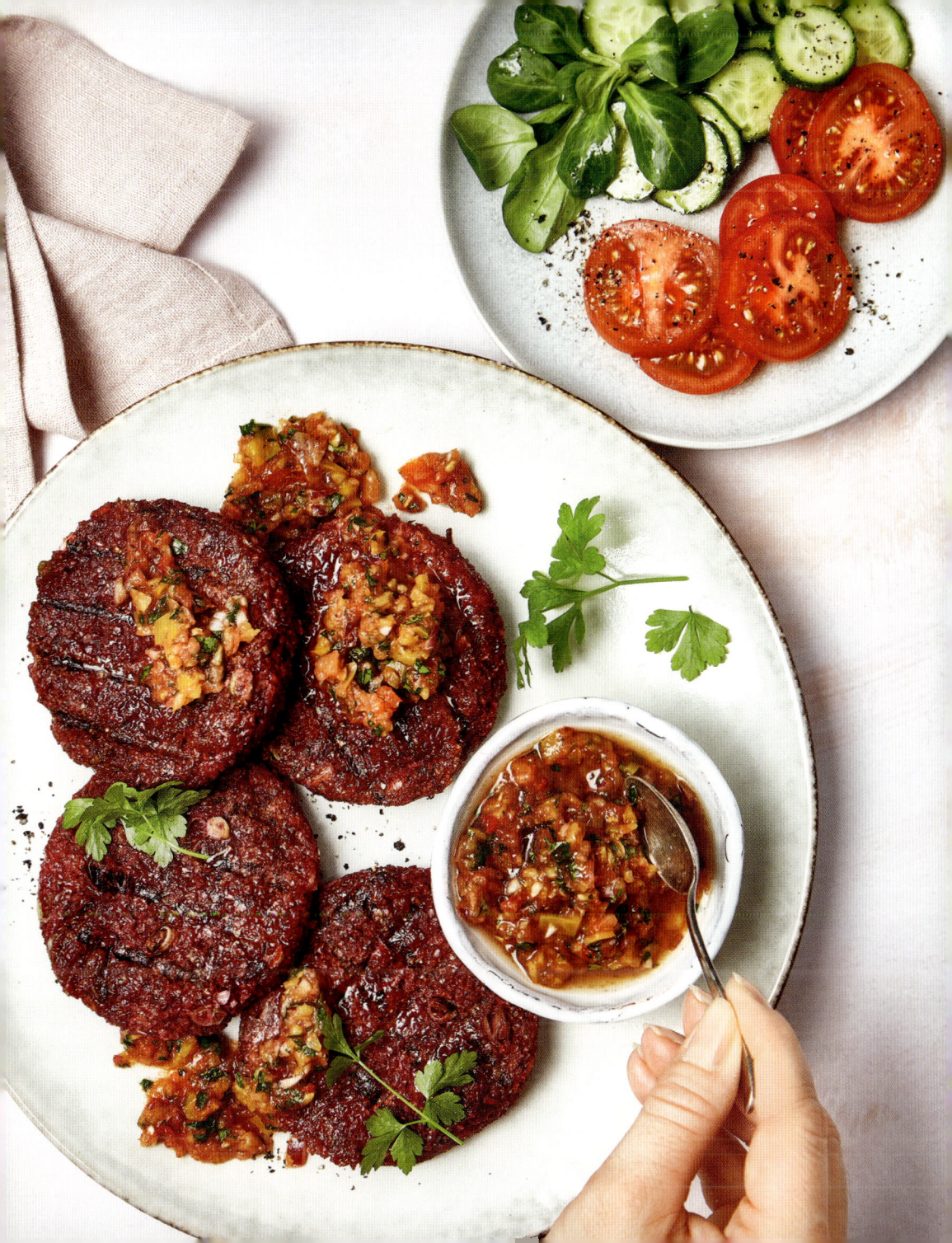

SEMMELKNÖDEL MIT PILZRAHMRAGOUT

SONNTAGS-POWERFOOD · SÜDDEUTSCHLAND UND ÖSTERREICH

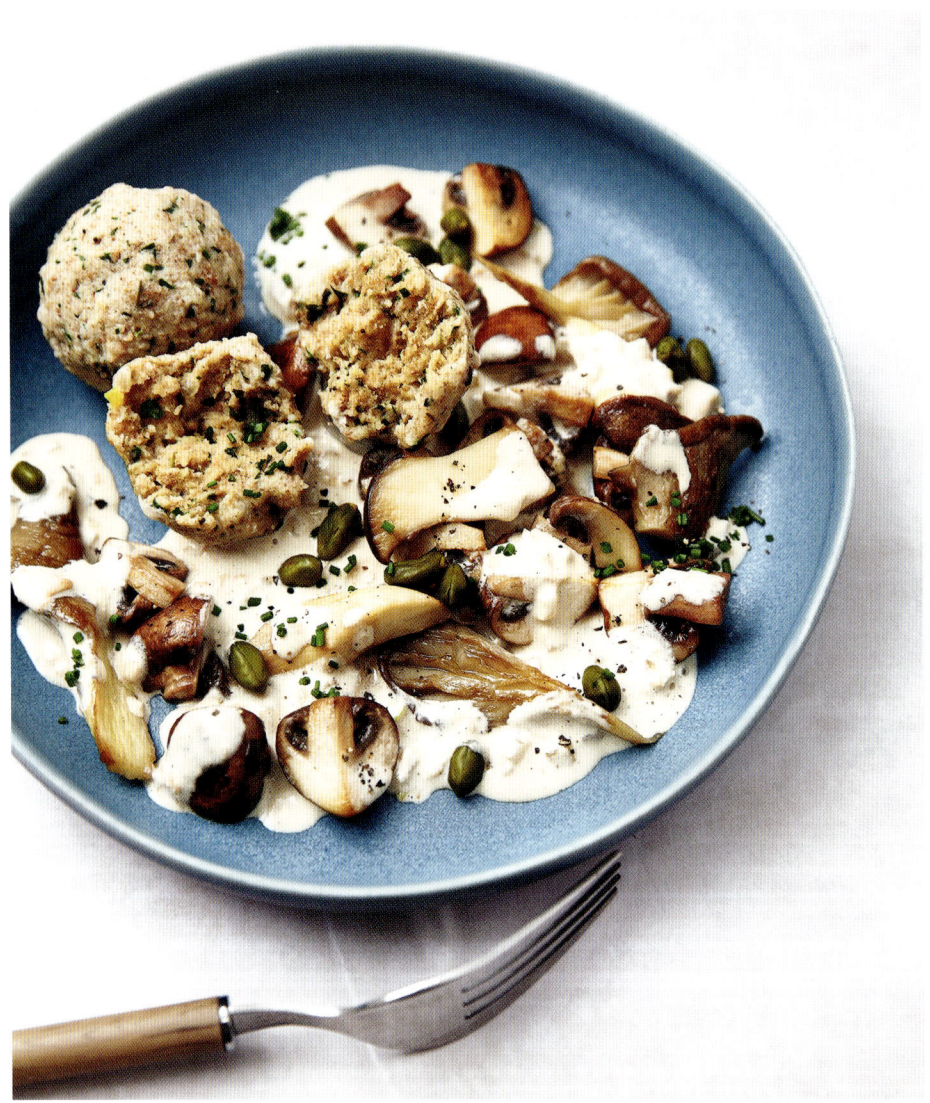

*2 Dinkelvollkornbrötchen (vom Vortag; ca. 150 g) •
2 Stiele Thymian • 3 Stiele Petersilie • 1 Schalotte •
½ EL Olivenöl • 175 ml Sojadrink (ungesüßt) •
2 EL Sojamehl • Meersalz • Pfeffer • 1 TL Pfeilwurzmehl*
*Für das Ragout: 400 g gemischte Pilze (z. B. Pfiffer-
linge, Champignons, Austernpilze, Kräuterseitlinge) • 1 Zwiebel • 1 Knoblauchzehe • 1 Olivenöl •
100 g Sahneersatz mit Hafer • 100 ml Haferdrink
(ungesüßt) • Salz • Pfeffer • 1–2 TL Zitronensaft •
½ Bund Schnittlauch • 1 EL Pistazienkerne*

*Für 2 Personen • 1 Std. Zubereitungszeit
Pro Portion: ca. 470 kcal • 23 g E • 20 g F •
45 g KH • 14 g BST*

1. Für die Knödel die Brötchen ca. 1 cm groß
   würfeln. Thymian und Petersilie abbrausen,
   abzupfen und hacken. Schalotte schälen,
   fein würfeln und im heißen Öl in einer kleinen Pfanne bei mittlerer Hitze glasig dünsten. Kräuter kurz mitdünsten. 125 ml Sojadrink zugießen und erwärmen.

2. Die Brötchenwürfel in einer Schüssel mit
   der Zwiebel-Soja-Mischung übergießen,
   kurz vermischen und ca. 10 Min. ziehen
   lassen. Das Sojamehl mit übrigem Sojadrink (50 ml) glatt rühren, salzen und pfeffern und mit dem Pfeilwurzmehl unter die
   Brötchenmasse heben und gut vermengen. Weitere 10 Min. ziehen lassen.

3. Inzwischen reichlich Salzwasser zum Kochen bringen. Aus der Brötchenmasse
   mit angefeuchteten Händen 6 kleine Knödel formen. In das sanft siedende Kochwasser geben und offen bei milder Hitze
   ca. 15 Min. gar ziehen lassen. Im heißen
   Wasser warm halten.

4. Für das Ragout die Pilze putzen, abreiben
   und klein schneiden. Zwiebel und Knoblauch schälen und fein würfeln.

5. In einer großen Pfanne das Olivenöl erhitzen. Pilze darin bei starker Hitze 4–5 Min.
   unter Rühren braten. Zwiebel und Knoblauch dazugeben und bei mittlerer Hitze
   ca. 2 Min. mitbraten. Hafersahne und
   Haferdrink zugeben, aufkochen und das
   Ragout 3–4 Min. einkochen lassen. Mit
   Salz, Pfeffer und Zitronensaft abschmecken. Schnittlauch abbrausen, trocken
   schütteln und in Röllchen schneiden.

6. Knödel aus dem Wasser heben, abtropfen
   lassen und mit dem Pilzragout anrichten.
   Mit Schnittlauch und Pistazien bestreut
   servieren. Dazu passt Löwenzahnsalat mit
   Zitrusvinaigrette (Rezept Seite 110).

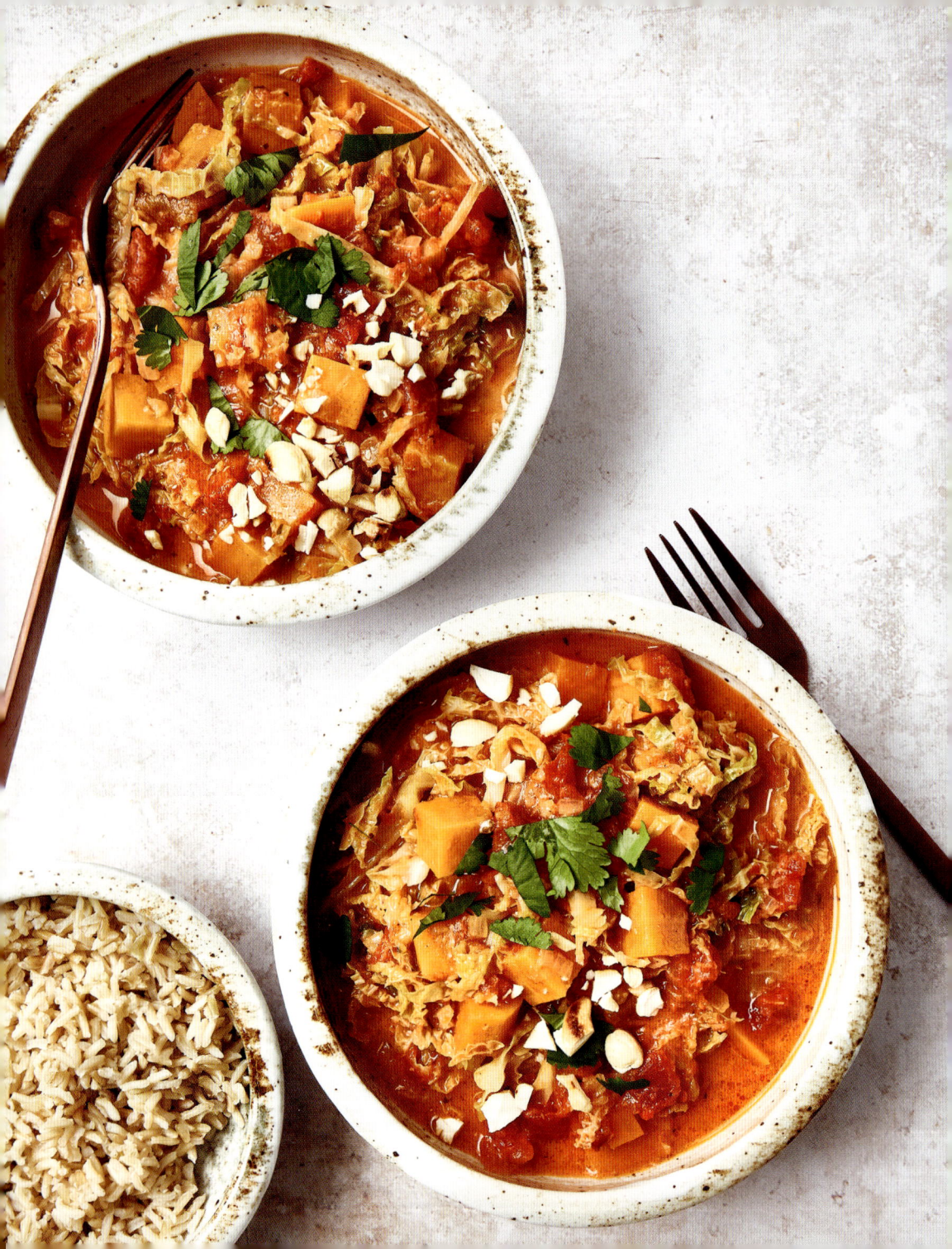

WIRSING-KOKOS-CURRY MIT SÜSSKARTOFFELN

SCHARFE WINTERVARIANTE • THAILAND

350 g Wirsing • 250 g Süßkartoffeln • 1 Zwiebel • 1 Knoblauchzehe • 1 daumengroßes Stück Ingwer (ca. 10 g) • 1 EL helles Sesamöl zum Braten • 1 EL rote Currypaste (Rezept Seite 115) • 1 Dose stückige Tomaten (400 g) • 100 g Kokosmilch (aus der Dose) • 250 ml vegane Gemüsebrühe • Meersalz • Pfeffer • 1 EL Cashewkerne • ½ Bund Koriandergrün

Für 2 Personen • 45 Min. Zubereitungszeit
Pro Portion: ca. 520 kcal • 11 g E • 30 g F • 47 g KH • 13 g BST

1. Den Wirsing halbieren, Strunk entfernen und den Kohl in feine Streifen schneiden. Süßkartoffeln schälen und in 1–2 cm große Würfel schneiden. Zwiebel, Knoblauch und Ingwer schälen, alle fein würfeln.

2. Öl in einem breiten Topf erhitzen, Zwiebel, Knoblauch und Ingwer darin bei mittlerer Hitze 2–3 Min. andünsten. Currypaste unterrühren und kurz anrösten. Wirsing und Süßkartoffeln zugeben und unter Rühren ca. 3 Min. mitdünsten. Tomaten und Kokosmilch zufügen, dann Brühe dazugießen. Salzen, pfeffern, aufkochen lassen. Zugedeckt bei mittlerer Hitze 15–20 Min. garen.

3. Die Cashewkerne in einer Pfanne ohne Fett rösten. Vom Herd nehmen und abkühlen lassen, anschließend grob hacken.

4. Koriandergrün waschen, trocken schütteln, Blätter abzupfen und grob hacken. Wirsing-Curry noch mal abschmecken und in Schalen oder tiefen Tellern anrichten. Mit Koriander und Cashewkernen bestreut servieren. Dazu passt eine kleine Portion Vollkornbasmatireis.

GESUNDHEITSWISSEN

Wirsing ist ein echtes Kraftpaket, das mit viel Vitamin C die Abwehrkräfte stärkt und mit Folsäure zahlreiche Stoffwechselprozesse unterstützt. Herausragend ist sein hoher Gehalt an Glucosinolaten (Senfölglykoside) aus der Familie der sekundären Pflanzenstoffe. Sie schützen unsere Zellen und können helfen, das Risiko für Darmkrebs zu reduzieren. Seine zartere Blattstruktur im Vergleich zu Weiß- oder Grünkohl macht den Wirsing auch für empfindliche Menschen besser verträglich. Außerdem gilt: Je feiner geschnitten, desto leichter ist er zu verdauen.

GEMÜSEPAELLA MIT PIMIENTOS

PURE URLAUBSKÜCHE • SPANIEN

3 Möhren • 1 Zwiebel • 1 Knoblauchzehe • 2 EL Olivenöl • 125 g Vollkornreis (Mittelkorn) • 1 TL edelsüßes Paprikapulver • 0,5 g gemahlener Safran • 350 ml vegane Gemüsebrühe • Meersalz • je 1 kleine rote und gelbe Paprika • 100 g TK-Erbsen • 200 g Pimientos de Padrón (kleine Bratpaprika; siehe Tipp) • ½ Bio-Zitrone • 4 Stiele Koriandergrün • Pfeffer

Für 2 Personen • 40 Min. Zubereitungszeit
Pro Portion: ca. 500 kcal • 13 g E • 16 g F • 70 g KH • 13 g BST

1. Möhren putzen, schälen und in ca. 1 cm große Würfel schneiden. Zwiebel schälen, halbieren und in feine Streifen schneiden. Knoblauchzehe schälen und fein würfeln.

2. In einer großen Pfanne 1 EL Olivenöl erhitzen. Möhren, Zwiebeln und Knoblauch darin bei mittlerer Hitze ca. 3 Min. unter Wenden andünsten. Reis zufügen, mit Paprikapulver und Safran bestäuben und 1–2 Min. mitdünsten. Mit Brühe aufgießen, aufkochen und salzen. Alles bei milder bis mittlerer Hitze zugedeckt ca. 30 Min. köcheln, ab und zu umrühren.

3. Inzwischen die Paprika halbieren, putzen, waschen und in kleine Würfel schneiden. Nach 30 Min. Garzeit mit den Erbsen zum Reis geben und untermischen. Den Reis offen weitere 5 Min. garen.

4. Die Pimientos kurz abbrausen, abtropfen lassen und trocken tupfen. Übriges Öl (1 EL) in einer zweiten Pfanne erhitzen und die Bratpaprika darin bei starker Hitze in ca. 3 Min. hellbraun braten, salzen.

5. Die Zitrone heiß waschen, abtrocknen und in Spalten schneiden. Koriandergrün abbrausen, trocken schütteln und die Blätter von den Stielen zupfen.

6. Paella mit Salz und Pfeffer abschmecken, mit den Zitronenspalten anrichten und mit gebratenen Pimientos und Koriander bestreut servieren.

TIPP

Pimientos de Padrón sind grüne Minipaprika, die ursprünglich aus der Nähe von Padrón in Galicien stammen. Mittlerweile gibt es sie aber auch bei uns als »Bratpaprika« im Supermarkt – sogar im Winter. Pimientos erinnern im Aussehen an Jalapenos-Chilis, sind aber nicht scharf. Im Gegenteil: Sie schmecken eher süßlich-nussig und werden samt Kernen gegessen. Nur den Stiel sollten Sie entfernen.

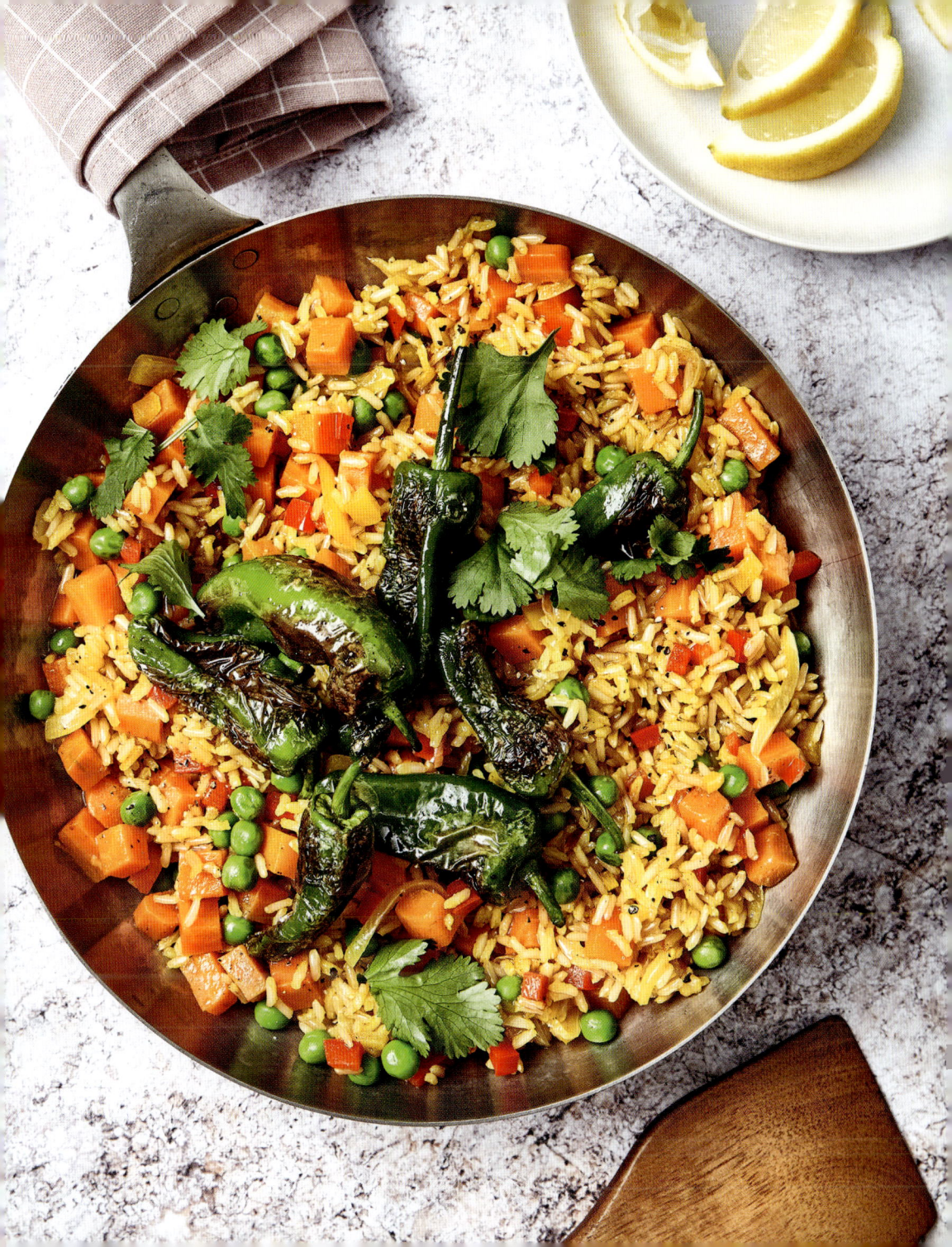

KÜRBIS-KARTOFFEL-GULASCH

MIT SCHÄRFEKICK • UNGARN

500 g Muskatkürbis • 400 g Kartoffeln (vorwiegend festkochend) • 1 Zwiebel • 1 Stange Lauch • 1 Stange Staudensellerie • 3 Stiele frischer Majoran • 1 EL Olivenöl • 400 ml vegane Gemüsebrühe • Meersalz • Pfeffer • 1 EL veganer Sahnemeerrettich (Rezept Seite 114) oder 20 g Meerrettichwurzel • 125 g Joghurtalternative mit Soja • 2 TL Zitronensaft • ½ Bund Petersilie • frisch geriebene Muskatnuss

Für 2 Personen • 50 Min. Zubereitungszeit
Pro Portion: ca. 350 kcal • 11 g E • 11 g F • 43 g KH • 11 g BST

1. Kürbis schälen und putzen, Kartoffeln und Zwiebel schälen. Alles drei in ca. 2 cm große Würfel schneiden. Lauch waschen, putzen, weiße und hellgrüne Teile schräg in ca. 1 cm breite Scheiben schneiden. Staudensellerie waschen, putzen und in dünne Scheiben schneiden. Majoran abbrausen, trocken schütteln, Blätter abzupfen und fein hacken.

2. Das Öl in einem Topf erhitzen. Kürbis, Kartoffeln, Lauch, Sellerie und Zwiebel darin bei mittlerer Hitze ca. 3 Min. andünsten. Brühe angießen, Majoran dazugeben, mit Salz und Pfeffer würzen. Das Gemüse zugedeckt ca. 20 Min. bei milder Hitze garen.

3. Inzwischen den Sahnemeerrettich mit der Joghurtalternative, Zitronensaft und Salz verrühren. Alternativ Meerrettichwurzel schälen und fein reiben.

4. Petersilie waschen, trocken schütteln, von den Stielen zupfen und hacken. Gemüsegulasch mit Salz, Pfeffer und Muskat abschmecken und auf tiefen Tellern anrichten. Je ein 1 EL Meerrettichjoghurt daraufgeben und mit Petersilie bestreut servieren. Übrigen Dip dazu reichen.

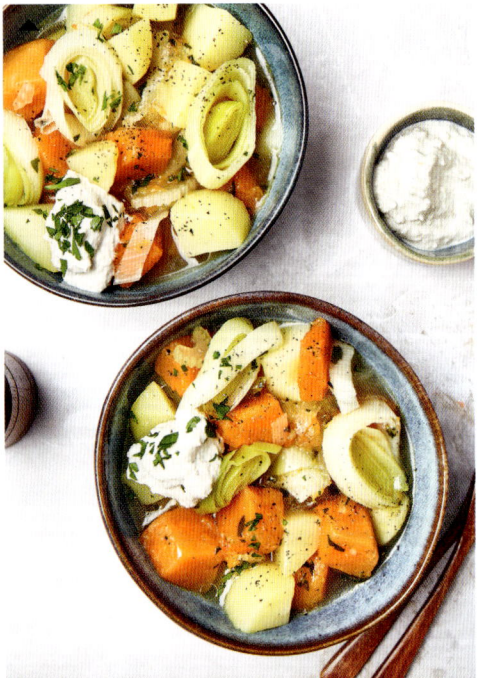

GESUNDHEITSWISSEN

In der Meerrettichwurzel stecken reichlich Senfölglykoside – sekundäre Pflanzenstoffe, die sich beim Zerkleinern in Senföle umwandeln und wie ein natürliches Antibiotikum gegen eine Reihe verschiedener Keime wirken.

GEMÜSE-LINSEN-TOPF

SEHR NAHRHAFT • DEUTSCHLAND

125 g Berglinsen • 100 g Möhre • 150 g Knollen-sellerie • 1 Petersilienwurzel • 300 g Romanesco • 1 Zwiebel • 1 EL Olivenöl • 1 Dose stückige Tomaten (400 g) • 500 ml vegane Gemüsebrühe • ½ TL rosenscharfes Paprikapulver • ½ Bund Petersilie • ½ Bund Schnittlauch • Meersalz • Pfeffer • 1 EL Weißweinessig • 2 Scheiben Roggenschrotbrot **(Rezept Seite 95)**

Für 2 Personen • 40 Min. Zubereitungszeit
Pro Portion: ca. 510 kcal • 26 g E • 12 g F •
59 g KH • 26 g BST

1. Die Linsen in einem Sieb waschen und gut abtropfen lassen. Möhre, Sellerie und Petersilienwurzel putzen, schälen und in kleine Würfel schneiden. Romanesco waschen, putzen und in Röschen teilen, Strunk schälen und klein würfeln. Zwiebel schälen und fein hacken.

2. Das Olivenöl in einem Topf erhitzen und die Zwiebel darin bei mittlerer Hitze glasig dünsten. Möhre, Sellerie und Petersilienwurzel zugeben und ca. 2 Min. mitdünsten. Romanesco und Linsen hinzufügen, mit Tomaten und Gemüsebrühe auffüllen und mit Paprikapulver würzen. Alles aufkochen und zugedeckt bei milder Hitze 25–30 Min. köcheln, zwischendurch umrühren.

3. Kurz vor dem Servieren Petersilie und Schnittlauch abbrausen und trocken schütteln. Bei der Petersilie die Blätter abzupfen und hacken, den Schnittlauch in feine Röllchen schneiden.

4. Den Gemüse-Linsen-Topf kräftig mit Salz, Pfeffer und Weißweinessig abschmecken. Die Hälfte der Kräuter hineingeben. Den Eintopf auf tiefen Tellern anrichten, mit den übrigen Kräutern bestreuen und mit dem Roggenschrotbrot servieren.

TIPP

Berglinsen sind aromatischer und fester als Tellerlinsen, weshalb man sie gut für kräftige Eintöpfe und Salate verwenden kann. Geschält werden aus ihnen die hier bekannten roten Linsen, die in 10 Minuten gar sind.

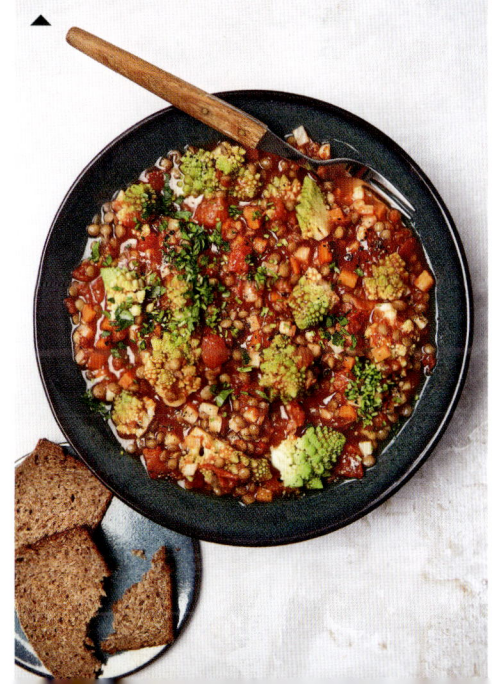

RATATOUILLE MIT SÜSSKARTOFFELSTAMPF

FRÜHLINGSHAFTER KLASSIKER • FRANKREICH

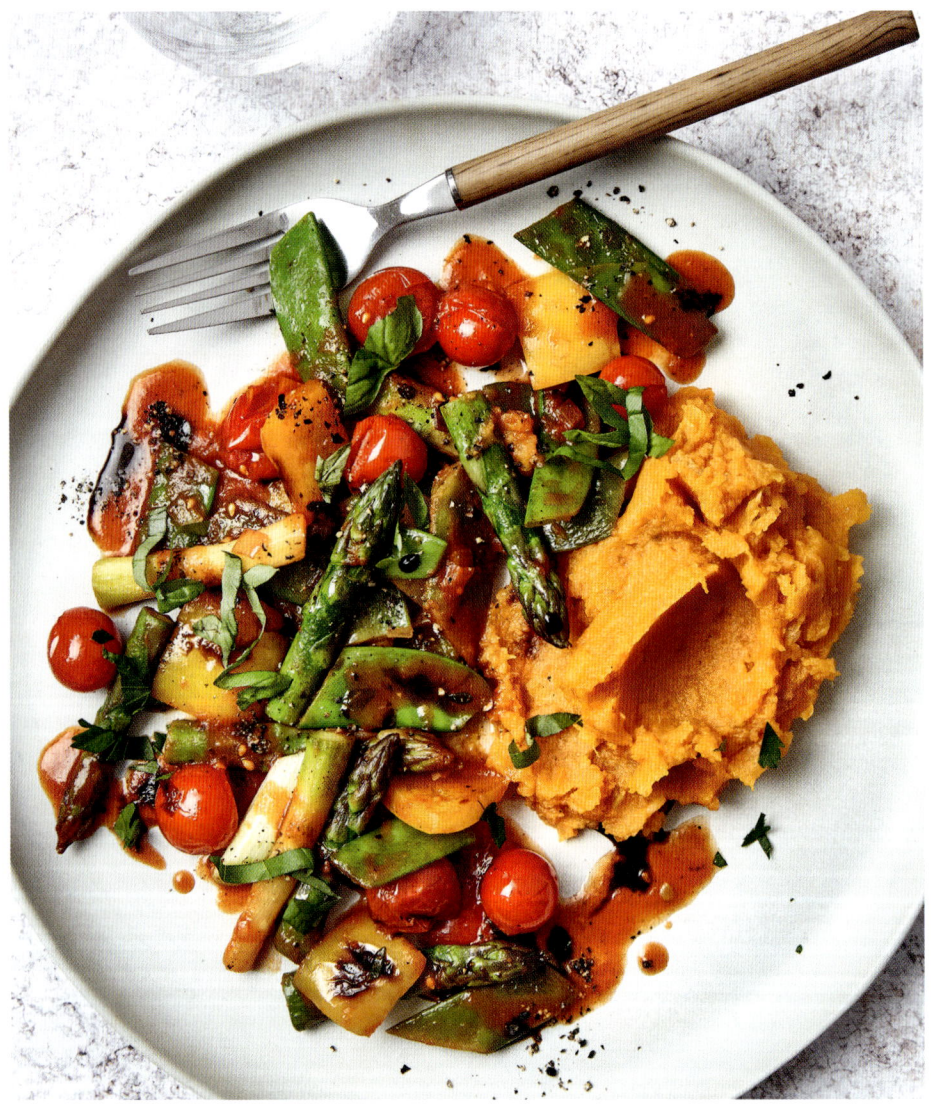

*300 g Süßkartoffeln • 2 Schalotten • 1 ½ EL Oliven-
öl • 150 ml vegane Gemüsebrühe • 400 g grüner
Spargel • je 1 kleine gelbe und rote Paprika • 150 g
Zuckerschoten • 3 Frühlingszwiebeln • 1 Knoblauchzehe • 6 Stiele Thymian • 1 Dose Kirschtomaten (400 g) • 1 ½ EL Aceto balsamico • Meersalz •
Pfeffer • 4 Stiele Petersilie • 2 Stiele Basilikum*

*Für 2 Personen • 45 Min. Zubereitungszeit
Pro Portion: ca. 430 kcal • 12 g E • 11 g F •
59 g KH • 17 g BST*

1. Die Süßkartoffeln schälen und in Stücke
   schneiden. Eine Schalotte schälen, fein
   würfeln und in einem Topf mit ½ EL Öl bei
   mittlerer Hitze glasig dünsten. Süßkartoffeln dazugeben, unter Rühren ca. 5 Min.
   dünsten. 50 ml Gemüsebrühe zugießen.
   Die Kartoffeln zugedeckt ca. 20 Min. bei
   mittlerer Hitze köcheln lassen.

2. Spargel waschen, nur im unteren Drittel
   schälen, Enden abschneiden, Stangen
   schräg dritteln. Paprika halbieren, putzen,
   waschen und in ca. 2 cm große Stücke
   schneiden. Zuckerschoten waschen und je
   nach Größe schräg halbieren. Frühlingszwiebeln waschen, putzen und schräg in
   3–4 cm breite Stücke schneiden. Übrige
   Schalotte und Knoblauch schälen und würfeln. Thymian abbrausen, trocken schütteln
   und die Blätter von den Stielen streifen.

3. In einer großen Pfanne das übrige Öl (1 EL)
   erhitzen. Schalotte, Knoblauch, Spargel
   und Paprika bei mittlerer Hitze 3–4 Min.
   darin anbraten. Zuckerschoten und Frühlingszwiebeln hinzufügen und kurz mitbraten. Kirschtomaten und übrige Brühe (100
   ml) einrühren. Mit Aceto balsamico, Thymian, Salz und Pfeffer würzen. Das Gemüse
   offen bei mittlerer Hitze ca. 10 Min. köcheln lassen, ab und zu umrühren.

4. Währenddessen die fertig gegarten Süßkartoffeln vom Herd nehmen und mit einem Kartoffelstampfer zerdrücken. Mit Salz
   und Pfeffer abschmecken und zugedeckt
   warm halten.

5. Petersilie und Basilikum kurz abbrausen,
   trocken schütteln, von den Stielen zupfen
   und grob hacken. Das Ratatouille mit dem
   Süßkartoffelstampf auf Teller verteilen. Mit
   den Kräutern bestreut servieren.

VARIANTE

Sie können dieses aromatische Gemüse aus
der Provence im Sommer auch klassisch abwandeln: Dazu 1 Aubergine und 2 Zucchini
waschen, putzen, in 2 cm große Stücke schneiden und mit der Paprika in Olivenöl anbraten.
Statt des Süßkartoffelstampfs schmeckt zu beiden Varianten auch Buchweizen-Dinkel-Brot
(Rezept **Seite 96**).

AUBERGINENHIRSE MIT RÖSTBLUMENKOHL

1 Aubergine • 200 g Zucchini • Meersalz • 1 Zwiebel • 1 Knoblauchzehe • 1 rote Chilischote • 125 g Hirse • 2 ½ EL Olivenöl • Pfeffer • ½ Zimtstange • 1 TL gemahlener Kreuzkümmel • ½ TL Kurkumapulver • 400 ml vegane Gemüsebrühe • ½ kleiner Blumenkohl (ca. 300 g) • ½ TL Schwarzkümmel • ½ Bund Petersilie • 100 g Joghurtalternative mit Mandeln

Für 2 Personen • 45 Min. Zubereitungszeit
Pro Portion: ca. 500 kcal • 14 g E • 22 g F • 57 g KH • 10 g BST

1. Aubergine und Zucchini waschen, putzen und ca. 1 cm groß würfeln. Aubergine salzen und ca. 10 Min. ziehen lassen. Zwiebel und Knoblauch schälen und fein würfeln. Chilischote längs halbieren, entkernen, waschen und würfeln. Hirse in einem Sieb lauwarm abspülen und gut abtropfen lassen.

2. In einer großen Pfanne 1 EL Öl erhitzen. Auberginenwürfel trocken tupfen und im heißen Öl unter Wenden bei mittlerer bis starker Hitze in ca. 5 Min. hellbraun anbraten. Aus der Pfanne nehmen und pfeffern.

3. Nun Zwiebel, Knoblauch und Chili mit 1 EL Öl in die Pfanne geben und unter Rühren bei mittlerer Hitze ca. 3 Min. andünsten. Hirse, Zimtstange, Kreuzkümmel und Kurkuma zugeben und kurz mitdünsten. Auberginen und Zucchini hinzufügen, mit Brü-

he auffüllen. Unter gelegentlichem Rühren offen ca. 20 Min. köcheln lassen, bis die Hirse die Flüssigkeit fast aufgesogen hat.

4. Inzwischen den Blumenkohl waschen, putzen und in möglichst kleine Röschen teilen. Eine schwere Pfanne erhitzen und mit dem übrigen Öl ausstreichen. Blumenkohl darin bei mittlerer Hitze ca. 10 Min. unter Rühren rösten, bis er gar ist. Schwarzkümmel in einem Mörser fein zerstoßen, zum Blumenkohl geben. Mit Salz und Pfeffer würzen.

5. Petersilie waschen, trocken schütteln, die Blätter abzupfen und hacken. Gemüsehirse mit Salz und Pfeffer abschmecken, mit dem Röstblumenkohl und Joghurt anrichten und mit Petersilie bestreuen.

GESUNDHEITSWISSEN

Kreuzkümmel wirkt Studien zufolge als Fatburner. Verantwortlich dafür sind die enthaltenen Phytosterine, die den Stoffwechsel anregen. Zimt scheint die Insulinwirkung an den Zellen zu verbessern und die Blutzuckerregulation zu optimieren. Dadurch steigt die Fettverbrennung. Kurkuma wirkt stark antientzündlich und antioxidativ und kurbelt ebenfalls die Fettverdauung an.

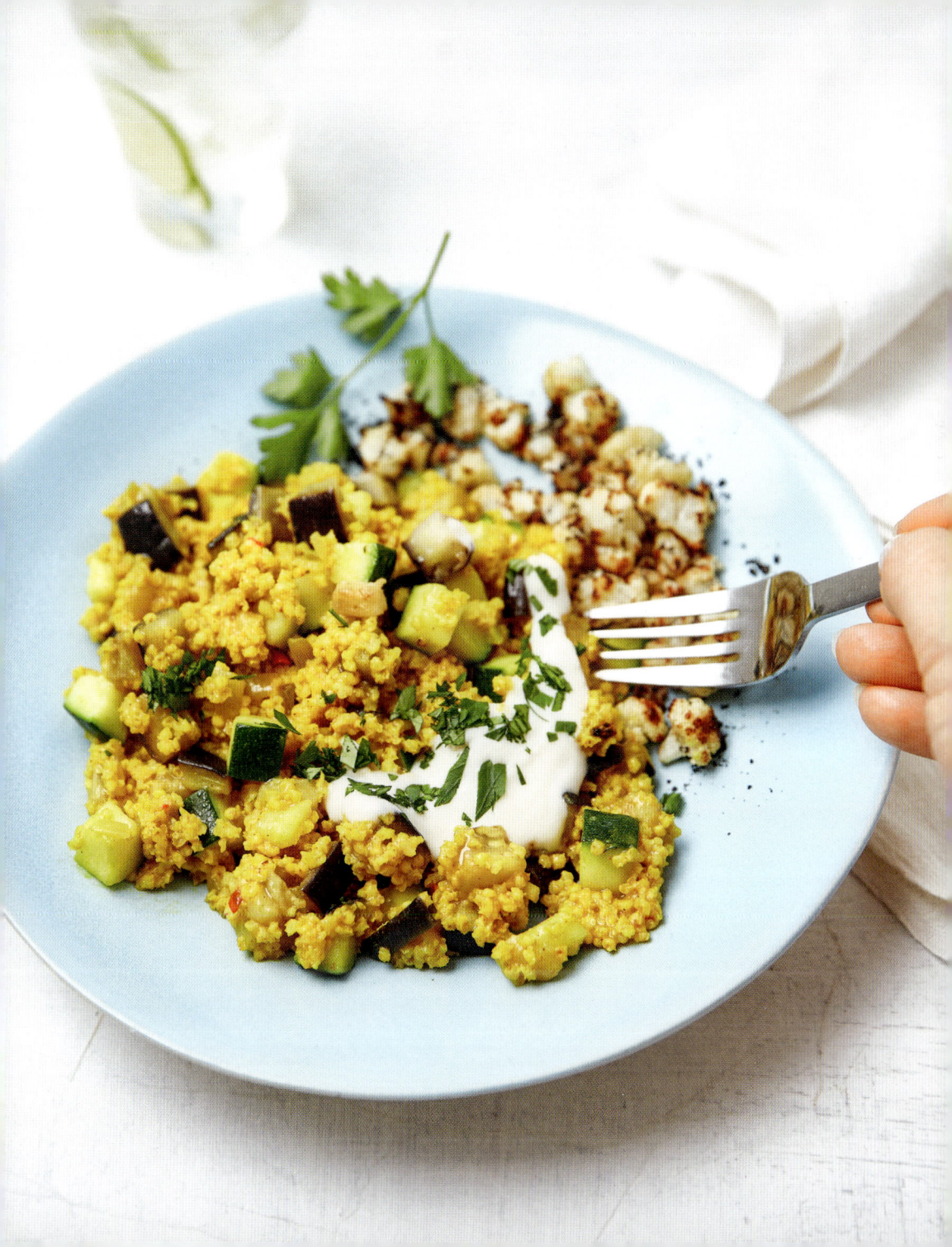

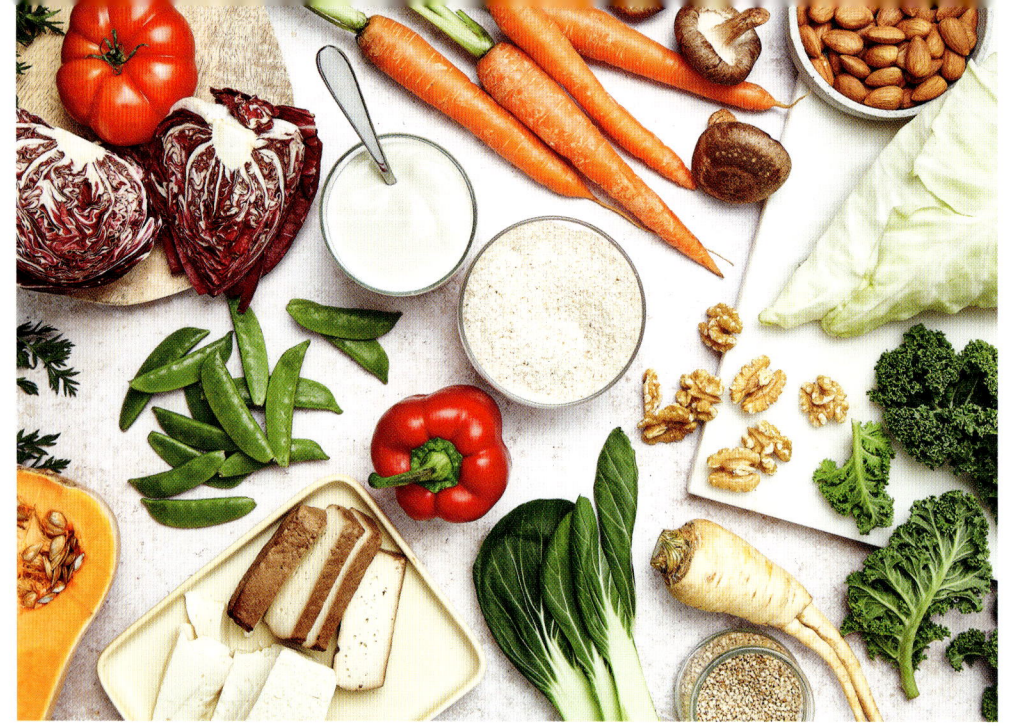

DRITTE MAHLZEIT

Abends gibt es wertvolles Eiweiß und wenig Kohlenhydrate. Denn Eiweiß lockt weniger Insulin und unterstützt so die nächtliche Fettverbrennung. Abgesehen davon braucht der Körper nachts auch gar nicht so viel Energie wie tagsüber. Dafür laufen jedoch, während wir schlafen, zahlreiche Regenerationsprozesse ab – und Eiweiß liefert dafür das nötige »Bau- und Reparaturmaterial«.

Wenn Sie Kohlenhydrate reduzieren, wird sogar Rohkost und Salat am Abend gut verträglich. Denn dafür, dass Frischkost sonst oft schwer im Magen liegt, ist Zucker verantwortlich. Er kann starke Gärungsprozesse auslösen, die äußerst unangenehm werden können. Auch intensives Kauen hilft hier wieder gut. Idealerweise essen Sie Rohkost trotzdem vier Stunden vor dem Schlafengehen.

DINNER CANCELLING

Je länger die Essenspause beim Intervallfasten andauert, desto mehr kommt der Körper in den Fettverbrennmodus und desto mehr können auch seine Selbstheilungskräfte wirken. Von daher ist das »klassische« Dinner Cancelling, also das Auslassen des Abendessens, eine sehr gute Sache. Denn wenn Sie abends keine Nahrung mehr zu sich nehmen – auch keine Säfte oder Ähnliches –, verlängert sich die nächtliche Fastenphase. Lassen Sie das Abendessen also ruhig einmal ausfallen. Am nächsten Morgen werden Sie unglaublich stolz auf sich sein. Das Gleiche gilt an Tagen, an denen Sie abends, aus welchen Gründen auch immer, nichts essen – sei es, dass Sie keine Zeit dafür haben, sich keine Gelegenheit bietet oder Sie einfach keinen Hunger haben. In so einem Fall ist es besser, zu verzichten, als schnell noch »irgendeinen« Snack zu sich zu nehmen, nur um irgendetwas gegessen zu haben.

Für die meisten Menschen mit einem normalen Alltag und dem Anspruch auf ein funktionierendes Sozialleben ist der Verzicht auf das abendliche Essen mit der Familie oder Freunden allerdings nicht wirklich lebbar. Und leben sollen Sie – und sich dabei wohlfühlen! Nur wenn Abnehmen nicht mit Verzicht und Kasteiung einhergeht, bleiben Sie auf Dauer am Ball. Außerdem können Sie auch ohne Dinner Cancelling stolz auf das sein, was Sie bereits an Veränderungen bezüglich Ihrer Ernährung geschafft haben.

»SCHLANKMACHER« MELATONIN

Das Schlafhormon Melatonin verhilft nicht nur zu erholsamer Nachtruhe. Durch den Anstieg am Abend und den Abfall in den frühen Morgenstunden ist es quasi das verbindende Hormon, das alle taktgebenden »Uhren« in unserem Körper sich untereinander abstimmen lässt. Sogar beim Abnehmen unterstützt Melatonin: Wenn es abends dunkler wird, schaltet der Körper automatisch um und rechnet nicht mehr mit einer großen Mahlzeit. Umgekehrt vermuten Wissenschaftler, dass ein Mangel an Melatonin Übergewicht und sogar Typ-2-Diabetes begünstigen kann. Denn das Hormon unterdrückt unter anderem die Insulinausschüttung.

Mit leerem Magen produziert unser Körper mehr Melatonin. Daher sollte die letzte Mahlzeit des Tages möglichst um 18 Uhr, spätestens um 20 Uhr erfolgen. So hat Ihr Körper vor dem Schlafen noch genug Zeit zum Verdauen (siehe Seite 81). Wenn es doch mal ausnahmsweise etwas später geworden ist, empfehle ich einen »Verdauungsspaziergang«. Positiver Nebeneffekt: Wenn der Magen leer ist, werden körpereigene Anti-Aging-Enzyme (Sirtuine) aktiv, die gesund und jung halten.

Übrigens: Melatonin können Sie auch essen, beispielsweise in Form von Fenchel, Kirschen, Koriander, Mandeln und Sonnenblumenkernen. Das Lebensmittel mit dem höchsten Melatoningehalt sind Pistazien.

GRÜNKOHLCHIPS

KNABBERSPASS • NORDDEUTSCHLAND

250 g Grünkohl • 1 EL Olivenöl • 2 TL Aceto balsamico bianco • ½ TL gemahlener Schwarzkümmel • ½ TL Meersalz • 1 TL Sesam (ungeschält)

Für 4 Portionen • 20 Min. Zubereitungszeit • 1 Std. Backzeit
Pro Portion: ca. 50 kcal • 2 g E • 3 g F • 2 g KH • 2 g BST

1. Den Backofen auf 120° vorheizen. Den Grünkohl waschen und den dicken Stiel entfernen, die Blätter von den Blattrippen zupfen, trocken schleudern und in mundgerechte Stücke zupfen.
2. Öl, Essig, Schwarzkümmel, Salz und Sesam in einer Schüssel verrühren. Grünkohl dazugeben und alles gründlich vermengen.
3. Den Grünkohl auf einem mit Backpapier belegten Backblech verteilen und im Ofen (Mitte) ca. 1 Std. knusprig backen, dabei die Ofentür mit einem Kochlöffel einen Spalt geöffnet halten, damit die Feuchtigkeit entweichen kann. Nur so werden die Chips schön knusprig. Nach ca. 30 Min. die Grünkohlblätter wenden und weiterbacken.
4. Die Grünkohlchips aus dem Ofen nehmen und auf dem Blech abkühlen lassen. In einem Schraubglas oder Behälter trocken aufbewahren. Sie halten sich ca. 2 Wochen.

VARIANTE
Außerhalb der Saison können Sie statt Grünkohl auch Wirsing nehmen.

TIPP
Knabbern muss nicht gleich Sünde sein – Sie können ja alternativ gesunde Blätter oder Gemüsechips (Rezept **Seite 143**) knuspern. Auch als Vitaltopping für Salat oder Suppen eignen sich die Chips super. Am besten legt man sich also einen kleinen Vorrat an.

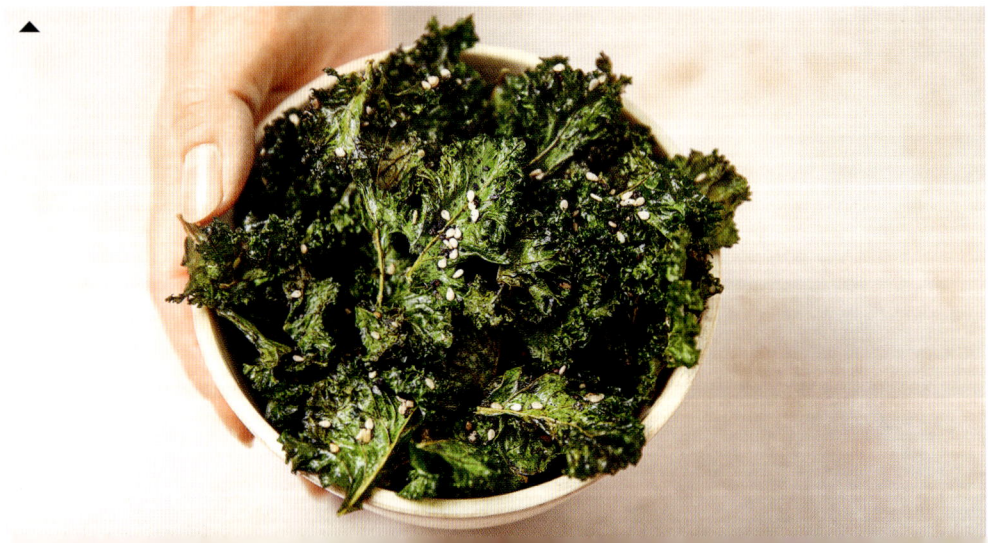

BUNTE GEMÜSECHIPS

KNUSPRIGER ALLROUNDER • DEUTSCHLAND

2 Möhren • 2 Pastinaken • 2 Topinambur • 1 Rote Bete • 1 TL Meersalz • 1 ½ EL Olivenöl • ½ TL edelsüßes Paprikapulver

Für 4 Portionen • 25 Min. Zubereitungszeit • 1 Std. Backzeit
Pro Portion: ca. 55 kcal • 1 g E • 1 g F • 8 g KH • 4 g BST

1. Möhren, Pastinaken, Topinambur und Rote Bete putzen und schälen, evtl. waschen und trocken tupfen. Alle Gemüsesorten auf der Rohkostreibe in dünne Scheiben hobeln. Mit dem Salz bestreuen, mischen und ca. 30 Min. stehen lassen.
2. Inzwischen den Backofen auf 140° vorheizen. Das Gemüse mit Küchenpapier gut trocken tupfen und auf einem mit Backpapier ausgelegten Backblech verteilen. Darauf achten, dass sich die Scheiben nur leicht überlappen. Öl mit Paprikapulver verrühren und über das Gemüse träufeln.
3. Das Blech in den Ofen (Mitte) schieben und das Gemüse ca. 1 Std. trocknen lassen, dabei die Ofentür mit einem Kochlöffel einen Spaltbreit offen lassen, damit die Feuchtigkeit verdampfen kann.
4. Gemüsechips aus dem Ofen nehmen und auf dem Blech abkühlen lassen. In eine Dose oder einen Cellophanbeutel verpacken und trocken aufbewahren. So halten Sie sich 2–3 Wochen.

VARIANTE

Als Gemüsesorten für Chips eignen sich auch Zucchini, Petersilienwurzeln, Süßkartoffeln und natürlich normale Kartoffeln. Beim Würzen haben Sie die Wahl: Curry, gemahlener Kreuzkümmel, getrockneter Thymian, Oregano oder Rosmarin, Kurkuma-, Chili- oder Korianderpulver … Sie können alles verwenden, was Ihnen schmeckt und guttut.

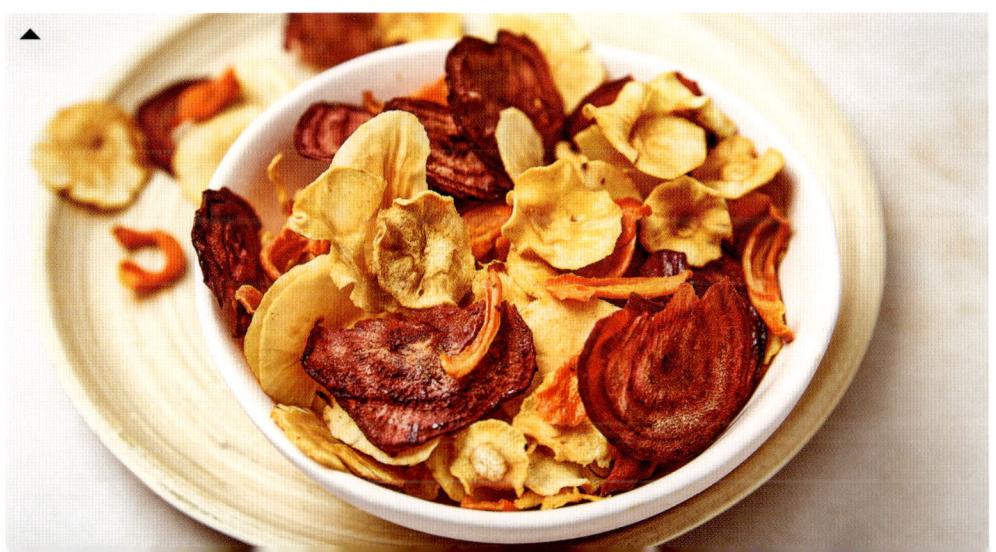

SOMMERSALAT
MIT »CASHEW-PARMESAN«-DRESSING

VITALSTOFF- UND AROMAKNÜLLER • ITALIEN

1 Knoblauchzehe • 3 EL Zitronensaft • Meersalz •
Pfeffer • 1 ½ EL Olivenöl • 200 g Tofu natur •
½ Kopfsalat • 30 g Rucola • 2 schlanke Frühlings-
zwiebeln • 125 g bunte Kirschtomaten (rot und
gelb) • 1 kleine Avocado
Für die Sauce: 30 g Cashewkerne • 20 g gehackte
Mandeln • 1 EL Hefeflocken • ½ TL Salz •
2 EL Weißweinessig • 2 EL Joghurtalternative mit
Soja, Hafer oder Mandeln • Pfeffer

Für 2 Personen • 40 Min. Zubereitungszeit
Pro Portion: ca. 460 kcal • 26 g E • 30 g F •
15 g KH • 7 g BST

1. Den Knoblauch schälen und fein würfeln.
   Mit 2 EL Zitronensaft, Salz, Pfeffer und
   ½ EL Olivenöl vermischen. Den Tofu trocken tupfen und in 1–2 cm große Würfel
   schneiden, in der Marinade wenden und
   marinieren, bis der Salat vorbereitet ist.

2. Für die Sauce die Cashewkerne und Mandeln mit Hefeflocken und Salz in den Blitzhacker geben und feinstückig zerkleinern.
   Dann Essig, Joghurtalternative und 4–5 EL
   warmes Wasser zufügen. Alles feincremig
   pürieren, salzen und pfeffern.

3. Kopfsalat waschen, trocken schleudern und
   die Blätter in mundgerechte Stücke zupfen. Den Rucola waschen, trocken schüt-

teln und grobe Stiele entfernen. Die Frühlingszwiebeln waschen und putzen. Weiße
und hellgrüne Teile in feine Ringe schneiden. Die Kirschtomaten waschen und halbieren. Avocado halbieren, entkernen,
das Fruchtfleisch am Stück aus der Schale
lösen und die Hälften quer in Scheiben
schneiden. Sofort mit übrigem Zitronensaft (1 EL) beträufeln, damit sie sich nicht
verfärben. Alle Salatzutaten auf zwei Tellern anrichten.

4. Den Tofu aus der Marinade nehmen, abtropfen lassen und trocken tupfen. Das
   restliche Öl (1 EL) in einer Pfanne erhitzen
   und den Tofu darin bei mittlerer Hitze
   rundherum in 4–5 Min. goldbraun braten.
   Auf dem Salat verteilen. Parmesandressing
   und Tofumarinade darüberträufeln und sofort servieren.

TIPP

Vom Cashew-Parmesan darf es ruhig mehr
sein. Einfach die drei- oder vierfache Menge
mixen und in einem verschließbaren Schraubglas aufbewahren. Die Parmesanalternative
hält sich gekühlt 3–4 Wochen. Vor dem Servieren über Pasta- oder Risottogerichte streu-
en oder für ein Basilikumpesto verwenden.

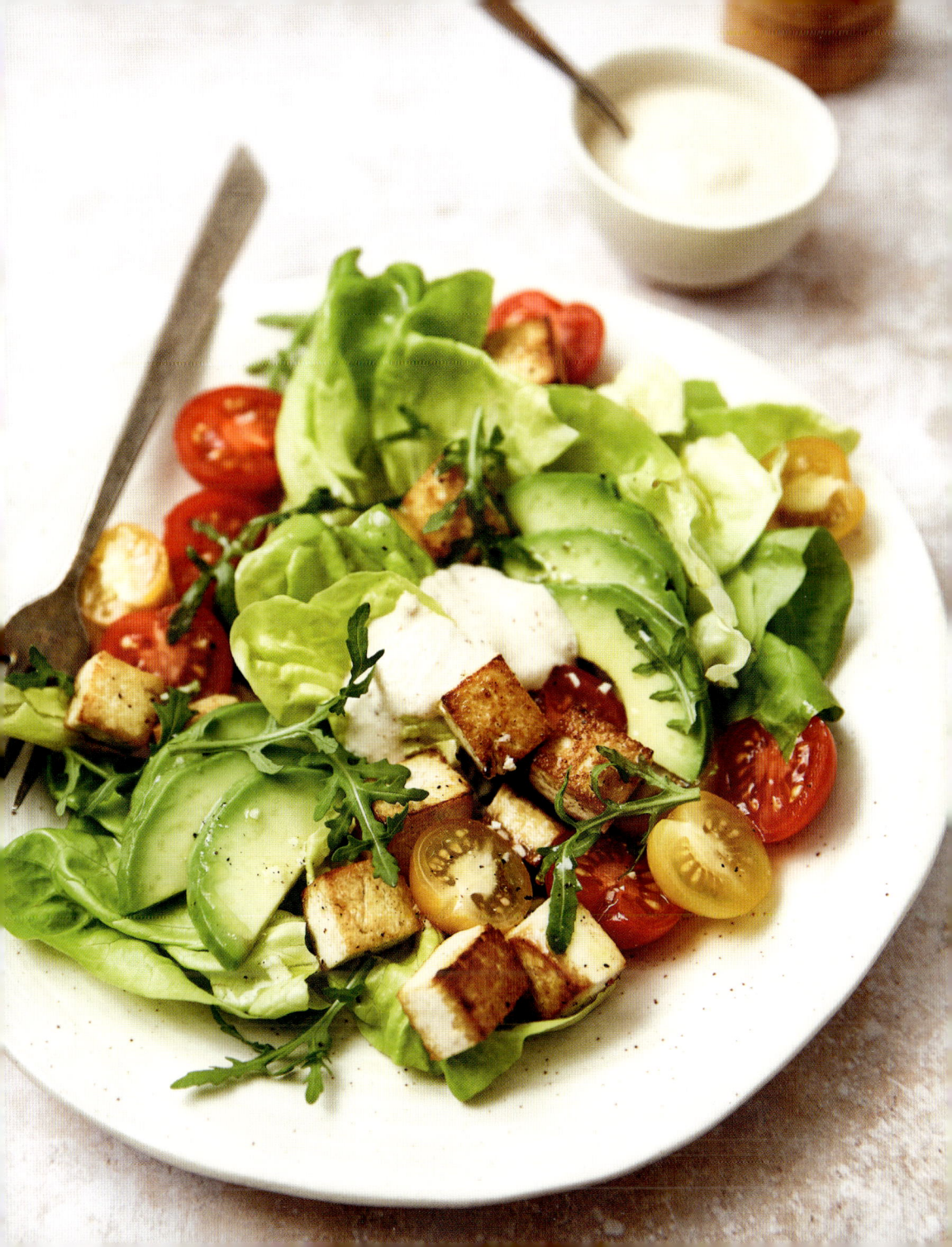

SESAMROHKOST MIT »KRÄUTERMAYO«

KNACKFRISCHE »POMMES« • FRANKREICH

1 Kohlrabi (ca. 300 g) • 2 große Möhren • 2 EL Sesam (ungeschält) • 200 g Seidentofu • 1 EL Olivenöl • 2 TL Weißweinessig • 1 TL Dijonsenf • Meersalz • Pfeffer • 2 Stiele Estragon • ½ Bund Petersilie • Saft von ½ Zitrone

Für 2 Personen • 30 Min. Zubereitungszeit
Pro Portion: ca. 230 kcal • 11 g E • 14 g F • 12 g KH • 6 g BST

1. Kohlrabi und Möhren putzen und schälen. Kohlrabi erst in ca. 1 cm dicke Scheiben, dann in ebenso breite Stifte schneiden. Möhren ebenfalls in nicht zu dünne Sticks schneiden.
2. Den Sesam in einer Pfanne ohne Fett bei mittlerer Hitze goldbraun rösten. Vom Herd nehmen und auf einem Teller vollständig abkühlen lassen.
3. Für die »Mayonnaise« den Seidentofu mit Olivenöl, Essig und Senf in einen hohen Rührbecher geben und mit dem Schneidstab auf höchster Stufe cremig pürieren. Mit Salz und Pfeffer abschmecken.
4. Estragon und Petersilie waschen, trocken schütteln, Blätter von den Stielen zupfen, hacken und unter die Sauce mischen.
5. Den Zitronensaft mit Salz und Pfeffer in einer Schüssel verrühren. Die Gemüsesticks darin portionsweise wenden, dann rundum im Sesam wälzen. Die Knuspersticks auf

Tellern anrichten und die Kräuter-»Mayonnaise« zum Stippen dazu reichen.

TIPP

Die vegane Mayonnaise können Sie auch gut auf Vorrat zubereiten. In einem Schraubglas hält sie sich im Kühlschrank ca. 10 Tage. Sie sollten die Mayo dann aber immer pur anrühren und die Kräuter erst kurz vor dem Servieren dazugeben. Die Mayonnaise passt übrigens auch gut als Dip zu gedämpftem und gegrilltem Gemüse oder in ein feines Salatdressing. Und zur Abwechslung können Sie auch mal etwas Knoblauch dazupressen.

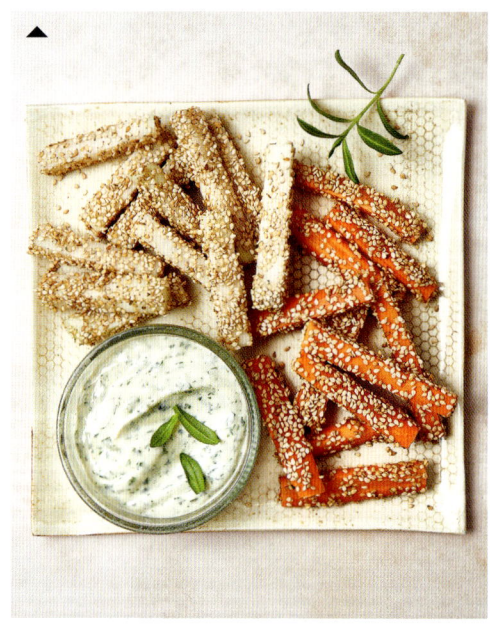

GEMÜSECARPACCIO MIT NUSSTOPPING

ROHKÖSTLICHER SOMMERTELLER • ITALIEN

1 große Möhre • 150 g junge Zucchini • 4 große Radieschen • 150 g große Champignons oder Kräuterseitlinge • 2 EL Aceto balsamico bianco • Meersalz • Pfeffer • 2 EL Olivenöl • 30 g gemischte Nüsse und Kerne (z. B. Sonnenblumen-, Kürbis- und Pinienkerne, Mandelblättchen) • 1 große Tomate • 4 Stiele Basilikum • 200 g vegane Skyralternative mit Soja

Für 2 Personen • 30 Min. Zubereitungszeit
Pro Portion: ca. 320 kcal • 15 g E • 20 g F • 14 g KH • 7 g BST

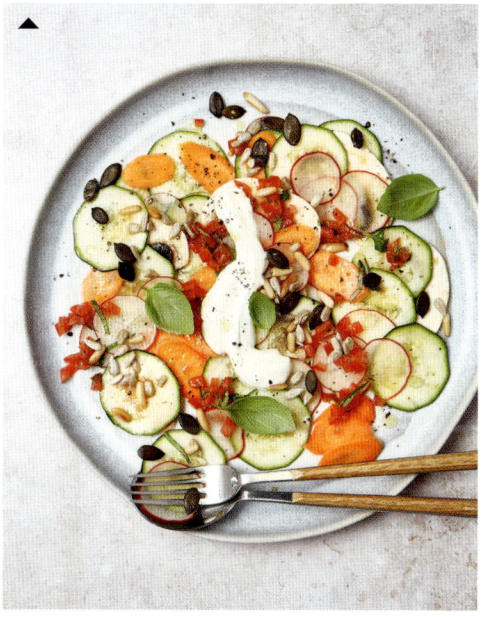

1. Die Möhre schälen, Zucchini und Radieschen waschen und putzen, Champignons oder Kräuterseitlinge putzen und abreiben. Alle Gemüse mit der Rohkostreibe in möglichst feine Scheiben hobeln.

2. In einer großen Schüssel den Essig und 2 EL Wasser mit Salz, Pfeffer und Olivenöl gründlich verrühren, bis eine cremige Sauce entstanden ist. Gemüsescheiben untermischen und ca. 15 Min. ziehen lassen.

3. Inzwischen Nüsse und Kerne in einer Pfanne ohne Fett bei mittlerer Hitze 2–3 Min. rösten, bis sie leicht gebräunt sind. Vom Herd nehmen und abkühlen lassen.

4. Die Tomate waschen, vierteln, entkernen und in kleine Würfel schneiden. Basilikum abbrausen, Blätter abzupfen und bis auf ein paar Blätter zum Garnieren in feine Streifen schneiden. Mit den Tomatenwürfeln mischen.

5. Die Gemüsescheiben samt Marinade auf zwei Teller verteilen. Tomaten-Basilikum-Mischung darübergeben, Skyralternative mit einem Löffel daraufsetzen. Mit dem Nussmix bestreuen und mit den restlichen Basilikumblättern garniert servieren.

VARIANTE

Auch fein: Knusperbuchweizen statt der Nussmischung auf das Carpaccio streuen. Dafür ganze Körner heiß abspülen, gut abtropfen lassen und in einer beschichteten Pfanne ohne Fett bei mittlerer Hitze rösten, bis sie braun werden und zu duften beginnen.

WAKAME-ALGEN-SALAT MIT TOFU

GRÜNES GEMÜSE AUS DEM MEER • JAPAN

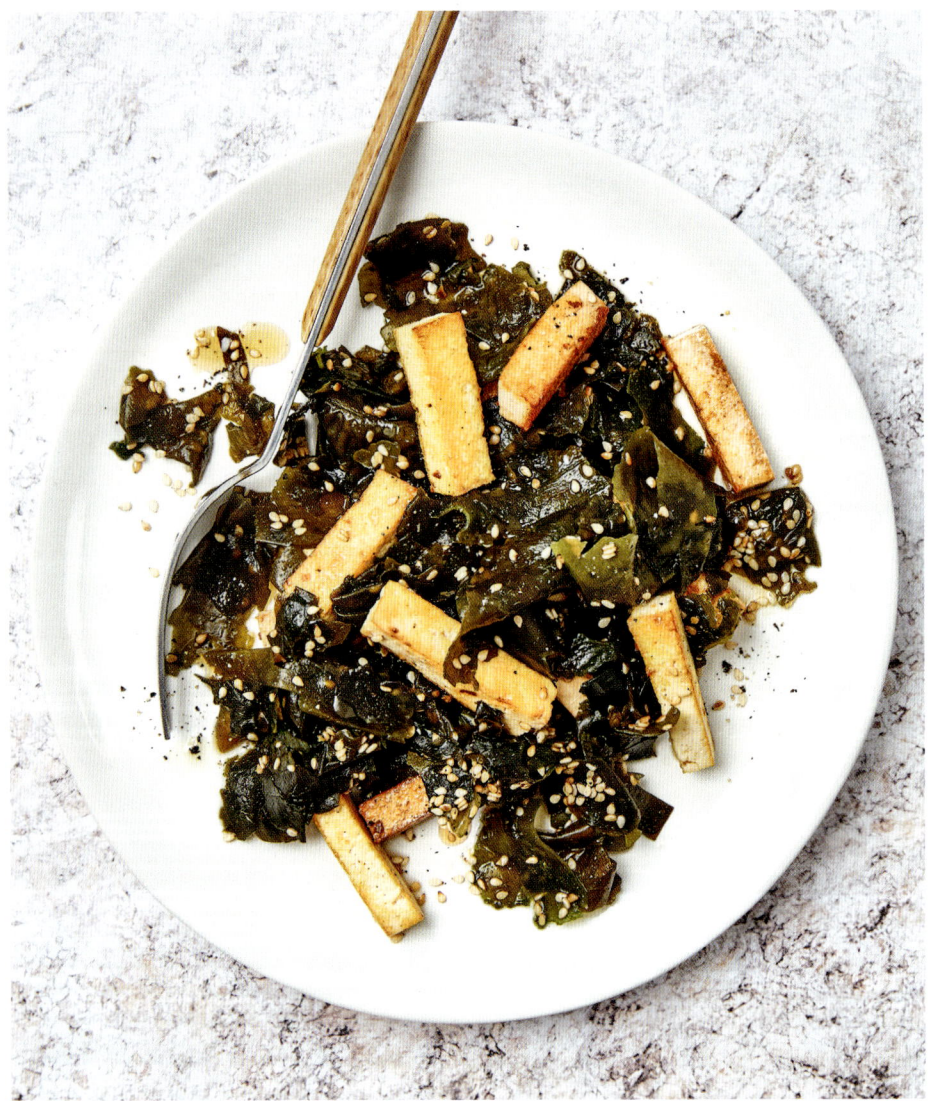

*200 g Tofu natur • 1 kleine Knoblauchzehe • 1 dau-
mengroßes Stück Ingwer • 2 EL Sojasauce (z. B.
Tamari) • 20 g Sesam (ungeschält) • 150 g frische
Wakame-Algen • 2 EL heller Reisessig • 1 EL Limet-
tensaft • 1 TL Reissirup • Pfeffer • 2 TL geröstetes
Sesamöl • 1 EL helles Sesamöl zum Braten*

*Für 2 Personen • 30 Min. Zubereitungszeit •
1 Std. Marinieren
Pro Portion: ca. 330 kcal • 24 g E • 20 g F •
9 g KH • 3 g BST*

1. Den Tofu trocken tupfen und in Stücke
   (ca. 1 x 4 cm) schneiden. Knoblauch und
   Ingwer schälen, fein hacken und mit der
   Sojasauce verrühren. Tofu in der Marinade
   wenden und ca. 1 Std. marinieren.

2. Den Sesam in einer Pfanne ohne Fett bei
   mittlerer Hitze ca. 3 Min. hellbraun anrösten. Herausnehmen und abkühlen lassen.

3. Die Algen in einem Sieb gründlich waschen und gut abtropfen lassen.

4. Für die Sauce Reisessig, Limettensaft, Reissirup und Pfeffer in einer Schüssel verrühren, geröstetes Sesamöl untermischen. Algen und Sesam bis auf 2 TL dazugeben
   und untermischen. Im Kühlschrank abge-
   deckt ca. 30 Min. durchziehen lassen.

5. Den Tofu aus der Marinade nehmen und
   trocken tupfen. In einer beschichteten
   Pfanne das helle Sesamöl erhitzen, Tofu

darin bei mittlerer bis starker Hitze von beiden Seiten in 5–6 Min. hellbraun braten.

6. Den Algensalat mit dem Tofu auf Tellern
   oder flachen Schalen anrichten und mit
   Sesam bestreut servieren.

TIPP

Frische Wakame-Algen bekommen Sie im
Asienladen, beim Fischhändler oder in gut
sortierten Supermärkten an der Fischtheke.
Wer nicht fündig wird, kann die Algen auch
getrocknet kaufen. Diese müssen dann vor der
Weiterverarbeitung gründlich gewaschen und
mindestens 15 Minuten eingeweicht werden.

GESUNDHEITSWISSEN

Meeresalgen sind supergesund. Sie
sind ballaststoffreich und haben wenig Kalorien. Und sie liefern reichlich Eiweiß – ihr Proteingehalt ist
ähnlich hoch wie bei Hülsenfrüchten und Eiern –, wichtige Vitamine
(A, C, E, B_{12}) und jede Menge Mineralstoffe. Neben Kalzium, Magnesium, Kalium, Zink, Selen und Eisen
vor allem Jod – mehr noch als See-
fisch. Jod ist sehr wichtig für einen
guten Hormonstoffwechsel und
damit auch für die schlanke Linie.

151

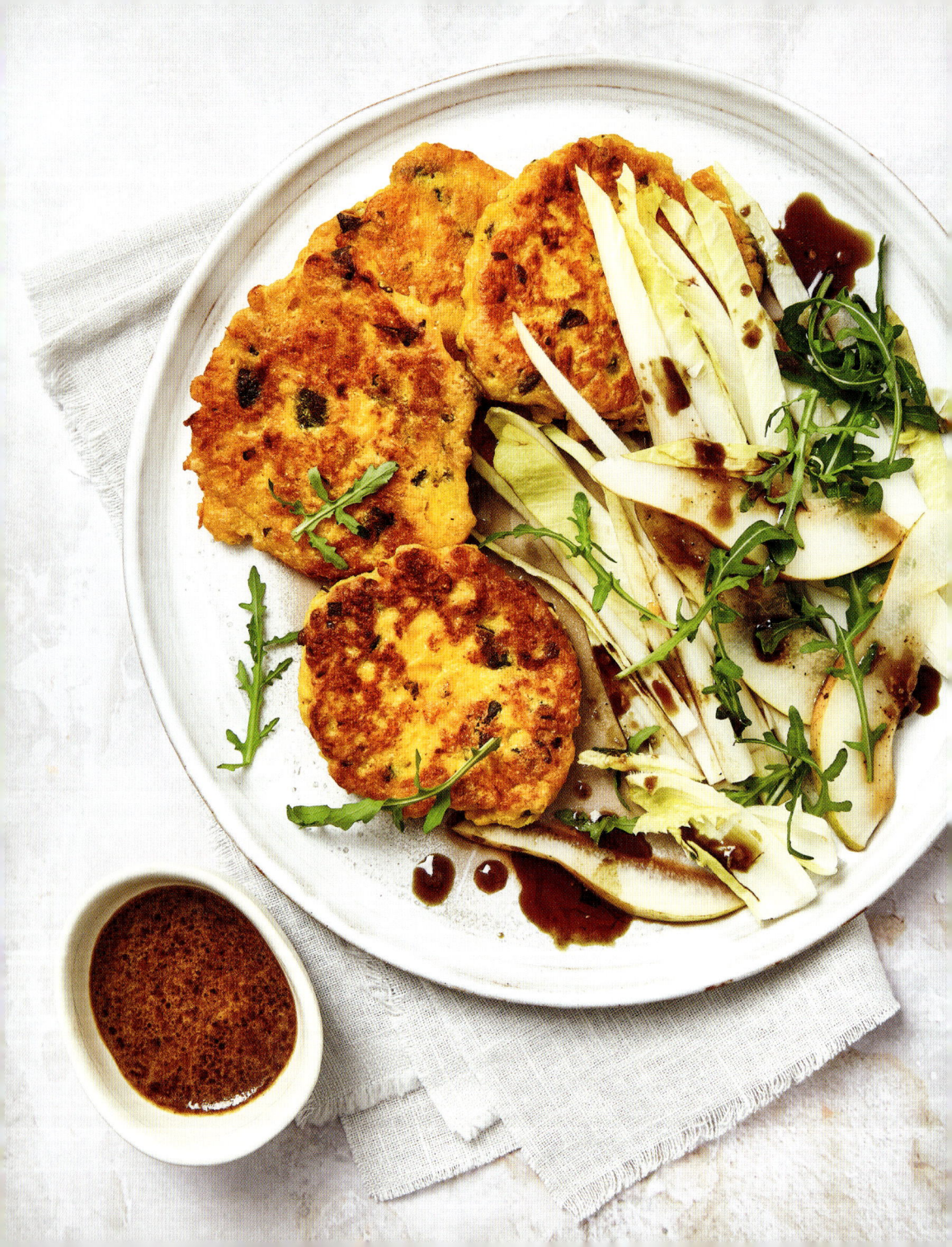

KÜRBIS-PANCAKES MIT SALAT

MIT BISS UND FRISCHE • NIEDERLANDE UND BELGIEN

30 g Kürbiskerne • 150 g Butternusskürbis •
100 g Kichererbsenmehl • Meersalz • 1 TL Wein-
steinbackpulver • 1 EL Flohsamenschalen •
¼ TL Kurkumapulver • 100 g Joghurtalternative
mit Soja • 1 EL Olivenöl
Für den Salat: • 1 Chicorée • 50 g Rucola • 1 kleine
reife Birne (z. B. Williams Christ) • 1 EL Aceto bal-
samico • 1 EL Rotweinessig • Meersalz • Pfeffer •
1 EL Kürbiskernöl

Für 2 Personen • 35 Min. Zubereitungszeit • 1 Std.
Marinieren
Pro Portion: ca. 480 kcal • 21 g E • 22 g F •
45 g KH • 15 g BST

1. Kürbiskerne grob hacken und in einer Pfanne ohne Fett bei mittlerer Hitze rösten.
Vom Herd nehmen und abkühlen lassen.

2. Kürbis schälen, entkernen und grob raspeln. In einer Schüssel Kichererbsenmehl,
½ TL Salz, Backpulver, Flohsamenschalen
und Kurkuma vermischen. Kürbisraspel,
Joghurtalternative und 170 ml kaltes Wasser dazugeben und alles glatt verrühren.
Falls der Teig zu fest ist, noch etwas Wasser unterrühren. Die Kürbiskerne einrühren.
Den Teig ca. 10 Min. ruhen lassen.

3. Inzwischen für den Salat den Chicorée waschen, längs halbieren und den Strunk herausschneiden. Die Hälften in ca. 1 cm
breite Streifen schneiden. Rucola waschen,

trocken schleudern, grobe Stiele entfernen. Birne waschen, vierteln, entkernen
und in dünne Scheiben schneiden. Für das
Dressing beide Essigsorten, Salz, Pfeffer
und Kürbiskernöl verrühren.

4. Den Backofen auf 100° vorheizen. In einer
großen Pfanne ½ EL Olivenöl erhitzen.
Mit einem Esslöffel je 4–5 Portionen Panca-
keteig in die Pfanne geben und bei mittlerer Hitze 2–3 Min. backen, bis die Ränder
goldbraun sind. Wenden und ca. 2 Min.
weiterbacken. Im Ofen warm halten.

5. Pfanne auswischen. Restlichen Teig im übrigen Öl auf die gleiche Art ausbacken, sodass insgesamt 8–10 Pancakes entstehen.

6. Chicorée, Rucola und Birne mit dem Dressing mischen. Mit den Pancakes auf Tellern
anrichten und sofort servieren.

GESUNDHEITSWISSEN

Butternusskürbis strotzt nur so vor
Ballaststoffen, die lange satt machen
und vor Heißhunger schützen. Auch
der Blutzuckerspiegel wird durch
das gegarte Kürbisfleisch gedrosselt.
Zudem ist der Kürbis eine wahre
Nährstoffbombe – neben Vitamin C,
Magnesium und Eisen enthält er
reichlich antioxidatives Betacarotin.

ROTER WINTERSALAT

GESUNDE FARBENPRACHT • ITALIEN

150 g Tempeh (z. B. Lupine) • 1 Blutorange • 1 dau-
mengroßes Stück Ingwer • 1 Knoblauchzehe •
30 g Walnusskerne • 2 Rote Beten (ca. 400 g) •
1 Radicchio • 1 rote Zwiebel • 1 EL Aceto balsami-
co • ½ TL Dijonsenf • Meersalz • Pfeffer • 1 TL Wal-
nussöl • 2 EL Olivenöl • Chiliflocken (Pulbiber) •
½ Beet Kresse

Für 2 Personen • 30 Min. Zubereitungszeit •
2 Std. Marinierzeit
Pro Portion: ca. 470 kcal • 21 g E • 30 g F •
25 g KH • 12 g BST

1. Den Tempeh in ca. ½ cm dicke Scheiben
   schneiden. Orange halbieren und auspres-
   sen. Ingwer und Knoblauch schälen und
   reiben. Beides mit der Hälfte des Orangen-
   safts verrühren, Tempeh darin einlegen
   und zugedeckt ca. 2 Std. ziehen lassen.
2. Die Walnüsse in einer Pfanne ohne Fett bei
   mittlerer Hitze rösten. Herausnehmen und
   abkühlen lassen, dann grob hacken.
3. Rote Beten putzen, schälen und grob raspeln. Radicchio waschen, putzen, halbieren
   und in ca. 1 cm breite Streifen schneiden.
   Zwiebel schälen, halbieren und in feine
   Halbringe schneiden.
4. Übrigen Orangensaft mit Essig, Senf, Salz
   und Pfeffer verquirlen. Walnussöl und 1 EL
   Olivenöl unterschlagen. Rote Beten, Radicchio und Zwiebelringe mit dem Dressing
   mischen und auf Teller verteilen.

5. In einer beschichteten Pfanne das übrige
   Öl (1 EL) erhitzen. Tempeh trocken tupfen,
   mit Salz und Chili würzen und von jeder
   Seite 2–3 Min. goldbraun anbraten. Oran-
   genmarinade zugeben, kurz kochen lassen.
6. Tempehscheiben herausnehmen, auf dem
   Salat anrichten und mit der warmen Marinade beträufeln. Mit Kresse bestreuen.

GESUNDHEITSWISSEN

In rotem Gemüse stecken viele An-
thocyane – sekundäre Pflanzenstoffe,
die antioxidativ wirken, das Herz-
Kreislauf-System schützen und sogar
das Krebsrisiko senken sollen.

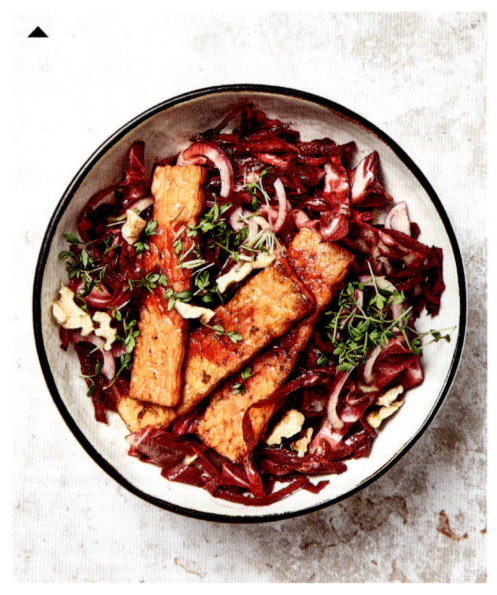

BROKKOLI-TABOULEH

LOW CARB • LIBANON UND SYRIEN

400 g Brokkoli • 1 ½ EL Olivenöl • 1–2 TL Harissa (scharfe Gewürzpaste) • 3 EL Zitronensaft • Meersalz • Pfeffer • 100 g Staudensellerie • 1 Mini-Salatgurke • 1 kleiner Granatapfel • 1 Bund Petersilie • 30 g Mandeln • 200 g Joghurtalternative mit Mandeln oder Soja

Für 2 Personen • 35 Min. Zubereitungszeit
Pro Portion: ca. 300 kcal • 10 g E • 19 g F • 17 g KH • 9 g BST

1. Den Brokkoli waschen, putzen, in kleine Röschen teilen, Stiele schälen und würfeln. Mit dem Blitzhacker in reiskorngroße Stückchen zerkleinern.

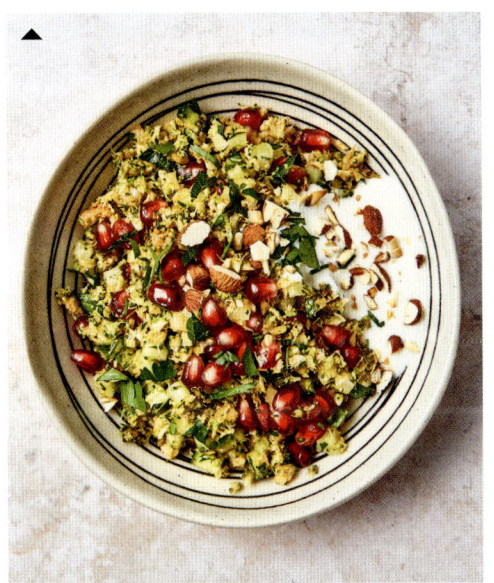

2. In einer Pfanne ½ EL Öl erhitzen. Zerhackten Brokkoli und Harissa darin bei mittlerer Hitze 2–3 Min. andünsten. Zitronensaft, 3 EL Wasser, Salz, Pfeffer und übriges Öl (1 EL) in einer Schüssel verrühren. Den warmen Brokkoli untermischen und ca. 20 Min. durchziehen lassen.

3. Inzwischen Staudensellerie und Gurke waschen, putzen und klein würfeln. Granatapfel andrücken, halbieren und die Kerne über einer Schüssel herauslösen, weiße Häutchen entfernen. Petersilie abbrausen, trocken schütteln, Blätter abzupfen und hacken. Alles unter den Brokkoli mischen.

4. Mandeln hacken und in einer Pfanne ohne Fett hellbraun rösten. Vom Herd nehmen und abkühlen lassen.

5. Die Joghurtalternative mit etwas Salz verrühren. Tabouleh mit Salz und Pfeffer abschmecken, mit der Hälfte der Joghurtalternative anrichten und mit Mandeln bestreut servieren. Den restlichen Dip dazu reichen.

TIPP

Für einen erfrischenden Sommerkick die Granatapfelkerne durch Rote Johannisbeeren ersetzen.

GEMÜSEZOODLES MIT ERDNUSSSAUCE

LOW-CARB-PASTA • INDONESIEN

125 g TK-Edamamekerne (ausgelöst) • Meersalz •
200 g Möhren • 300 g Zucchini • 1 EL Olivenöl •
Pfeffer • ½ Bund Petersilie • 1 EL Kokoschips (gerös-
tet)
Für die Sauce: 1 Schalotte • 1 Knoblauchzehe •
1 kleine rote Chilischote • 2 TL helles Sesamöl zum
Braten • 2 EL Erdnussmus (ungesüßt) • 200 ml Ko-
kos- oder Mandeldrink (ungesüßt) • 1 EL Sojasauce
(z. B. Tamari) • 2 TL Limettensaft • Pfeffer

Für 2 Personen • 30 Min. Zubereitungszeit
Pro Portion: ca. 390 kcal • 18 g E • 26 g F •
26 g KH • 10 g BST

1. Die Edamame in sprudelnd kochendem
   Salzwasser ca. 5 Min. garen, abgießen,
   abschrecken und gut abtropfen lassen.
2. Möhren und Zucchini putzen und schälen
   oder waschen. Beides mit einem Gemüse-
   spiralschneider in dünne lange Streifen
   schneiden. Die Gemüsereste fein würfeln
   oder in Streifen schneiden.
3. Für die Sauce Schalotte und Knoblauch
   schälen und fein würfeln. Chilischote längs
   aufschneiden, putzen, abspülen und fein
   fein würfeln.
4. In einem kleinen Topf das Öl erhitzen,
   Schalotte, Knoblauch und Chili darin bei
   mittlerer Hitze 2–3 Min. andünsten. Erdnussmus und Kokos- oder Mandeldrink

dazugeben, aufkochen und offen bei milder Hitze unter gelegentlichem Rühren
3–4 Min. köcheln lassen.

5. Topf vom Herd nehmen und die Sauce mit
   dem Schneidstab pürieren. Mit Sojasauce,
   Limettensaft und Pfeffer abschmecken und
   warm halten.
6. In einer großen Pfanne das Öl erhitzen,
   Möhren- und Zucchinistreifen darin unter
   Wenden in ca. 3 Min. bissfest dünsten. Die
   Edamame zugeben und 2–3 Min. mitdüns-
   ten. Mit Salz und Pfeffer abschmecken.
7. Petersilie waschen, trocken schütteln, die
   Blätter von den Stielen zupfen und hacken.
   Die Zoodles mit der Erdnusssauce in Scha-
   len oder auf tiefen Tellern anrichten, mit
   Petersilie und Kokoschips bestreuen.

GESUNDHEITSWISSEN

Edamame sind junge, unreif geern-
tete Sojabohnen, die noch in der
Schote stecken. Sie punkten mit wenigen Kalorien, einem hohen Bal-
laststoffgehalt und reichlich Eiweiß,
Vitaminen und Mineralstoffen – unter anderem mit viel Eisen, das den
Stoffwechsel auf Trab bringt, und
knochenstärkendem Kalzium.

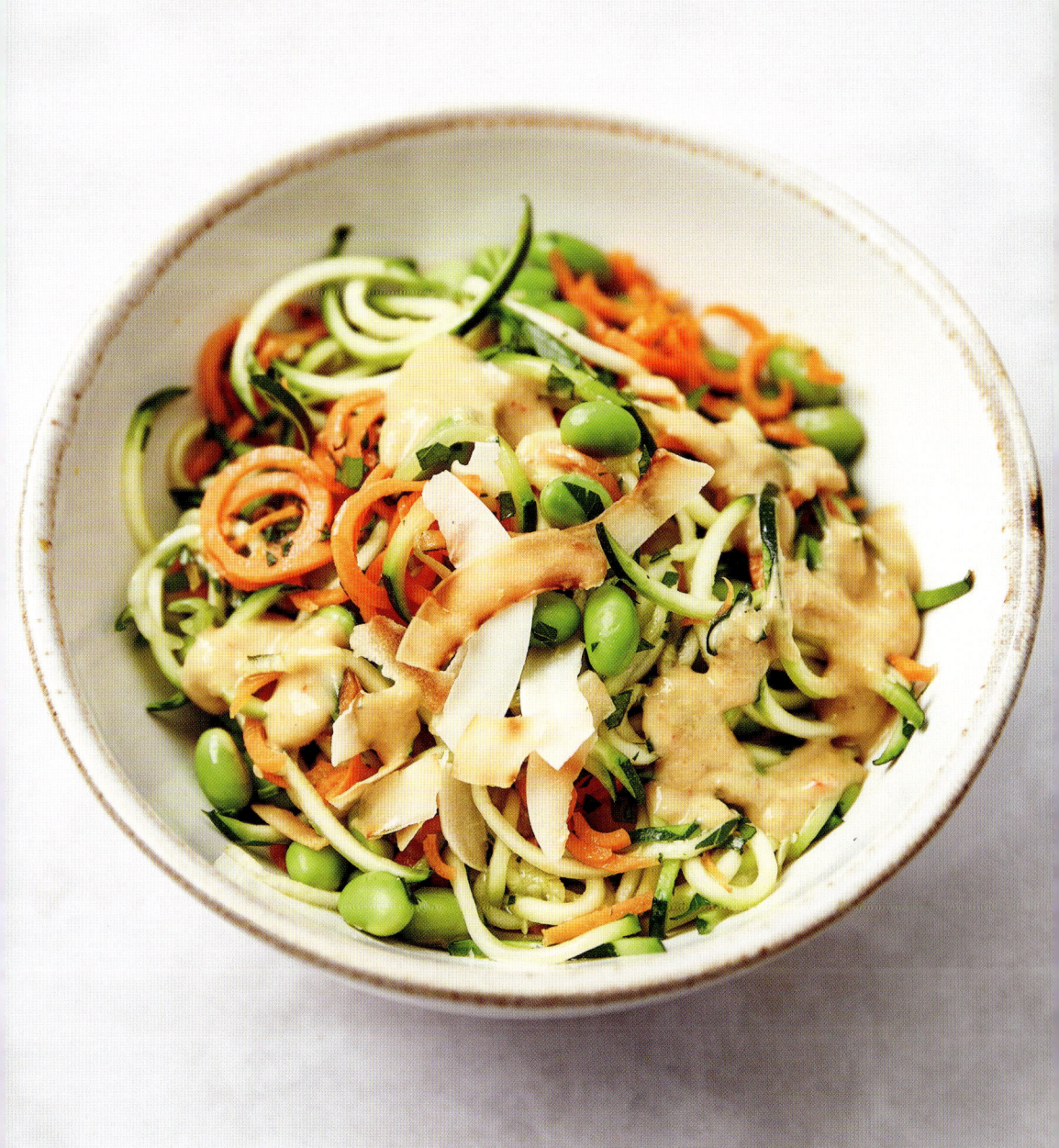

GESCHMORTER SPITZKOHL MIT MISODRESSING

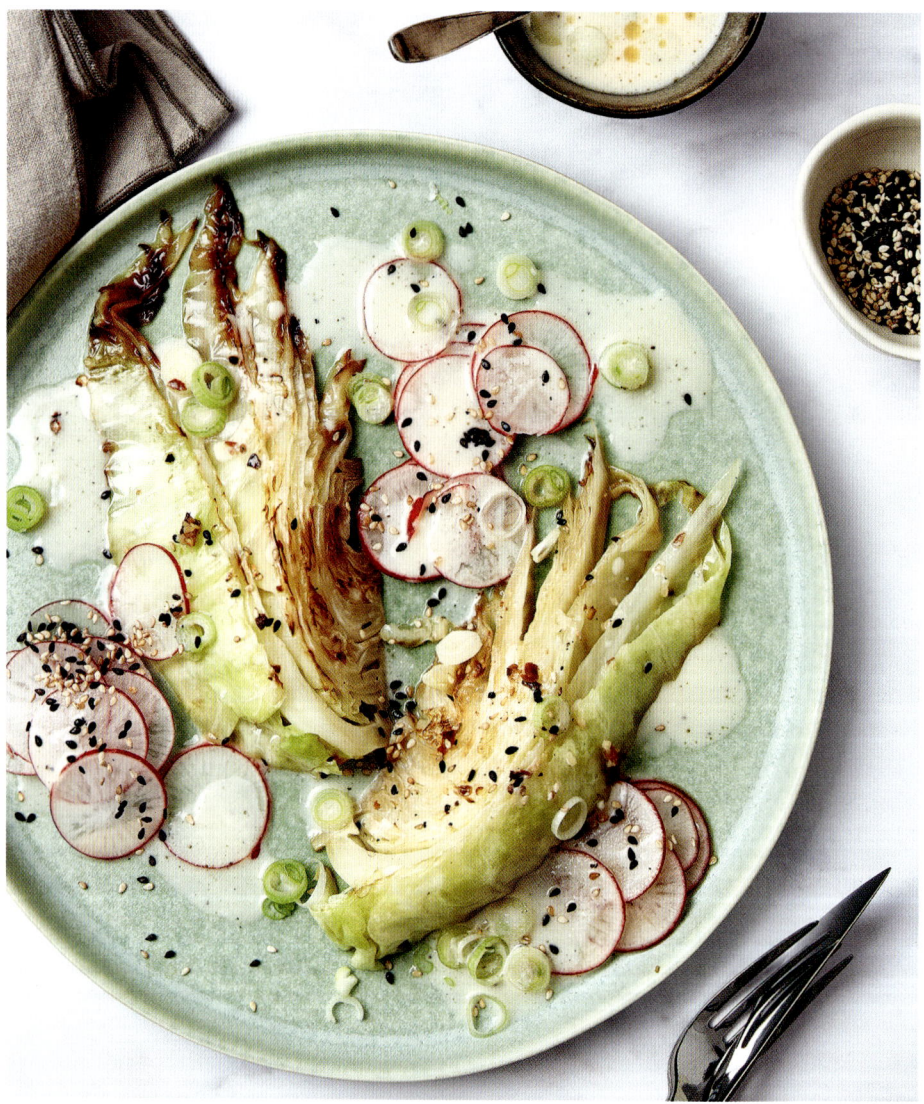

½ *Spitzkohl (ca. 500 g) • 1 Knoblauchzehe •*
1 EL helles Sesamöl zum Braten • ¼ TL Chiliflocken
(Pulbiber) • 100 ml vegane Gemüsebrühe • 1 TL Se-
sam (ungeschält) • 1 TL schwarzer Sesam • 4 Ra-
dieschen
Für das Dressing: 1 ½ EL helle Shiro-Misopaste (sie-
he Kasten) • 1 Frühlingszwiebel • 2 EL Weißwein-
essig • 200 g Joghurtalternative mit Soja • 1 TL ge-
röstetes Sesamöl • 2 TL Sojasauce (z. B. Tamari) •
Meersalz • Pfeffer

Für 2 Personen • 30 Min. Zubereitungszeit
Pro Portion: ca. 250 kcal • 12 g E • 15 g F •
10 g KH • 10 g BST

1. Für das Dressing 100 ml Wasser in einem kleinen Topf aufkochen. Die Misopaste zugeben und unter Rühren auflösen. Vom Herd nehmen und abkühlen lassen.
2. Die Frühlingszwiebel waschen, putzen, weiße und hellgrüne Teile in feine Ringe schneiden. Essig und Joghurtalternative zur Misomischung geben und unterrühren. Mit Sesamöl, Sojasauce, Salz und Pfeffer würzen. Frühlingszwiebel untermischen und die Sauce ca. 10 Min. ziehen lassen.
3. Inzwischen den Spitzkohl waschen, putzen und die Hälfte in vier Spalten schneiden. Knoblauch schälen und fein würfeln.
4. Das helle Sesamöl in einem Schmortopf erhitzen. Den Spitzkohl darin bei mittlerer bis starker Hitze von beiden Seiten 1–2 Min. anbraten. Knoblauch und Chiliflocken dazugeben und mit der Brühe ablöschen. Den Kohl zugedeckt bei mittlerer Hitze ca. 10 Min. schmoren, nach 5 Min. wenden.
5. Hellen und schwarzen Sesam in einer Pfanne ohne Fett bei mittlerer Hitze rösten. Vom Herd nehmen und abkühlen lassen.
6. Radieschen waschen, putzen und in dünne Scheiben schneiden. Mit dem Spitzkohl auf Teller verteilen, Misodressing aufträufeln und mit beiden Sesamsorten bestreuen.

GESUNDHEITSWISSEN

Miso ist eine japanische Universalwürzpaste, die aus Sojabohnen oft unter Zusatz von Reis, Gerste, anderem Getreide und Meersalz fermentiert wird. Die nahrhafte Paste liefert reichlich Proteine und Milchsäurebakterien, die sich günstig auf die Mikrobiota auswirken, außerdem Vitamin B_2 und E sowie Lecithin – wichtig für den Fettstoffwechsel. Kaufen Sie Miso immer aus traditioneller Herstellung – am besten im Asien- oder Bioladen. Dort gibt es auch verschiedene Geschmacksvarianten – von mild bis würzg.

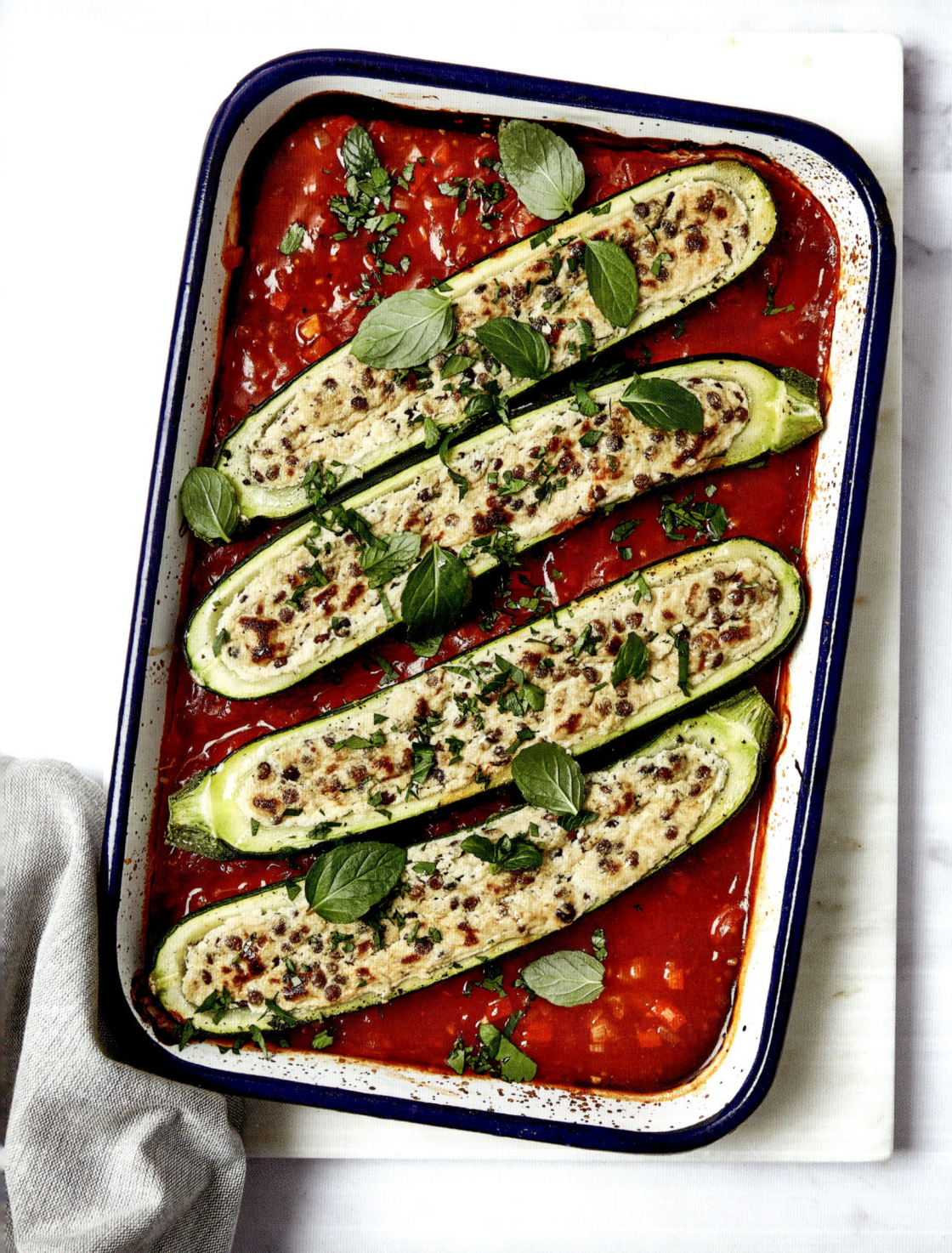

GEFÜLLTE TOFU-ZUCCHINI MIT TOMATENSAUCE

ORIENTALISCH UNBESCHWERT · TÜRKEI

2 Zucchini (à ca. 250 g) • Meersalz • Pfeffer • 4 Stiele Basilikum • 30 g Sonnenblumenkerne • 100 g Seidentofu • 80 g gegarte Linsen (aus der Dose) • ½ Bund Petersilie • 2 Stiele Minze
Für die Sauce: 1 kleine rote Paprika • 1 kleine Zwiebel • 1 Knoblauchzehe • 1 EL Olivenöl • 200 g passierte Tomaten (aus der Dose) • 100 ml vegane Gemüsebrühe • Salz • Pfeffer • ½ TL gemahlener Kreuzkümmel • ½ TL rosenscharfes Paprikapulver

Für 2 Personen • 30 Min. Zubereitungszeit • 25 Min. Backzeit
Pro Portion: ca. 300 kcal • 17 g E • 13 g F • 24 g KH • 8 g BST

1. Die Zucchini putzen, waschen, längs halbieren und mithilfe eines Löffels aushöhlen, dabei einen ca. 1 cm breiten Rand stehen lassen. Zucchinhälften mit Salz und Pfeffer würzen.

2. Ausgelöstes Zucchinifleisch mit Küchenpapier gut trockentupfen und klein schneiden. Basilikum abbrausen, trocken schütteln und Blätter von den Stielen zupfen. Beides mit Sonnenblumenkernen und Seidentofu im Blitzhacker oder in einem hohen Rührgefäß mit dem Schneidstab feincremig pürieren. Linsen abgießen, kalt abbrausen und abtropfen lassen, unter die Tofucreme mischen. Salzen und pfeffern.

3. Den Backofen auf 200° vorheizen. Für die Sauce die Paprika halbieren, putzen, waschen und in kleine Würfel schneiden. Zwiebel und Knoblauch schälen, fein würfeln und mit der Paprika im heißen Olivenöl bei mittlerer Hitze 2–3 Min. dünsten. Tomaten und Brühe zugeben, einmal aufkochen lassen. Mit Salz, Pfeffer, Kreuzkümmel und Paprikapulver abschmecken.

4. Sauce in eine Auflaufform (ca. 20 x 30 cm) füllen. Die Zucchinihälften mit der Öffnung nach oben nebeneinander hineinsetzen. Tofumischung in die Zucchini füllen und die Zucchini im Ofen (Mitte) ca. 25 Min. backen.

5. Inzwischen Petersilie und Minze waschen, trocken schütteln, abzupfen und hacken. Zucchini mit der Tomatensauce auf Tellern anrichten, mit Kräutern bestreut servieren.

TIPP

Im Gegensatz zu normalem Tofu ist Seidentofu cremiger und weicher, weil er wesentlich mehr Wasser enthält und bei der Herstellung nur wenig gepresst und abgetropft wird. Dank seines neutralen Geschmacks eignet er sich ideal als Basis für Cremes, Saucen und Füllungen. Sie bekommen ihn im Bioladen und im Reformhaus.

OFENGEMÜSE MIT KRÄUTER-MANDEL-CREME

WÜRZIG UND ENTZÜNDUNGSHEMMEND • INDIEN UND PAKISTAN

300 g Blumenkohl • ½ kleine Hokkaido-Kürbis (ca. 300 g) • 1 rote Paprika • 1 Knoblauchzehe • 1 daumengroßes Stück Ingwer • 1 TL Kurkumapulver • Meersalz • Pfeffer • 2 EL Olivenöl
Für die Creme: 40 g geschälte Mandeln • ½ Bund Petersilie • ½ Bund Koriandergrün • 1 EL Apfelessig • 1 EL Zitronensaft • 4 EL vegane Gemüsebrühe • 200 g vegane Skyralternative mit Soja • ¼ TL abgeriebene Schale von 1 Bio-Zitrone • Salz • Pfeffer

Für 2 Personen • 30 Min. Zubereitungszeit • 25 Min. Backzeit
Pro Portion: ca. 380 kcal • 16 g E • 25 g F • 17 g KH • 11 g BST

1. Backofen auf 200° vorheizen. Blumenkohl waschen, putzen und in Röschen schneiden. Kürbis waschen, abtrocknen, entkernen und in ca. 1 cm breite Spalten schneiden, diese quer halbieren. Paprika längs halbieren, entkernen, waschen und ebenfalls in ca. 2 cm große Stücke schneiden.

2. Knoblauch und Ingwer schälen und fein würfeln. Beides mit Kurkuma, Salz, Pfeffer und Olivenöl in einer Schüssel verrühren. Blumenkohl, Kürbis und Paprika hinzufügen und gut mischen. Das Gemüse auf einem mit Backpapier belegten Backblech verteilen und im Ofen (Mitte) in 25–30 Min.

bissfest garen, dabei nach der Hälfte der Garzeit wenden.

3. Inzwischen für die Creme die Mandeln in einer Pfanne ohne Fett bei mittlerer Hitze goldbraun rösten. Vom Herd nehmen und abkühlen lassen.

4. Petersilie und Koriander waschen, trocken schütteln, Blätter abzupfen und bis auf ein paar Blätter zum Garnieren grob schneiden. Mit Mandeln, Essig, Zitronensaft und Brühe im Blitzhacker oder in einem hohen Rührgefäß mit dem Schneidstab fein pürieren. Die Skyralternative dazugeben und kurz untermischen. Mandelcreme mit Zitronenschale, Salz und Pfeffer abschmecken.

5. Das Gemüse aus dem Ofen nehmen, auf Teller verteilen und die Mandelcreme dazu anrichten. Mit Kräutern bestreut servieren.

TIPP

Sie können das Ofengemüse auch als Antipasti-Lunch fürs Büro abwandeln. Dafür auf dem Blech ca. 5 Min. abkühlen lassen, dann mit 2 EL Aceto balsamico beträufeln, mischen und in einer Frischhaltebox über Nacht im Kühlschrank durchziehen lassen. Die Kräuter-Mandelcreme extra verpacken und zum Gemüsesalat servieren.

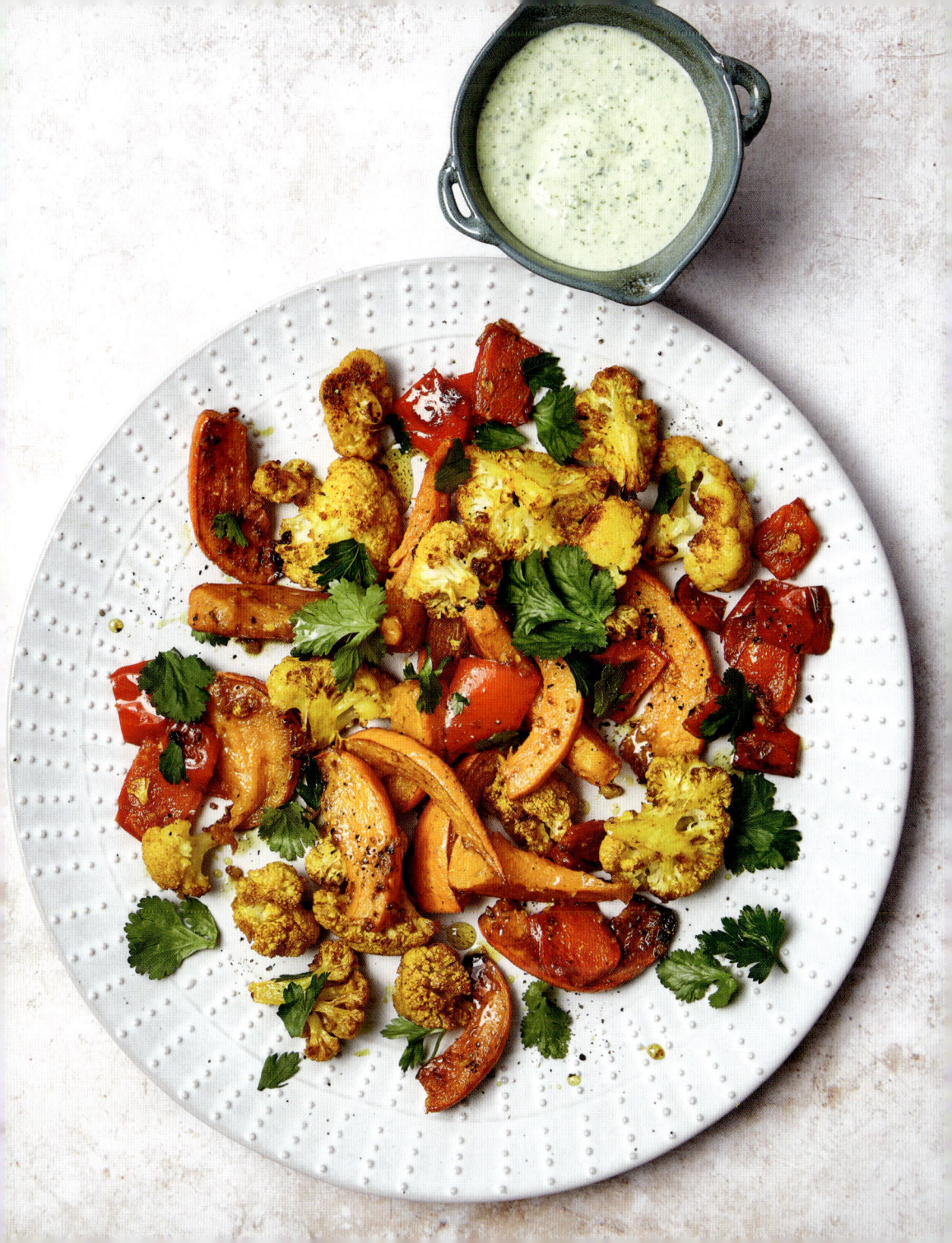

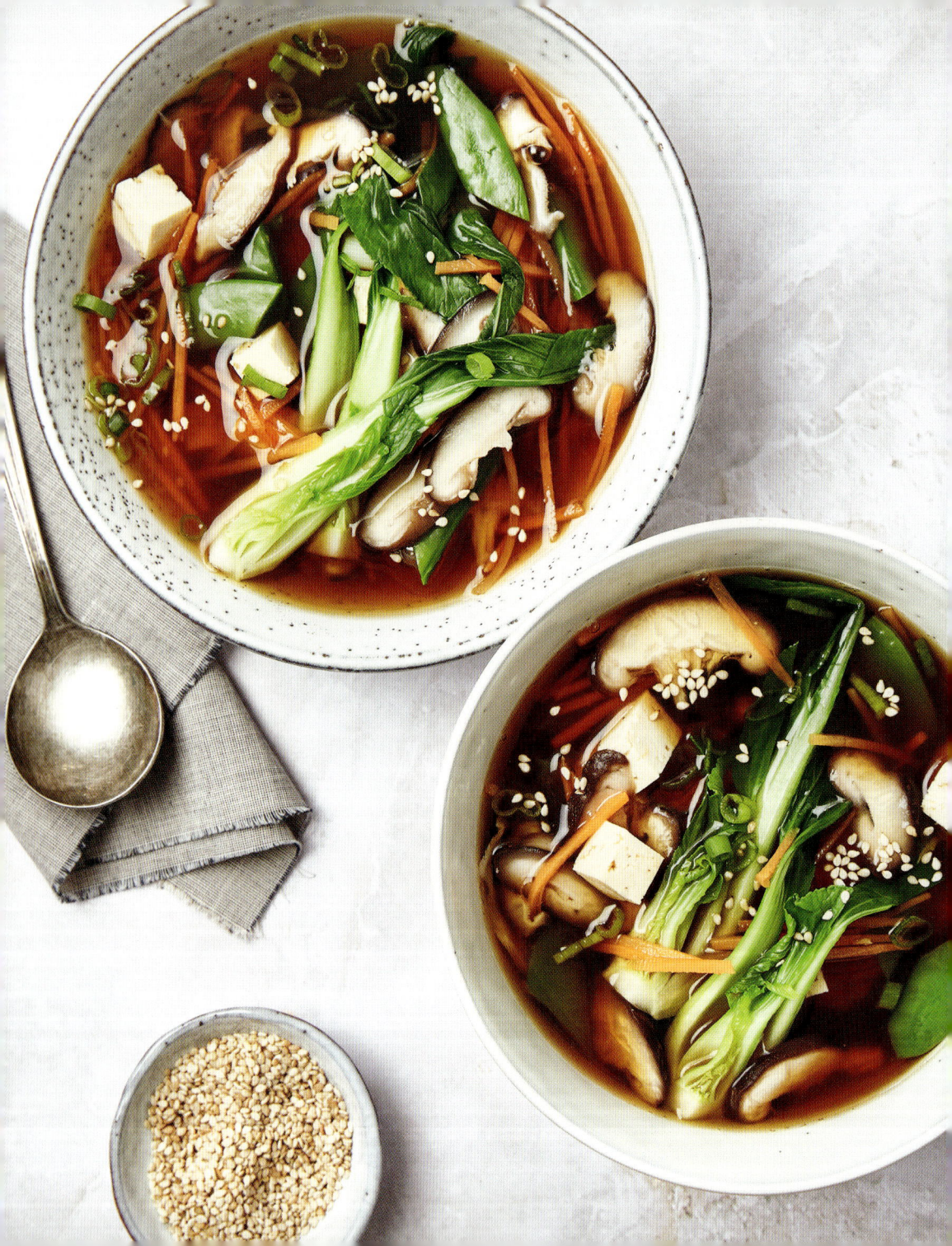

ASIATISCHE GEMÜSE-MISO-SUPPE

VOLLMUNDIG • JAPAN

1 daumengroßes Stück Ingwer • 1 Knoblauchzehe •
2 Schalotten • 1 rote Chilischote • 1 EL getrocknete
Instant-Wakame-Algen • 750 ml vegane Gemüse-
brühe • 1 Möhre • 3 Frühlingszwiebeln • 100 g Zu-
ckerschoten • 100 g Shiitake-Pilze • 4 TL Hatcho-
Misopaste (siehe Kasten Seite 157) • 200 g Tofu
natur • 4 Baby-Pak-Choi • 2 TL Sesam (ungeschält)

Für 2 Personen • 35 Min. Zubereitungszeit
Pro Portion: ca. 370 kcal • 24 g E • 17 g F •
27 g KH • 12 g BST

1. Ingwer, Knoblauch und Schalotten schälen und in feine Scheiben oder Ringe schneiden. Chilischote waschen, putzen und samt den Kernen in feine Ringe schneiden. Alle Würzzutaten mit den Algen und der Brühe in einem Topf langsam zum Kochen bringen und bei milder Hitze ca. 10 Min. zugedeckt garen.

2. Inzwischen die Möhre putzen, schälen und in feine Stifte schneiden. Frühlingszwiebeln waschen, putzen, weiße und hellgrüne Teile längs halbieren und in ca. 4 cm breite Stücke schneiden, dunkelgrüne Teile beiseitelegen. Zuckerschoten verlesen, waschen und evtl. schräg halbieren. Shiitake-Pilze putzen, Stiele entfernen und Hüte in dünne Scheiben schneiden.

3. Die Brühe durch ein feines Sieb gießen, 100 ml auf die Seite stellen. Übrige Brühe mit dem vorbereiteten Gemüse in demselben Topf aufkochen und alles zugedeckt bei milder Hitze ca. 10 Min. köcheln lassen.

4. Den Herd ausschalten. Misopaste in der zuvor beiseitegestellten Brühe auflösen, diese dann in die Suppe rühren und alles ca. 5 Min. zugedeckt ziehen lassen.

5. Den Tofu trocken tupfen und ca. 1 cm groß würfeln. Pak Choi waschen, putzen und längs vierteln. Beides zusammen in die Suppe geben und weitere 2–3 Min. ziehen lassen.

6. Das dunkle Frühlingszwiebelgrün in feine Ringe schneiden. Suppe in Schalen verteilen und mit Frühlingszwiebeln und Sesam bestreut servieren.

TIPP

Wer diese Misosuppe wie die Japaner schon zum Frühstück löffelt, kann mit Energie in den Tag starten und bleibt länger satt. Mit einer nahrhaften Einlage wie Sobanudeln (aus Buchweizen), Vollkornpasta (aus Dinkel oder Emmer) oder Vollkornreis wird sie dagegen zum Hauptgericht für mittags.

KICHERERBSENEINTOPF MIT MANGOLD

EIWEISSPOWER HOCH DREI • MITTELMEERRAUM UND VORDERASIEN

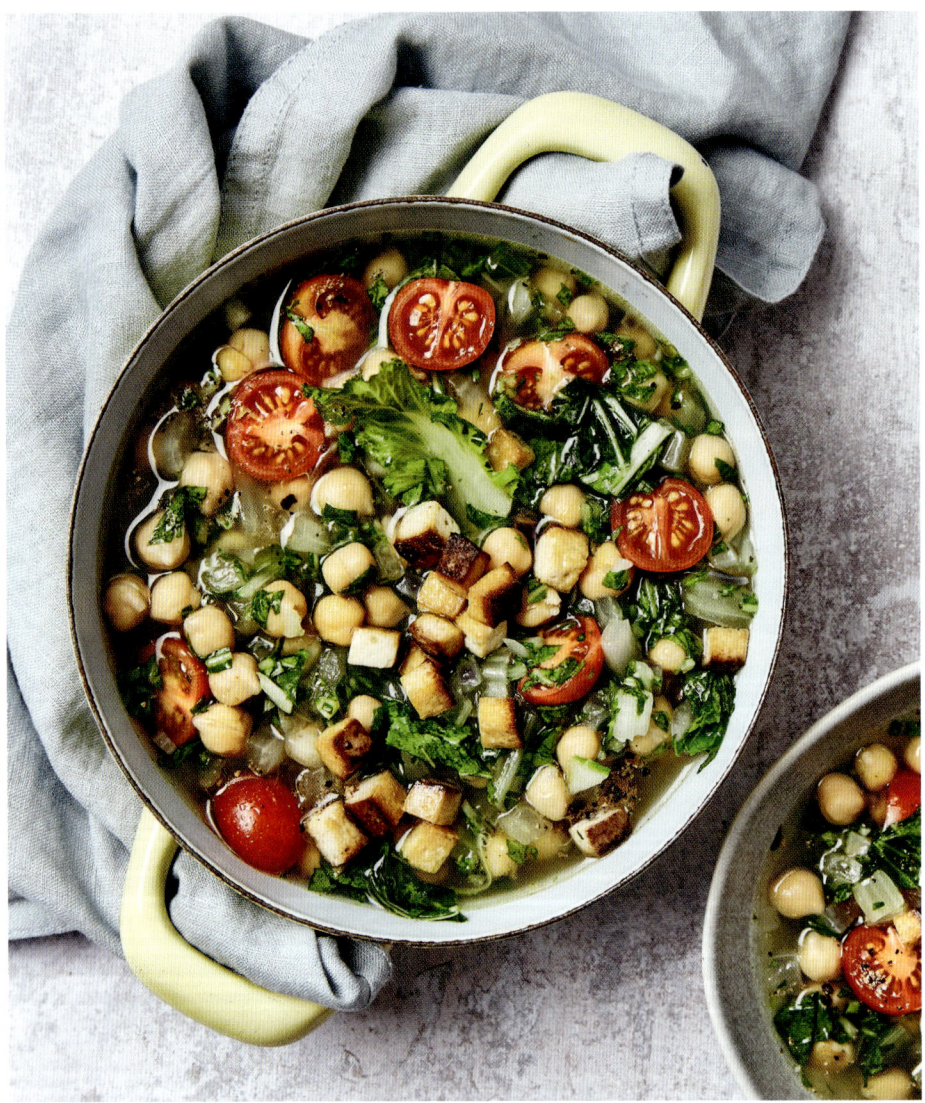

200 g Räuchertofu • 250 g Mangold • 1 kleine rote Zwiebel • 1 Knoblauchzehe • 1 Dose Kichererbsen (250 g Abtropfgewicht) • 1 EL Olivenöl • 600 ml vegane Gemüsebrühe • 100 g Kirschtomaten • Meersalz • Pfeffer

Für 2 Personen • 25 Min. Zubereitungszeit
Pro Portion: ca. 390 kcal • 28 g E • 15 g F • 28 g KH • 11 g BST

1. Den Räuchertofu trocken tupfen und in knapp 1 cm große Würfel schneiden. Den Mangold waschen, putzen, die Blätter von den Stielen schneiden und beiseitelegen, die Stiele in kleine Würfel schneiden. Die Zwiebel und den Knoblauch schälen und fein würfeln. Die Kichererbsen in ein Sieb abgießen, kurz abbrausen und gut abtropfen lassen.

2. Das Olivenöl in einem Topf erhitzen. Den Tofu darin ca. 2 Min. unter Rühren braten. Zwiebel, Knoblauch und Mangoldstiele dazugeben und ca. 1 Min. mitbraten. Kichererbsen hinzufügen und alles mit der Brühe aufgießen. Aufkochen und bei mittlerer Hitze zugedeckt ca. 5 Min. köcheln lassen.

3. Inzwischen die Kirschtomaten waschen, evtl. halbieren. Das Mangoldgrün grob hacken. Beides zusammen unter den Eintopf rühren und bei milder Hitze ca. 2 Min. köcheln lassen. Mit Salz und Pfeffer würzen. Die Suppe auf tiefen Tellern oder Schalen anrichten und servieren.

GESUNDHEITSWISSEN

Kichererbsen sind echtes Powerfood: Sie sind reich an hochwertigem pflanzlichen Eiweiß (etwa 20 g Eiweiß pro 100 g) und Ballaststoffen, aber fettarm (im Gegensatz zu Nüssen). Außerdem liefern sie jede Menge Mineralstoffe und Spurenelemente wie Magnesium, Eisen, Kalzium, Zink, Folsäure und die Vitamine A, B_6, C, E und K. Doch so gesund Kichererbsen auch sind, man darf sie auf keinen Fall roh verzehren. Denn sie enthalten giftige Stoffe, die erst beim Kochen unschädlich gemacht werden.

GRÜNKOHLBORSCHTSCH

KRÄFTIGEND UND WÄRMEND • UKRAINE, POLEN UND RUSSLAND

250 g frischer Grünkohl • 200 g Kartoffeln (fest-kochend) • 1 Zwiebel • 1 Knoblauchzehe • 1 EL Olivenöl • 1 EL Tomatenmark • ½ TL edelsüßes Paprikapulver • 1 TL Kümmel • 500 ml vegane Gemüsebrühe • 100 ml Rote-Bete-Saft • 1 Dose stückige Tomaten (400 g) • 200 g gegarte Rote Bete (vakuumiert) • Meersalz • Pfeffer • 2 EL Rotweinessig • 1 EL Walnusskerne • ½ Bund Dill • 100 g vegane Quarkalternative mit Soja

Für 2 Personen • 30 Min. Zubereitungszeit •
Pro Portion: ca. 390 kcal • 14 g E • 16 g F •
39 g KH • 12 g BST

1. Den Grünkohl gründlich waschen und ab-tropfen lassen, Blätter von den Stielen zup-fen und mit einem großen Messer grob hacken. Kartoffeln schälen, waschen und ca. 2 cm groß würfeln. Zwiebel und Knoblauch schälen, halbieren und in feine Streifen schneiden.
2. Das Olivenöl in einem breiten Topf erhitzen. Zwiebel, Knoblauch, Grünkohl und Kartoffeln darin bei mittlerer Hitze unter Rühren 3–4 Min. anbraten. Tomatenmark einrühren und kurz mitbraten. Paprikapulver und Kümmel zufügen, mit der Brühe und dem Rote-Bete-Saft aufgießen. Langsam zum Kochen bringen und zugedeckt bei mittlerer Hitze ca. 15 Min. köcheln lassen. Nach 10 Min. die Tomaten zugeben und mitgaren.
3. Inzwischen die Rote Bete in ca. 2 cm große Würfel schneiden, in den Topf geben und weitere 2 Min. kochen. Den Eintopf mit Salz, Pfeffer und Essig abschmecken.
4. Die Nüsse in einer Pfanne ohne Fett bei mittlerer Hitze rösten. Vom Herd nehmen, abkühlen lassen und hacken. Dill abbrausen, trocken schütteln und die Blättchen abzupfen.
5. Den Eintopf mit je einem Klecks Quarkalternative auf tiefen Tellern anrichten. Mit Dill und Nüssen bestreut servieren.

VARIANTE

Außerhalb der Saison können Sie statt frischem Grünkohl auch die TK-Variante für den Eintopfklassiker verwenden. Oder Sie variieren ihn je nach Angebot mit einer anderen Kohlsorte wie Weißkohl, Jaroma-Kohl (Urkohl) oder Spitzkohl – am besten in breite Streifen geschnitten.

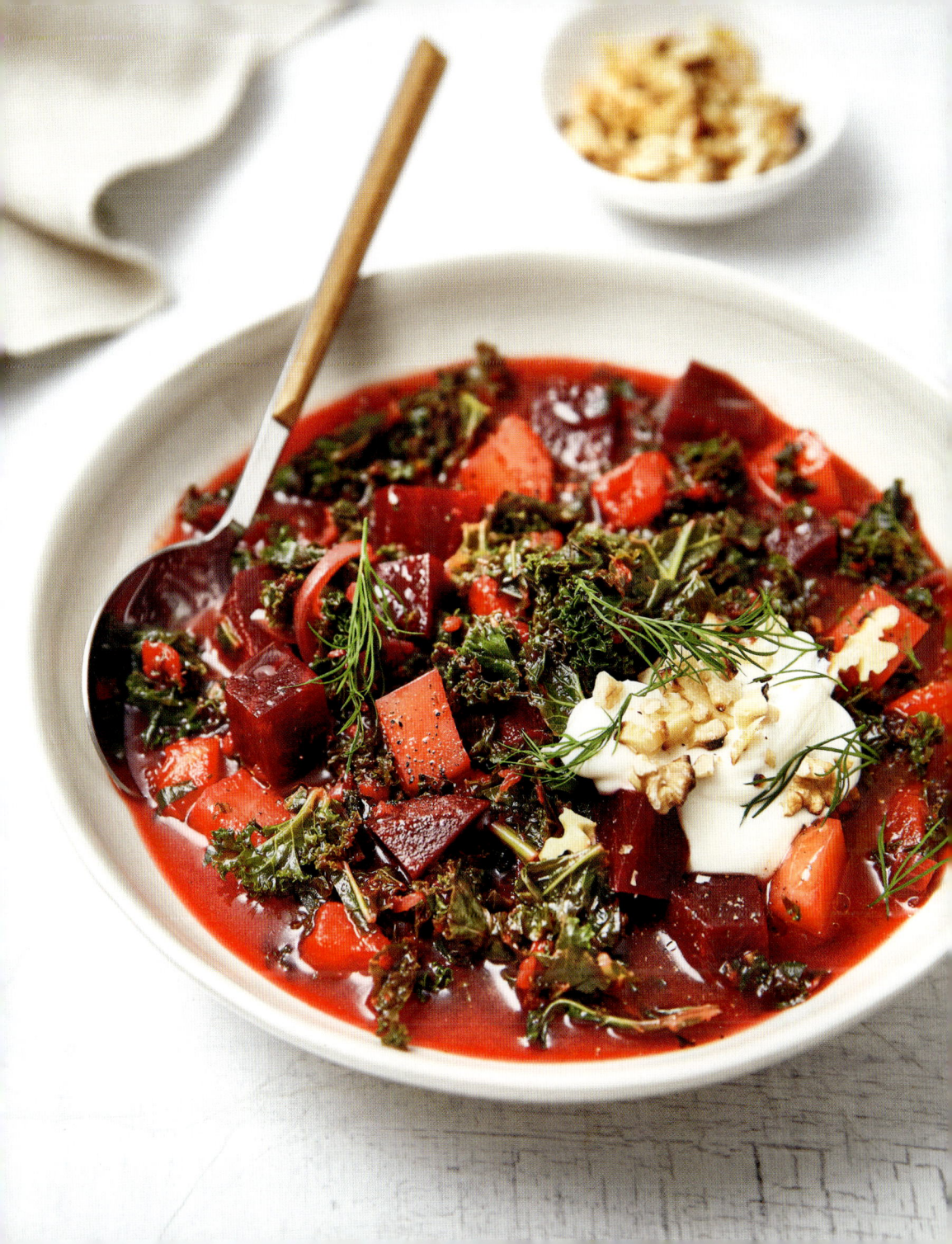

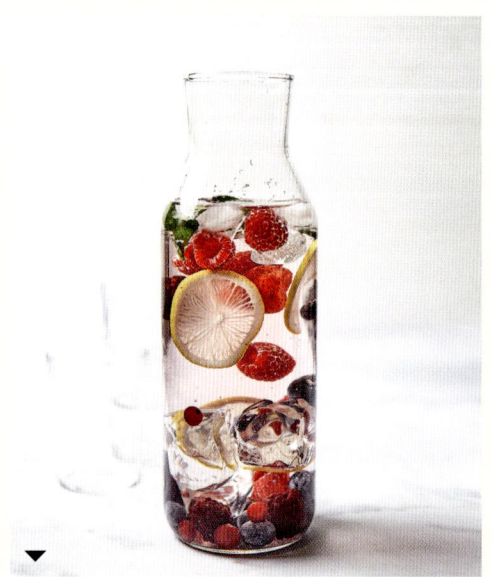

GURKEN-BASILIKUM-WASSER

PERFEKTER DETOXDRINK

1 Mini-Salatgurke • ½ Bio-Limette • 2 Stiele Basilikum

*Für 2 Gläser (à 500 ml) • 10 Min. Zubereitungszeit
Pro Glas: ca. 10 kcal • 0 g E • 0 g F • 2 g KH •
0,5 g BST*

1. Gurke putzen, waschen und in feine Scheiben hobeln oder schneiden. Limette heiß waschen, abtrocknen und in dünne Scheiben schneiden. Basilikum kurz abbrausen, trocken schütteln und die Blätter abzupfen.
2. Gurken- und Limettenscheiben sowie die Basilikumblätter in eine Karaffe geben. Mit 800 ml kaltem stillen Wasser auffüllen und 3–4 Std. ziehen lassen.

TIPP

Im Sommer ein paar Erdbeeren dazugeben.

BEEREN-MINZE-WASSER

VITAMIN-C-BOOSTER

*100 g gemischte Beeren (z. B. Blaubeeren, Himbeeren; frisch oder tiefgekühlt) • ½ Bio-Zitrone •
6 Minzeblätter • 8 Eiswürfel*

*Für 2 Gläser (à 500 ml) • 10 Min. Zubereitungszeit
Pro Glas: ca. 20 kcal • 0,5 g E • 0 g F • 3 g KH •
1 g BST*

1. Beeren verlesen und abbrausen (TK-Beeren antauen). Zitrone heiß waschen, und in Scheiben schneiden. Minze abbrausen.
2. Beeren, Zitronen und Minze in eine Karaffe geben. Mit 750 ml kaltem stillen Wasser auffüllen und 3–4 Std. ziehen lassen. Zum Servieren die Eiswürfel zugeben.

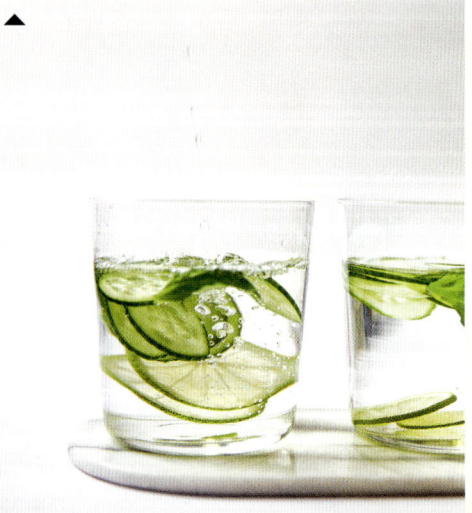

ORANGEN-INGWER-ROSMARIN-WASSER

ENTZÜNDUNGSHEMMEND

½ Bio-Orange • 1 Stück Ingwer (ca. 20 g) • 1 Zweig Rosmarin

Für 2 Gläser (à 500 ml) • 10 Min. Zubereitungszeit
Pro Glas: ca. 10 kcal • 0 g E • 0 g F • 2 g KH • 0 g BST

1. Orange heiß waschen und in ca. ½ cm dicke Scheiben schneiden. Ingwer schälen und in dünne Scheiben schneiden. Rosmarin abbrausen, trocken schütteln und in einem Mörser leicht zerstoßen, damit die ätherischen Öle freigesetzt werden.
2. Orangen, Ingwer und Rosmarin in eine Karaffe geben, mit 900 ml kaltem stillen Wasser auffüllen und 3–4 Std. ziehen lassen.

TIPP

Im Winter mal mit Blutorangen ausprobieren.

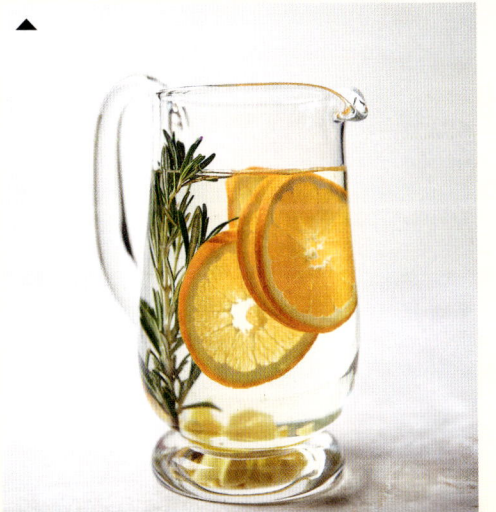

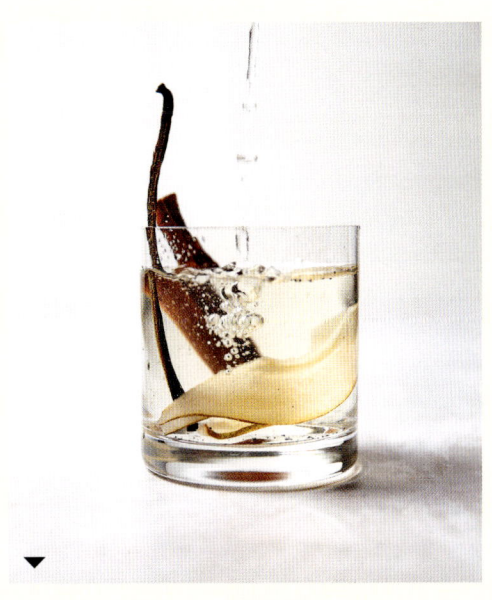

BIRNEN-ZIMT-VANILLE-WASSER

WOHLTUEND IM WINTER

1 kleine reife Birne (z. B. Gute Luise) • ½ Vanilleschote • ½ Zimtstange

Für 2 Gläser (à 500 ml) • 10 Min. Zubereitungszeit
Pro Glas: ca. 35 kcal • 0 g E • 0 g F • 10 g KH • 2 g BST

1. Birne waschen, vierteln, entkernen und längs in dünne Scheiben schneiden. Vanilleschote der Länge nach aufschneiden.
2. Die Birnenscheiben mit der Vanilleschote und der Zimtstange in eine Karaffe geben, mit 900 ml kaltem stillen Wasser auffüllen und alles 3–4 Std. ziehen lassen.

AUSBLICK

Gesunde Ernährung ist meine Leidenschaft. Ich spüre jeden Tag am eigenen Körper die positiven Effekte einer rein pflanzlichen Ernährung und des Intervallfastens. Viele meiner Patienten konnten sich mit dieser Ernährungsweise dauerhaft und gesund von ihrem Übergewicht befreien. Probieren Sie es einfach konsequent aus! Sie werden sehen: Gesunde Ernährung ist kein Zwang, sondern macht immer mehr Spaß – auch weil meine Methode keine kurzfristige Diät ist. Im Gegenteil: Wenn Sie sie dauerhaft anwenden, dann achten Sie ganz automatisch auf Ihre Linie und fühlen sich zunehmend gesünder. Es fühlt sich einfach gut an.

GESUND ABNEHMEN KANN SO EINFACH SEIN

Sie haben in diesem Buch endlich Ihren Weg gefunden? Ich gratuliere Ihnen von Herzen und freue mich, dass Sie bis hierhin dabeigeblieben sind. Nun geht es um die Umsetzung. Holen Sie sich dazu am besten Verstärkung: Stecken Sie andere Menschen in Ihrem Umfeld, die auch abspecken möchten, einfach an. Animieren Sie sie, dieses gesunde Abnehmen ebenfalls auszuprobieren – gemeinsam mit Ihnen. Es gibt nichts zu verlieren, aber das Wichtigste im Leben zu gewinnen: Gesundheit.

AUF EIN GUTES LEBEN!

Sind Sie durch dieses Buch neugierig geworden auf noch mehr Gesundheit? Vielleicht interessieren Sie sich dann ja auch für andere ganzheitliche Gesundheitsthemen. Für alle Menschen, die mehr Selbstverantwortung für Ihre Gesundheit übernehmen möchten und/oder auf der Suche nach einer Möglichkeit sind, diese zu verwirklichen, habe ich gemeinsam mit Mira Flatt und der Psychologin Samira Knott ein Herzensprojekt ins Leben gerufen. Es heißt »fayo«, eine Wortschöpfung aus food, awareness, yoga und om. Fayo verbindet die Themen Ernährung, Bewegung und Achtsamkeit. Denn wir sind überzeugt, dass sie der Schlüssel für ein gesundes und glückliches Leben sind. Wenn Sie also noch einen Schritt weiter gehen möchten, dann informieren Sie sich doch ganz unverbindlich über eine Ausbildung bei uns und werden Sie selbst immer mehr Expertin oder Experte für diese Themen. Mehr Infos finden Sie auf der fayo-Webseite (www.fayo.de). Wir freuen uns auf regen Austausch und sind unglaublich dankbar für die Möglichkeit, unsere Erfahrungen und unser Wissen mit Ihnen zu teilen. Vielen Dank an dieser Stelle an Sie als Leserin und Leser dieses Buches – für Ihr Vertrauen und Ihre Neugier. Ohne Sie würde es meine Arbeit nicht geben.

BÜCHER UND QUELLEN, DIE WEITERHELFEN

Eine Auswahl an weiterführender Literatur sowie ein Verzeichnis der Quellen, die der Arbeit an diesem Buch zugrunde liegen, können Sie unter diesem Link abrufen: www.gu.de/buch/abnehmen-garantiert

ADRESSEN, DIE WEITERHELFEN

Gesundheitspraxis
Dr. med. Petra Bracht
Liebscher & Bracht
Gesundheitszentrum
Kisseleffstr. 10
61348 Bad Homburg
Tel: +49 (0)6172-171050
Mail: info@drpetrabracht.de

fayo Büro
»food, awareness, yoga, om«
Kaiser-Friedrich-Promenade 111
D-61348 Bad Homburg
+49 (0)6172-13 95 91 02
info@fayo.de

Online-Adressen
Websites
www.drpetrabracht.de
www.liebscher-bracht.de
www.fayo.de

YouTube
www.drpetrabracht.de/youtube
www.liebscher-bracht.com/youtube
www.fayo.de/youtube

Instagram
www.drpetrabracht.de/instagram
www.liebscher-bracht.com/instagram
www.fayo.de/instagram

Facebook
www.drpetrabracht.de/facebook
www.liebscher-bracht.com/facebook
www.fayo.de/facebook

Pinterest
www.liebscher-bracht.com/pinterest
www.fayo.de/pinterest

Podcast
Im Podcast »Health up your Life« von Petra Bracht, Mira Flatt und der Psychologin und Achtsamkeitsexpertin Samira Knott finden Sie spannende Informationen, wertvolle Tipps und praktische Übungen zu gesunder Ernährung, ausgleichender Bewegung und wohltuender Achtsamkeit. Freuen Sie sich auf wöchentlich wechselnde Spezialthemen, Interviews und eigene Erfahrungen!

BESUCHEN SIE MICH AUF MEINEM YOUTUBE-KANAL

Auf meinem Youtube-Kanal informiere ich Sie regelmäßig darüber, wie Sie Ihre Gesundheit erhalten, wiederherstellen und immer weiter verbessern können. Natürlich geht es dabei auch um gesunde Ernährung, Intervallfasten und darum, wie Abnehmen nachhaltig gelingt. Schauen Sie einfach mal vorbei und holen Sie sich Anregungen für einen gesunden Lifestyle.

REZEPTREGISTER

Backofenhinweis

Die Backzeiten können je nach Herd variieren. Die Temperaturangaben in den Rezepten beziehen sich auf das Backen im Elektroherd mit Ober- und Unterhitze und können bei Gasherden oder Backen mit Umluft abweichen. Details entnehmen Sie bitte Gebrauchsanweisung Ihres Geräts.

IMPRESSUM

© 2021 GRÄFE UND UNZER VERLAG GmbH, Postfach 860366, 81630 München

GU ist eine eingetragene Marke der GRÄFE UND UNZER VERLAG GmbH, www.gu.de

ISBN 978-3-8338-7663-9

3. Auflage 2021

Projektleitung: Christof Klocker
Rezepte: Martina Kittler
Lektorat: Sylvie Hinderberger
Bildredaktion:
Nele Schneidewind
Innen- und Umschlaggestaltung: independent Medien-Design, Horst Moser, München
Herstellung: Petra Roth
Satz: Christopher Hammond
Reproduktion: Medienprinzen GmbH, München
Druck und Bindung: Printer Trento

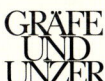

Ein Unternehmen der
GANSKE VERLAGSGRUPPE

Bildnachweis

Cover: Claudia Klein (Illustration; Katharina Werner (Porträt)
Rezeptfotos: Nicky Walsh
Weitere Bilder:
Claudia Simchen: S. 2, 6, 8, 14, 26, 50; Fabian Sprey: S. 66, 70–81; Katharina Werner: S. 4, 20, 52, Innenklappe hinten.

Die Fotografin: Die Engländerin Nicky Walsh arbeitete 10 Jahre als Food-Fotografin in London, bevor sie 2011 nach Berlin zog. Ihre Bilder sind kreativ, frisch und lecker – und zieren nicht nur Kochbücher, sondern auch viele Werbeproduktionen. Beim Styling unterstützten sie Max Faber und Anke Rabeler. www.nickywalsh.eu

Syndication:
www.seasons.agency

Die GU-Homepage finden Sie unter www.gu.de

Wichtiger Hinweis

Die Anregungen in diesem Buch stellen die Meinung der Verfasserin dar. Sie wurden nach bestem Wissen erstellt und mit größtmöglicher Sorgfalt geprüft. Sie bieten jedoch keinen Ersatz für persönlichen medizinischen Rat. Jede(r) Leser(in) ist für das Tun selbst verantwortlich. Weder Autorin noch Verlag können für eventuelle Nachteile, die aus den im Buch gegebenen Hinweisen resultieren, eine Haftung übernehmen.

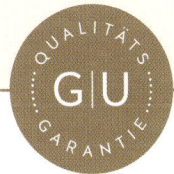

LIEBE LESERINNEN UND LESER,

wir wollen Ihnen mit diesem Buch Informationen und Anregungen geben, um Ihnen das Leben zu erleichtern oder Sie zu inspirieren, Neues auszuprobieren. Wir achten bei der Erstellung unserer Bücher auf Aktualität und stellen höchste Ansprüche an Inhalt und Gestaltung. Alle Anleitungen und Rezepte werden von unseren Autoren, jeweils Experten auf ihren Gebieten, gewissenhaft erstellt und von unseren Redakteuren/innen mit größter Sorgfalt ausgewählt und geprüft.

Haben wir Ihre Erwartungen erfüllt? Sind Sie mit diesem Buch und seinen Inhalten zufrieden? Wir freuen uns auf Ihre Rückmeldung. Und wir freuen uns, wenn Sie diesen Titel weiterempfehlen, in Ihrem Freundeskreis oder bei Ihrem online-Kauf.

Sollten wir Ihre Erwartungen so gar nicht erfüllt haben, tauschen wir Ihnen Ihr Buch jederzeit gegen ein gleichwertiges zum gleichen oder ähnlichen Thema um.

KONTAKT ZUM LESERSERVICE

GRÄFE UND UNZER VERLAG
Grillparzerstraße 12
81675 München
www.gu.de

www.facebook.com/gu.verlag

MEHR ENERGIE,
MEHR WOHLBEFINDEN!

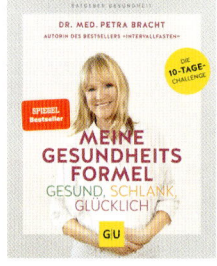
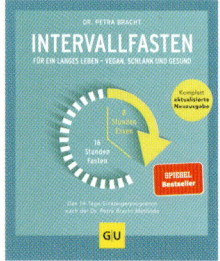
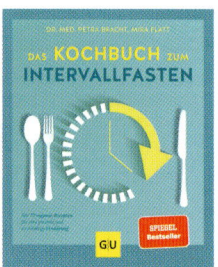
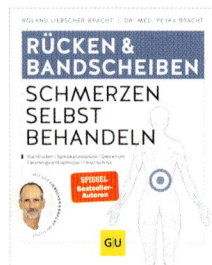
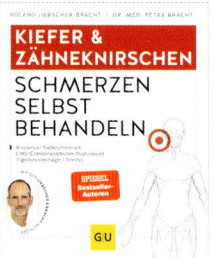
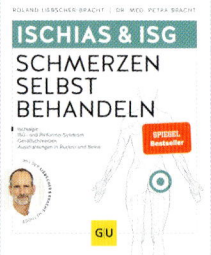
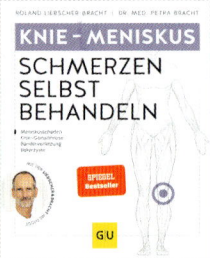
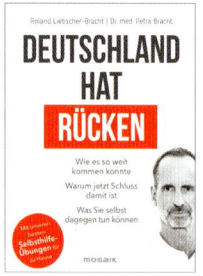
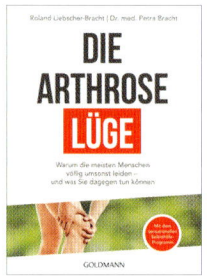
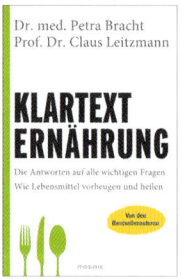
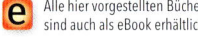
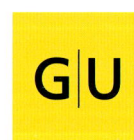